伤寒论讲义

主编　王振亮

河南科学技术出版社
·郑州·

图书在版编目（CIP）数据

伤寒论讲义 / 王振亮主编 .—郑州：河南科学技术出版社，2017.8（2024.7 重印）
ISBN 978-7-5349-8874-5

Ⅰ.①伤… Ⅱ.①王… Ⅲ.①《伤寒论》-研究 Ⅳ.①R222.29

中国版本图书馆 CIP 数据核字（2017）第 179740 号

出版发行：河南科学技术出版社
　　地址：郑州市郑东新区祥盛街 27 号　　邮编：450016
　　电话：（0371）65788001　65788628
　　网址：www.hnstp.cn
策划编辑：马艳茹　高　杨
责任编辑：李振方
责任校对：董静云　黄亚萍
封面设计：张　伟
版式设计：栾亚平
责任印制：朱　飞
印　　刷：三河市腾飞印务有限公司
经　　销：全国新华书店
开　　本：787 mm×1 092 mm　1/16　印张：15.75　字数：437 千字
版　　次：2017 年 12 月第 1 版　2024 年 7 月第 4 次印刷
定　　价：78.00 元

《伤寒论讲义》编委会名单

主　编　王振亮

副主编　卞　华　李小会　任存霞
　　　　　张金玺　柳成钢　谢忠礼

编　委（以姓氏笔画为序）
　　　　　王振亮　卞　华　田瑞曼
　　　　　任存霞　刘文礼　刘运龙
　　　　　李小会　杨宏宝　张金玺
　　　　　张璨芳　罗小闯　柳成钢
　　　　　段　晓　高卫平　谢忠礼

前　言

作为中医学四大经典之一，《伤寒论》是我国第一部理法方药完备、理论指导实践的医学专著。该书构建了六经辨证论治体系和八纲辨证论治体系，其确立的收集症状、分析病情、归纳证候、拟定治疗的法度，不仅为诊疗一切外感热病提出了纲领性的法则，同时也为中医临床各科找出了诊疗疾病的规律，成为指导后世医家临床实践的基本准绳，开“个体医疗”之先河，并以其科学性、实用性成为世界医学领域的重要组成部分，被后世奉为“众法之宗，群方之祖”，是高等中医药院校的必修课程。

为响应党中央、国务院弘扬中华优秀传统文化，振兴中医，健康中国的号召，也为适应当前形势下中医药高等教育发展的需要，同时突出学科特点和学术特色，我们组织编写了本教材。本教材主要供高等中医药院校中医和中西医结合类专业五年制本科使用，也可供从事中医或中西医结合的临床医师、科研人员、有志弘扬仲景学术的中医学者学习阅读。

在编写过程中，我们汲取此前各版《伤寒论》教材的编写经验，结合编者在教学和临床工作中的体会，就编写体例和内容进行了新的尝试，力图透彻地阐释经文原意，让读者能更好领会仲景奥旨。下面就本教材编写的有关问题说明如下：

1. 原文以明·赵开美复刻本《伤寒论》为蓝本，并参照刘渡舟教授等点校的《伤寒论校注》本，选取“辨太阳病脉证并治”至“辨阴阳易瘥后劳复病脉证并治”八章内容。

2. 本教材共九章，首列“绪论”，概括性阐述《伤寒论》的作者及成书背景、版本流传及对后世的影响、学术渊源及成就、学术体系等，对学习《伤寒论》具有提纲挈领的作用。其余八章自“辨太阳病脉证并治”始，至“辨阴阳易瘥后劳复病脉证并治”止，是为本教材的主体。突出重点，力争精练，保证全貌，切实反映《伤寒论》独特的学术思想、辨病与辨证相结合、具体问题具体分析具体解决的学术特色。为便于自学，原文按篇依证归类，依照六经辨证理论体系分类编写。因归类的需要，对条文顺序进行了前后调动，但条文序号不变，仍以赵本为准。为了便于学习理解，领会其精神实质，每章、节列概要于前，条文释义于后。

3. 为了培养阅读者自学古典医籍的能力，本教材对原文一律以繁体字印刷，【词解】部分相应词汇均使用简体字。由于本书为横排，故将原文中之“右×味”改为“上×味”。依【原文】【词解】【提要】【释义】【病机】【治法】【方药】【方义】等为序行文，并于【释义】【方义】项下适当阐发学术见解。

4. 为保证该书原貌，也便于读者了解《伤寒论》成书的历史背景，特列《伤寒杂病论》原序于篇首。每章后附有备考条文。书后附有方剂索引、条文索引，以便于读者学习时查阅。

5. 本书所作释义，力求忠实于《伤寒论》原旨，并适当发挥，努力做到论述精当，平正公允，重点突出，条理清晰，文字简明，内容精练，理论联系实际，切合临床应用，以突出《伤寒论》的科学性与实用性。

6. 编写分工："绪论"由王振亮编写，第一章"辨太阳病脉证并治"由王振亮、谢忠礼、张金玺、刘运龙、罗小闯编写，第二章"辨阳明病脉证并治"由李小会、田瑞曼、刘文礼编写，第三章"辨少阳病脉证并治"由卞华、高卫平编写，第四章"辨太阴病脉证并治"由张金玺、段晓编写，第五章"辨少阴病脉证并治"由任存霞、杨宏宝编写，第六章"辨厥阴病脉证并治"由柳成钢、张瓅芳编写，第七章"辨霍乱病脉证并治"和第八章"辨阴阳易瘥后劳复病脉证并治"由张金玺、段晓编写。

本书编写过程中，河南中医药大学教务处彭新处长给予了大力的支持和无私的帮助；河南中医药大学基础医学院院长詹向红教授、副院长高剑锋教授给予了具体的指导；河南科学技术出版社高杨女士付出了大量的心血，谨此致以衷心的感谢！

学术问题仁者见仁、智者见智，加之对古典医著理解水平和角度差异，挂一漏万之处，恳求广大读者提出宝贵意见！

编　者

2017年2月28日

目　录

伤寒卒病论集

论曰：余每览越人入虢之诊，望齐侯之色，未尝不慨然叹其才秀也。怪当今居世之士，曾不留神医药，精究方术，上以疗君亲之疾，下以救贫贱之厄，中以保身长全，以养其生。但竞逐荣势，企踵权豪，孜孜汲汲，唯名利是务；崇饰其末，忽弃其本，华其外而悴其内。皮之不存，毛将安附焉？卒然遭邪风之气，婴非常之疾，患及祸至，而方震栗；降志屈节，钦望巫祝，告穷归天，束手受败。赍百年之寿命，持至贵之重器，委付凡医，恣其所措。咄嗟呜呼，厥身已毙，神明消灭，变为异物，幽潜重泉，徒为啼泣。痛夫！举世昏迷，莫能觉悟，不惜其命，若是轻生，彼何荣势之云哉？而进不能爱人知人，退不能爱身知己，遇灾值祸，身居厄地；蒙蒙昧昧，蠢若游魂。哀乎！趋势之士，驰竞浮华，不固根本，忘躯徇物，危若冰谷，至于是也！

余宗族素多，向余二百，建安纪年以来，犹未十稔，其死亡者，三分有二，伤寒十居其七。感往昔之沦丧，伤横夭之莫救，乃勤求古训，博采众方，撰用《素问》《九卷》《八十一难》《阴阳大论》《胎胪药录》，并平脉辨证，为《伤寒杂病论》合十六卷，虽未能尽愈诸病，庶可以见病知源。若能寻余所集，思过半矣。

夫天布五行，以运万类，人禀五常，以有五脏；经络府俞，阴阳会通，玄冥幽微，变化难极，自非才高识妙，岂能探其理致哉！上古有神农、黄帝、岐伯、伯高、雷公、少俞、少师、仲文，中世有长桑、扁鹊，汉有公乘阳庆及仓公。下此以往，未之闻也。观今之医，不念思求经旨，以演其所知，各承家技，始终顺旧。省疾问病，务在口给，相对斯须，便处汤药，按寸不及尺，握手不及足，人迎趺阳，三部不参，动数发息，不满五十。短期未知决诊，九候曾无仿佛；明堂阙庭，尽不见察，所谓窥管而已。夫欲视死别生，实为难矣！

孔子云：生而知之者上，学则亚之，多闻博识，知之次也。余宿尚方术，请事斯语。

绪　论

《伤寒论》是我国第一部理法方药完备、理论联系实际的医学专著。它集秦汉之前医药理论之大成，将游离于临床实践之外的“医经”和没有理论指导的、盲目的、单纯经验式的“医方”有机地结合起来，使中医学完成了从纯粹思辨理论向理论指导实践的蜕变。由于其确立了收集症状、分析病情、归纳证候、拟定治疗的法度，形成了完整的辨证论治思想体系，因此不仅为诊疗一切外感热病提出了纲领性的法则，同时也为中医临床各科找出了诊疗疾病的规律，成为指导后世医家临床实践的基本准绳，开“个体医疗”之先河，并以其科学性、实用性成为世界医学领域的重要组成部分，被后世奉为“众法之宗，群方之祖”，是中医学的四大经典之一。

一、《伤寒论》的作者及成书背景

（一）《伤寒论》的作者

《伤寒论》是《伤寒杂病论》的一部分，由东汉末年伟大的医学家张仲景所撰。张仲景，名机，字仲景。关于张仲景的籍贯，历代有不同的说法。梁・陶弘景《辅行诀》提及：“外感天行之热病，经方治有二旦，六神大小等汤，昔南阳张玑（机），依此方撰为《伤寒论》一部。”《襄阳府志》：“张机，字仲景，南阳棘阳人。”明・嘉靖《邓州志》云：“张机，字仲景，涅阳人。”据《后汉书》载，棘阳、涅阳当时皆属南阳郡管辖。棘阳即今之湖北省枣阳市，涅阳今属河南省邓州市。经考证，现在比较一致的观点是，张仲景为河南省邓州市穰东镇张寨村人。

由于张仲景的事迹在《后汉书》《三国志》中无记载，从晋・皇甫谧的《针灸甲乙经・序》、王叔和的《伤寒论序例》，至唐・甘伯宗《名医录》：“张仲景，南阳人，名机，仲景乃其字也，举孝廉，官至长沙太守，始受术于同郡张伯祖，时人言，识用精微过其师”，以及宋代《太平御览・何颙别传》对张仲景的记载，再到明・李濂所著《医史》中的《张仲景补传》等，后世学者多根据旁证史料，推测其生卒年代，大致为公元150—219年。皇甫谧《针灸甲乙经・序》云：“仲景论广伊尹《汤液》为十数卷，用之多验。”而且谈道“仲景见侍中王仲宣，时年二十余，谓曰：‘君有病，四十当眉落，眉落半年而死。令含服五石汤可免。’仲宣嫌其言忤，受汤勿服。居三日，仲景见仲宣谓曰：‘服汤否？’曰：‘已服。’仲景曰：‘色候固非服汤之诊，君何轻命也！’仲宣犹不信。后二十年果眉落，援一百八十七日而死，终如其言。”可见，其精妙医术在当时就广为流传。

（二）《伤寒论》的成书背景

东汉末年，汉室衰敝，政治腐败，自然灾害不断。据史书记载，仅汉桓帝在位的20年间，就有地震17次，大水10次，大旱3次，蝗灾3次。自然灾害导致生产力被破坏和生活水平严重下降，社会矛盾激化，民不聊生，引发了黄巾军起义和董卓之乱。自然灾害和战乱不断，导致瘟疫大流行。“建安七子”之一王粲有一首《七哀》诗这样描述：“出门无所见，白骨蔽平原。路有饥妇人，抱子弃草间。顾闻号啼声，挥泪独不还。未知身所往，何能两相完。”曹植《说疫气》篇亦云：“家家有僵尸之痛，室室有号泣之哀，或阖门而殪，或复族而丧。”张仲景在《伤寒杂病论》序言中也谈道：“余宗族素多，向余二百，建安纪年以来，犹未十稔，其死亡者三分有二，伤寒十居其七。”建安纪年即公元196年，从建安元年以降不到十年的时间，二百多口的家族，就死了三分之二，这三分之二中又有十分之七的人死于伤寒病。疫病流行之猛烈，人民生活之惨状，由此可见一斑。张仲景“感往昔之沦丧，伤横夭之莫救，乃勤求古训，博采众方，撰用《素问》《九卷》《八十一难》《阴阳大论》《胎胪药录》，并平脉辨证，为《伤寒杂病论》合十六卷”。可见，是当时的社会现状和医疗环境，以及作为一名医生的历史责任感和使命感，促使张仲景完成了《伤寒杂病论》这一伟大著作。

二、《伤寒论》的流传及学术发展

（一）《伤寒论》的流传

《伤寒论》是《伤寒杂病论》的一部分，根据《伤寒杂病论》序言所述，其具体成书在建安十年（205年）之前。尽管汉代已发明纸张，但远没有普及，作为当时最佳文字载体的竹简，价廉易得，盛行于世；加之当时尚未发明印刷术，书籍主要依靠传抄，所以该书流传并不广泛；再加上战乱不断，社会动荡，致使书籍内容逐渐散佚不全。到西晋时，太医令王叔和对其残卷进行收集整理编次。晋·张湛《养生论》：“王叔和，性沉静，好著述，考核遗文，采摭群论，撰成《脉经》十卷。编次《张仲景方论》，为三十六卷，大行于世。”可见王叔和是最早整理仲景著作的人。仲景著作能流传至今，王叔和厥功甚伟。由于《张仲景方论》后世未见传本，原书面目已不可知。王叔和整理的仲景著作内容现存其《脉经》七、八、九卷中。因此，《脉经》本成为《伤寒杂病论》最早古传本。在《张仲景方论》成书不久，其中的《伤寒论》十卷即已单独传抄流行。

隋·巢元方编纂的《诸病源候论》也收录有《伤寒杂病论》的内容。因巢元方身为太医博士，又是奉诏编纂，有机会查阅国家藏书，其底本应该为《隋书·经籍志》著录的《张仲景方》十五卷本，与《脉经》本一脉相承。但由于《诸病源候论》尚未刊行即发生战乱，至唐玄宗天宝年间，孙思邈的《千金要方》和王焘的《外台秘要》才皆有收录。其中孙思邈《千金要方》收录《伤寒论》内容较少，故其有“江南诸师，密仲景方不传”之叹。事隔30年后，其撰著的《千金翼方》卷九、卷十中，才收录到《伤寒论》的大部分内容，现在学术界称之为“唐本”。王焘《外台秘要》40卷，其中18卷载引《伤寒论》条文，前10卷内容基本和现在的《伤寒论》内容相同，后8卷多为杂病部分。

北宋治平年间，国家成立校正医书局，高宝衡、孙奇、林亿等校定《伤寒论》十卷刊行于世，至此《伤寒论》得以广泛流传，此本被后世称为“宋版本”。宋版本《伤寒论》是作为政府行为颁布的，它结束了自王叔和以来800多年的版本歧出、文字错乱局面，从此有了较为统一的标准本。但目前原有的宋本《伤寒论》已经失传。明万历二十七年（1599年），藏书家赵开美获得一部原刊宋本《伤寒论》，便采用摹刻方法刻印下来，并收录到《仲景全书》中，其中的《伤寒论》保存了宋版本《伤寒论》的原貌，这就是我们现在看到的宋版本，又称“赵刻本”。

除此之外，还有成无己的《注解伤寒论》本（成注本）、桂林古本、日本传本康治本、康平本等。

（二）《伤寒论》的学术发展

《伤寒论》成书之后，历代医家皆相研习，据《仲景研究大成——文献荟萃卷》统计，自《伤寒论》成书至2013年年底，研究《伤寒论》的著作共有1215种，可见《伤寒论》对后世中医学的发展影响巨大。《伤寒论》的学术发展历程，可以分为以下五个阶段。

第一阶段为晋隋唐时期。此时《伤寒论》的学术研究有四个特点，一是《伤寒论》只是普通的方书，尚不是占统治地位的医学经典著作。如林亿《伤寒论序》谓：“自仲景于今八百余年，唯王叔和能学之，其间如葛洪、陶弘景、胡洽、徐之才、孙思邈辈，非不才也，但各自名家，而不能修明之。”二是由于科技水平的限制和时代的局限，学术交流受到阻碍，书籍的传播属于传抄整理时期。三是就研究对象言，是对外感热病，即广义伤寒的研究。如《脉经·卷七》除引用《伤寒论》内容之外，还将《素问》《灵枢》有关热病死证的论述，附于仲景伤寒学说之后。四是就诊治体系言，是表里、汗吐下三法与《素问·热论》“日传一经”“按日类方”的体系，尚未认识到六经辨证体系的价值。此时的代表著作有王叔和的《脉经》、孙思邈的《千金翼方》、王焘的《外台秘要》。

第二阶段为宋金元时期。由于宋本《伤寒论》的刊行，为《伤寒论》研究开启了方便之门，《伤寒论》的研究著作在数量和种类上均有空前发展，研究内容主要从临床应用角度对《伤寒论》进行整理、补充、注释和发挥。此时人们已认识到《伤寒论》中的六经辨证地位，并与表里、寒热、虚实、阴阳相结合，确立了六经八纲辨证体系。代表著作有庞安时的《伤寒总病论》、杨介的《四时伤寒总病论》、韩祗和的《伤寒微旨论》、朱肱的《伤寒类证活人书》、许叔微的《伤寒论著三种》、郭雍的《伤寒补亡论》、成无己的《注解伤寒论》、刘完素的《伤寒直格》、李杲的《伤寒会要》、朱震亨的《伤寒辨疑》等。

第三阶段为明代。此时，一方面临床上普遍延续宋代以六经辨证、八纲辨证为核心的广义伤寒学；另一方面，由宋元伤寒学学术存在问题所引发的理论探讨，导致了对《伤寒论》的否定。鉴于“辛温解表”难用于温热性疾病，以及对辛凉解表法的理论探讨，明初的王安道提出“仲景只为即病之伤寒设，不兼为不即病之温暑设”，认为《伤寒论》的适用范围是治疗狭义伤寒，不包含温病、热病。此期的代表著作有王安道的《医经溯洄集》、方有执的《伤寒论条辨》、王肯堂的《伤寒证治准绳》、张景岳的《伤寒发明》。

第四阶段为清代早中期。此时《伤寒论》的研究开始摆脱宋金伤寒学的束缚，不再把《伤寒论》看作治疗外感热病的专著，而注重挖掘其中的辨证论治体系，认为《伤寒论》是各科临证的典范，六经辨证同样适用于内伤杂病。而就其“众法之宗，群方之祖”而言，则“治百病有余能”，其中包含的辨证论治规律适用于所有疾病。代表著作有喻嘉言的《伤寒尚论篇》、张路玉的《伤寒缵论》和《伤寒绪论》、柯韵伯的《伤寒来苏集》、程郊倩的《伤寒论后条辨》、张隐庵的《伤寒论集注》、徐灵胎的《伤寒类方》、沈芊绿的《伤寒论纲目》、尤在泾的《伤寒贯珠集》、周杨俊的《伤寒论三注》、汪苓友的《伤寒论辨证广注》、沈明宗的《伤寒六经辨证治法》、钱天来的《伤寒溯源集》、黄坤载的《伤寒悬解》、俞根初的《通俗伤寒论》、陈修园的《伤寒论浅注》、张虚谷的《伤寒论本旨》、魏念庭的《伤寒论本义》、张令韶的《伤寒论直解》、陆九芝的《仲景方汇录》等。尤其是吴谦奉御命主编医学丛书《医宗金鉴》时，撰写《订正伤寒论注》十七卷，并将其置于《医宗金鉴》九十卷的卷首，昭示了《伤寒论》在中医学中的重要地位。

第五阶段为晚清民国阶段。受温病学的激发，广义伤寒学再迎新机遇，有学者表现得更为崇经复古；而另一些学者在温病学的基础上，试图建立一个以温病传手经、伤寒传足经的新的六经证治体系；西学东渐，尤其是五四新文化运动后，受科学实证、经验的影响，《伤寒论》研究也表现出中西汇通、追求实证与经验的景象，代表著作有唐容川的《伤寒论浅注补正》、恽铁樵的《伤寒论辑义按》、陆渊雷的《伤寒论今释》、曹颖甫的《伤寒发微》、张锡纯的《伤寒论讲义》等。

新中国成立以后，《伤寒论》的学术研究迎来了新的春天。20 世纪 50 年代初，随着高等中医药院校的建立，国家卫生部和中医药管理局组织编写了数版高等中医药院校《伤寒论》教材，还有些学校联合进行了《伤寒论》教材的编写。《伤寒论》已经成为中医药院校医学生必读的课本。《伤寒论》教学的普及和学术思想的推广，使《伤寒论》研究方兴未艾。纵观《伤寒论》的现代研究，大致可以分为以下几个方面：从研究角度讲，可以分为文献研究（如目录编制、版本考证、原著校勘、原文辑佚、原文注释、辞书编纂、分类汇编、专病专药、专题研究等）、临床研究（即通过医案、医话、医论、临床观察和临床实验，对仲景理论和治法方药进行印证，或为后来者提供科学的临床数据）、实验研究（即通过现代实验手段，对六经实质、六经病证、辨证规律、诊治方法、方药的药理毒理药效、经方治疗疾病的机制、经方配伍规律等进行研究，以便赋予仲景学术现代科学的语言）。从研究内容讲，可以分为理论研究（文献的方法和实验的方法）和临床应用研究（临床观察方法和动物实验方法）。从研究手段讲，可以分为传统方法研究（文献方法和传统理论研究方法）和现代方法研究（一切现代科技手段和方法如数学方法、系统论方法、信息论方法、借助现代医学理论和技术的方法等）。《伤寒论》学术研究方法和手段的多样化，使《伤寒论》学术研究出现百花齐放、百家争鸣的场面。如果我们再进行归类提炼，则可将《伤寒论》研究概括为五个领域：一是《伤寒论》原著；二是历代医家，包括现代对《伤寒论》学术的研究与发展；三是《伤寒论》六经辨证论治体系的内涵、外延；四是《伤寒论》理、法、方、药临床综合运用的基本规律；五是《伤寒论》理、法、方、药内涵的机理与物质基础。从这个角度看，可以说发展到现在的《伤寒论》学术，已经大大超越了其著作本身。

三、《伤寒论》的学术渊源与成就

（一）《伤寒论》形成的学术基础

阴阳是我国古代哲学概念之一，起源于古人对自然物象的观察。《国语·周语上》"天地之气，不失其序；若过其序，民乱之也。阳伏而不能出，阴迫而不能蒸，于是有地震"的描述，被看作是使用阴阳概念的开始。再如"其阴其阳，以征以行"（《商周金文遗录·伯子铭》），"阴者见云不见日，阳者云开而见日"（《说文通训定声》），都是阴阳的原始意义，其本义指日照的出没。而将阴阳作为物质的普遍性范畴，是从《周易》开始的，如《周易·系辞上》说："一阴一阳之谓道。"五行最早见于《尚书》。结合《管子·五行》以及邹衍的五行观，可以确定在战国时代，我国已经形成了五行生克制化的思维模式。"气"的概念也见于春秋战国时期。而成书于同时期的《黄帝内经》把阴阳、五行、气引入中医学，成为中国古代医学思想的基本范式，构成了中医学理论的基本框架。

汉代的医学知识在《汉书·艺文志·方技略》中被分为医经、经方、房中、神仙四家。其中医经家和经方家对中医学贡献最大。医经家的贡献主要在理论方面，代表著作如《黄帝内经》和《难经》，被认为是辨证论治"理""法"的来源。医经家以阴阳术数为理论依据阐释人体的脏腑经络系统，如《汉书·艺文志·方技略》所谓："《黄帝内经》十八卷，《外经》三十七卷；《扁鹊内经》九卷，《外经》十二卷；《白氏内经》三十八卷，《外经》三十六卷，《旁篇》二十五卷。右医经七家，二百一十六卷。医经者，原人血脉、经络、骨髓、阴阳、表里，以起百病之本，生死之分，而用度箴石汤火所施，调百药齐和之所宜。"医经家以注重脉学、阴阳术数、针刺、砭石、汤液、火灸等研究为特点，但存在重理论轻方药的不足。经方家的贡献主要在药物学和方剂学方面，如最早的中药学专著《神农本草经》，以及亡佚的《汤液经法》。《汉书·艺文志·方技略》也有对经方家的记载："经方十一家，二百七十四卷。""经方者，本草石之寒温，量疾病之浅深，假药味之滋，因气感之宜，辨五苦六辛，致水火之齐，以通痹解结，反之于平。"现存最早的"经方家"著作当属《五十二病方》，从《汉书·艺文志》的记载，结合《五十二病方》等文献来看，经方家具有以下特点：一是药物的"气味"是组方的重要依据，二是寒热是方剂性质的重要体现，三是撰写采用方先于药，以病统方的格式。经方家重视方药，经验、效验先于理论总结，对疾病的病因病理、证候治法较少涉及。而房中家的著作主要有《十问》《天下至道谈》《合阴阳方》《养生方》《杂疗方》《胎产方》等；神仙家著作有《上圣杂子道》《黄帝岐伯按摩》《却谷食气》《导引图》等，对中医学也有一定的启迪和贡献。

从上所述，汉代学术流派之间壁垒明显，学术交流自然受到限制。东汉末年，各家之间的学术融合已有了进一步的发展，从《黄帝内经》中出现的与经方家融合的组方理论论述，如组方的君臣佐使原则和辛甘酸苦咸五味的应用，就可看出端倪。张仲景在

《伤寒杂病论》序中所说“勤求古训，博采众方”，也体现了当时医家打破流派屏障，兼收并蓄的学术发展状况。前代的医学理论、辨证思路、方药的大量沉淀，结合自己长期临床经验的积累，为张仲景撰写《伤寒杂病论》奠定了坚实的基础。

（二）《伤寒论》的学术渊源

据史料记载，战国至秦汉名医辈出，在张仲景以前，已有丰富的医学典籍和同疾病做斗争的宝贵经验，该时期的中医学理论体系也已渐趋完整。其中有在阴阳五行、脏腑经络、病因病机、诊法、治则、方剂配伍等理论方面已经基本完备的《黄帝内经》，有对“伤寒”有一定认识且对脉法诊断、针刺腧穴等有较为详细论述的《难经》，有药物学专著《神农本草经》，有方药治病的《汤液经法》等。这些都为张仲景撰写《伤寒杂病论》提供了理论和学术支持。从《伤寒杂病论》自序，以及《伤寒论》的内容，可以清楚地看出《伤寒论》的学术渊源。

第一，在基础理论上，张仲景继承了《黄帝内经》以阴阳为纲，辨表里虚实寒热；以六气学说，建伤寒六经辨证；正邪相搏的病因观，防病于先的预防观；治病求本，紧抓病机的治病学，以及《难经》的治未病思想等。

第二，诊法上汲取了《黄帝内经》和《难经》的内容，脉诊则以《难经》为主。

第三，药物运用上，全面继承了《神农本草经》的成果。如清·徐大椿在《医学源流》中说，“张仲景之治病，其用药悉尊《神农本草经》，无一味游移假借之处”。从张仲景用药情况看，的确与《神农本草经》所载药物的吻合率较高，《伤寒论》用药达90多种，其中70多种主要药物均为《神农本草经》所载。

第四，方剂主要来源于《汤液经法》，如晋·皇甫谧《针灸甲乙经·序》指出：“伊尹以亚圣之才，撰用《神农本草》以为汤液，……张仲景广论汤液为数十卷，用之多验。”除此之外，应该还有其他经方家的内容，正如清·徐大椿也说：“其方亦不必尽出张仲景，乃历代相传之经方也。张仲景则汇集成书，而以己意出入耳。”

张仲景正是在系统总结与继承汉代以前的医学成就基础上，结合自己的临床实践，经过长期艰苦的努力，才著成了我国第一部融理、法、方、药、煎、服、护、养于一体的辨证论治的专著——《伤寒杂病论》。既是对公元2世纪以前中国医药学理论与经验的总结，也是对中医学术理论的再创造。

（三）《伤寒论》的学术成就

《伤寒论》的学术成就可以概括为以下几个方面：

一是系统整理并继承了东汉以前的医药学成就，将医学理论和经验方药有机结合，形成了我国第一部理法方药完备、理论指导实践的医学专著。

二是确立了辨证论治的治病大法，成为中医学诊疗疾病的圭臬。这种具体问题具体分析具体解决的思想，开个体化医疗之先河。

三是创立了六经辨证理论体系。张仲景继承《素问·热论》六经分证的思想，将六经所属脏腑、经络、气血、津液的病理变化及各种反映于外的证候，根据疾病发生、发展过程中不同的病因、病位、病性、病机、病势加以分析、归纳、综合，并取六经以名之，称为六经病证，提出了较为完整的六经辨证论治体系，作为对外感热病辨证的纲领。由于六经是包括脏腑、经络等组织结构及其生理、病理的综合性概念，六经辨证始终以邪正盛衰、消长作为客观依据，以八纲、八法作为辨证论治的基本方法，所以六经辨证不仅对外感疾病辨证论治具有普遍的指导意义，而且能广泛地运用于其他各科疾病的辨证，也为后世温病学的形成和发展提供了思路和方法论的指导。

四是《伤寒论》中所蕴含的阴阳八纲、汤方对应、辨病分证等思想，为后世八纲辨证、方剂辨证、病证结合辨治理论的形成创造了条件。

五是制定了治病求本、扶正祛邪、调整阴阳的基本治则。

六是全面系统地应用汗、吐、下、和、温、清、补、消八法治疗疾病，为后世临床垂范。

七是保存和创制了许多疗效显著的方剂。论中所载方113首（一方有名无药），在君、臣、佐、使的配伍应用及药物性能的加减变化上，法度严谨，灵活机变，建立了辨证求因、审因立法、依法定方的原则，为后世医家组方用药所效法。在药量的掌握上，张仲景也规矩谨严，计量精确，并根据药性、体质、病情等因素酌情变化，被后世医学界称为“医方之祖”。

八是在剂型上记载有汤、丸、散、扑粉、含咽、灌肠、肛门栓剂等不同剂型。此外，对针刺、灸焫、温熨等治疗方法也多有阐述，为后世药剂技术的发展提供了重要参考。

九是首开护理调养。《伤寒论》中记载有许多护理和调养的内容。如桂枝汤后的煎服法、啜热粥助药力法、药后忌口等；大青龙汤方后的“汗出多者，温粉扑之。一服汗者，停后服”；五苓散的白饮和服，并多饮暖水，既可顾护胃气，又能加强药力，助阳发汗，驱邪外出；三物白散的白饮和服，以固护胃气，若不利则进热粥一杯，以增强药力，利不止则进冷粥一杯，以减缓药力。这些内容可谓中医护理学的滥觞，为现代护理学奠定了基础。

总之，《伤寒论》总结了汉代以前的医药学成就，将中医学理论和临床实践有机结合，创立了理法方药一线贯穿的六经辨证理论体系。仲景以降近两千年的发展过程中，祖国医学基本是沿着《伤寒杂病论》的理论体系发展的，可以说，没有《伤寒杂病论》，就没有现在的中医学，而《伤寒论》在其中更发挥着巨大的影响。

四、伤寒的含义

伤寒一词有广义和狭义之分。广义伤寒，指一切外感热病的总称。此即《素问·热论》所谓：“今夫热病者，皆伤寒之类也。”《难经·五十八难》说：“伤寒有五，有中风，有伤寒，有湿温，有热病，有温病。”其中“伤寒有五”之伤寒，指的是广义伤寒。古代将一切外感邪气引起发热的疾病，统称为伤寒。凡感受外邪如风、寒、暑、湿、燥、火引起发热的疾病，都属于“伤寒”病。《千金要方》引《小品方》云：“伤寒，雅士之词，云天行、瘟疫，是田舍间号耳。”《肘后方》云：“贵胜雅言，总名伤寒，世俗因号为时行。”“伤寒、时行、瘟疫名同一种耳，而本源小异。”可见伤寒与天行、瘟疫同类而异名，名分雅俗，但均指外感热病。狭义伤寒指外感风寒，感而即发的疾病，属广义伤寒中的一种，即《难经》五种“伤寒”中的一种。

《伤寒论》以伤寒命名，从书的内容看，似以风寒之邪引起的病变和证治较多，但书中除论述伤寒、中风、温病等内容外，重点是以论述感受外邪所致疾病的辨治规律为主，所以全书所论应该属广义伤寒的范畴。

需要说明的是，《伤寒论》中的伤寒，与现代医学所言因感染伤寒杆菌引起的“伤寒”完全不同，必须区别。

五、六经、六经病的概念及传变

(一)六经

六经指太阳、阳明、少阳、太阴、少阴、厥阴。每一经分别包括手足共十二经，六经包括了十二经所属脏腑、经络、气血、津液等的生理功能，属于生理性的概念。

“六经”之说最早见于《黄帝内经》，如《素问·阴阳应象大论》说：“六经为川。”《素问·气交变大论》说：“六经波荡，五气倾移，太过不及，专胜兼并。”《灵枢·百病始生篇》说：“六经不通经络，则肢节痛。”《灵枢·经脉篇》说：“六经络手阳明少阳之大络，起于五指间。”从以上所述可见，其所言六经意义各有不同，有指经络者，有指人体气血者。但也有直言“六经”而包括三阴三阳的，如《素问·阴阳类论》说：“三阴者，六经之所主也，交于太阴。”《素问·厥论》说：“愿闻六经脉之厥状病能也。”“巨阳之厥”“阳明之厥”“少阳之厥”“太阴之厥”“少阴之厥”“厥阴之厥”；“太阴厥逆”“少阴厥逆”“厥阴厥逆”“太阳厥逆”“少阳厥逆”“阳明厥逆”。而后世将三阴三阳更加明确地称为六经的，一般认为始于宋代朱肱，他在《类证活人书》中说：“古人治伤寒有法，非杂病之比，五种不同，六经各异。”

六经是学习和研究《伤寒论》必须明晰的首要问题，正如恽铁樵云：“《伤寒论》第一重要之处为六经。”关于六经的实质，从古至今《伤寒论》学者对此做了大量研究，见仁见智，各有阐释。主要可以概括为以下四类：一是以中医生理病理阐发六经实质，如脏腑说、经络说、气化说、脏腑经络结合说、脏腑经络气化综合说、地面地界说、层次说、部位说、正邪阶段说、病理层次说、阴阳消长或胜复说、阴阳离合说；二是以临床病证阐发六经实质，如八纲属性说、三焦部位说、六经病说、证候群说、证候抽象说、阴阳概念综合体说、位向性量说、辨证论治纲领说、疾病类型分期说、规律环节说等；三是以现代科学理论及方法论揭示和验证六经理论的科学性，如兴奋-抑制说、病理神经活动说、生理病理说、理论模型说、理想模型说、时间空间说、阴阳体质学说、系统要素说、集合元素说、多级多路立体说、应激说、信息数学说、逻辑学说、时间生物学说、二值逻辑三维说、模糊聚类说、人体反应状态说、抗损伤反应说等；四是治法及杂说，如治法说、救误说、六经非经论说、《周易》太极说、哲学说、六经“三论”说等。

那么，如何正确理解和认识六经的实质呢？其实，六经不但含有脏腑、经络形质的概念，而且含有气化等功能活动的概念，同时含有位、量、时、势等认识论的概念，是一个形、名、用结合的多面体。因为脏腑是人体功能活动的基础和核心，对全身四肢百骸、五官九窍等各个部位发挥着影响，故六经不能没有脏腑，但也不是单纯的脏腑。经络是气血通行的道路，同时又根植于脏腑，外络于全身，使人体成为有机的整体，共同完成人体的生命活动，所以经络的研究不能离开脏腑、气血。气化是人体生命活动总的概括，它以人体脏腑、经络、气血等物质为基础，离开了物质基础，也就无所谓功能的发挥。至于其他几十种六经实质学说，无非是认识论、物质基础、功能活动三大类，皆从一个或几个侧面去说明其实质，虽然各有独到之处，但都有一定的局限，不能很好地揭示六经的内涵。所以认识六经的实质，应从其生理、病理、病证几个方面进行综合分析，则诸种有关六经实质的假说，都涵载其中，从而能更好地指导临床实践和理论研究。

（二）六经病及其传变

六经病，是将邪气侵袭人体后所表现的症状进行综合、分析、归纳，概括为六类疾病，即太阳病、阳明病、少阳病、太阴病、少阴病、厥阴病。它既是外感疾病发生发展过程中的不同阶段，也是相互联系又相对独立的证候，属于病理性概念。

六经病变的发生，是正邪相争，脏腑经络气血功能失调的结果。因为人体是一个有机的整体，当一经发生疾病，常会影响他经，从而出现不同的病理转归。六经病的变化，在《伤寒论》中分别被称为传、变、经传、合病、并病、直中、两感等。

传：疾病按照一定的规律，由一经发展到另一经。如太阳病不愈发展为阳明病或少阳病等。

变：疾病不循一般的规律发展，而发生了性质的改变。如太阳表证误治失治发展为心阳虚证，阳证变为阴证等。

传与变临床上常常伴随发生，传中寓变，变中有传，故传变常常并称。疾病是否传变要据证而辨，不可拘于患病日数或六经次序。传变的规律若由表入里、由浅入深、由轻到重、由实转虚、由阳转阴为病重，乃邪盛正衰所致；反之则为正复邪却。外感疾病传变与否，与正气的强弱、治疗的当否、患者的体质、有无宿疾等密切相关。

经传：即一经之内由经传入脏腑的传变。《伤寒论》原文称其为“随经”。

合病：两经或两经以上同时发病，而无先后次第之分。如太阳阳明合病、太阳少阳合病、阳明少阳合病、三阳合病。

并病：一经未罢，一经疾病又起，而有先后次第之分。如太阳阳明并病、太阳少阳并病等。

直中：指外邪不经过三阳经，直接侵入三阴经者。由于素体虚衰、抗邪无力所致。

两感：指表里两经同时受病，属合病的一种。如太阳少阴两感的麻黄细辛附子汤证。

六、《伤寒论》的辨证方法及其与其他辨证方法的关系

（一）《伤寒论》的辨证方法

《伤寒论》的辨证方法是六经辨证。六经辨证的实质是三阴三阳辨证的具体化，是一种辨证论治的方法与体系，是以六经所系的脏腑、经络、气血、津液的生理功能和病理变化为基础，将病邪作用于人体后所表现的症状和体征从阴阳、表里、虚实、寒热角度进行综合、分析、归纳，辨明疾病的正邪斗争、表里进退、虚实转化、阴阳盛衰，以判断疾病的病因、病位、病性、病势和预后，确立相应的治疗原则、具体方药和煎服方法。《伤寒论》之六经是辨证的纲领、诊断的依据、论治的准则。

太阳，指足太阳膀胱与手太阳小肠。太阳主表，外邪侵袭，从表而入，正气奋起抗邪，正邪交争于肌表而表现出的一系列症状归属于太阳病，故《伤寒论》把太阳病列为六经证之首。“太”又有开初之意，以太阳命名，意在反映人体皮毛、肌腠等浅表层次受邪发病的特点。太阳病是外感疾病的初期阶段，一般来说，此时病位浅，病情轻，故习惯称太阳病为太阳表证，简称“表证”。由于“表”是人体防卫病邪侵袭的第一道屏障，其卫外功能的强弱，取决于卫气的盛衰和营卫的协调，故后世有“太阳统摄营卫，主一身之表，抗御病邪侵袭，为六经藩篱”之说。正由于太阳病是正邪交争于人体浅表出现的病证，故《伤寒论》把太阳病的基本特点概括为“脉浮，头项强痛而恶寒”，其病机为营卫失调。在正常的情况下，营卫开合有序，外有寒则闭、里有热则开，从而保持了人体阴阳的和谐。如果外邪侵袭人体，营卫开合无序则导致太阳经气不利，太阳经气不能正常循行于肌表，则出现太阳病的证候。由于病人体质的差异，感邪的性质及轻重的不同，感邪时间长短的区别，其发病有风寒和风温的不同。即使感受风寒亦有三种类型：一为中风表虚证，以发热、汗出、恶风、脉浮缓为主要临床表现；病机为卫失固密，营阴外泄。二为伤寒表实证，以发热、恶寒、无汗、脉浮紧为主要临床表现，病机为卫阳闭遏，营阴郁滞。三为表郁轻证，以发热、恶风寒、呈阵发性发作为特点的风寒表证，病机为正虚邪微，正邪交争于肌表。风温证以发热、口渴、微恶寒或不恶寒、脉浮数为主要临床表现，病机为风热袭表，津液损伤。太阳里证包括太阳蓄水证和蓄血证，也称太阳腑证。太阳病虽属疾病的初期阶段，若治疗不及时，或因误治，亦会导致表邪不解，或表证未罢正气又伤；或表邪因误下而内陷于里等各种各样的兼变证。兼证如太阳中风兼喘、太阳伤寒兼水饮等。若疾病发生了本质的变化，则称为“变证”，如虚寒证、结胸证、痞证、火逆证等。

阳明，包括手阳明大肠与足阳明胃二腑，以腐熟水谷和传送糟粕为主要功能。在正常情况下，“燥”是手足阳明的生理主气，胃之所以善纳而消谷，与燥气（胃阳）的作用分不开；大肠之所以能把糟粕中的水分吸收，并使糟粕成形而排出体外，也正是阳明经阳燥之气的作用，胃主仓廪与大肠传导这一主要生理功能的完成，阳热和燥气是起着主导作用的。阳明经多气多血，阳明二腑是人体气血的本源，其本身的气血充旺，才能使气血的化生源源不断，机体各脏腑得以滋养。古人认为“两阳合明”，谓之阳明，有阳热最盛之意，所以阳明病是外感病过程中，阳气亢旺，邪热最盛的极期阶段，按证候的性质来说属于里热实证，以“胃家实”为其提纲证。阳明病分为热证和实证，若无形之热结于阳明，充斥内外，表现为壮热、汗出、烦渴、脉大为特征者，称为热证，又叫阳明经证。若有形燥热结于胃肠，腑气不通，表现为便硬或便闭、腹痛腹胀、潮热、谵语的，称为阳明实证，又叫阳明腑证。阳明病除热证实证外，还有阳明中寒证。此外，阳明篇还有湿热发黄、血热、蓄血、虚烦、膀胱水结等证。

少阳包括手少阳三焦与足少阳胆。三焦主决渎而通调水道，为水火气机运行之道路。胆与肝互为表里，内藏津汁而主疏泄，胆腑清利则肝气条达，脾胃自无贼邪之患。手足少阳经脉互有联系，故胆气功能疏泄正常，则枢机运转，三焦通畅，水火气机得以升降自如。少阳也称“小阳”，有阳气较少之意，内寄相火，主枢机。少阳为病，主要表现为胆火上炎，枢机不利，以“口苦、咽干、目眩”为提纲证，其主要脉证还包括往来寒热、胸胁苦满、嘿嘿不欲饮食、心烦喜呕、脉弦细等。少阳病的发生，可以本经自病，也可由他经传来。邪入少阳，已离太阳之表，但未入阳明之里，故属于半表半里证。由于少阳介乎表里之间，故除少阳本证的小柴胡汤证外，常有兼夹表、里的证候，如兼表的柴胡桂枝汤证，兼里的大柴胡汤证和柴胡加芒硝汤证。此外还有兼水饮内结的柴胡桂枝干姜汤证，兼肝魂失常、谵语烦惊的柴胡加龙骨牡蛎汤证等。

太阴也称至阴，有阴气较多之意。太阴虽包括手太阴肺和足太阴脾，但《伤寒论》中的太阴篇主要论述的是足太阴脾。脾有运化水谷精微与输布水湿的功能，喜燥恶湿，以升为健，与阳明胃为表里。邪入太阴，易从寒湿所化，脾阳虚衰，运化失职，寒湿内盛，升降失常，以“腹满而吐，食不下，自利益甚，时腹自痛”为提纲证。太阴病可由三阳病误治失治而来，也可本经受邪而发病。太阴病以脾阳不足，寒湿中阻的虚证为主，但也有寒凝脾络，脾络不通的太阴里实证；也有脾阳素虚，复感外邪，表现为脉浮的太阴表证；而太阴病阳气恢复，也会有“脾家实，腐秽当去”的自愈情况；若阳复太过，化燥化热，又可转变为阳明实证。

少阴包括手少阴心和足少阴肾。少阴病的发生，或由本经感邪直中，或由他经病传变而来。因少阴所主为真水真火，所藏为元阴元阳，若邪入少阴，心肾受损，水火失济，表现为全身性的虚衰证，故少阴病以“脉微细，但欲寐”为提纲证。由于体质强弱和邪气盛衰的因素，少阴病可以出现从阴化寒的寒化证和从阳化热的热化证。寒化证以手足厥逆、下利清谷为特征；热化证以心烦失眠、舌红少苔为特点。少阴证的变化也较为复杂，有少阴表证，有少阴热化津伤，肠燥成实的腑实证，有热移膀胱的下厥上竭证。此外，还有四逆散证和吴茱萸汤证等。

厥阴，乃“两阴交尽”也，故有阴气最少之意。厥阴包括手厥阴心包和足厥阴肝，以肝为主。肝为风木之脏，内寄相火，主疏泄，喜条达，与脾、胃、肾的关系最为密切。邪入厥阴，肝火内盛，乘脾犯胃，疏泄失职，更会影响脾胃的纳运，临床上常表现为寒热错杂的上热下寒证，以“消渴，气上撞心，心中疼热，饥而不欲食，食则吐蛔”为主要见证。此外，厥阴篇尚有厥热胜复证和辨厥、利、呕、哕四大类证。厥热胜复证的临床特点，一般以厥逆与发热交错出现，厥逆为阴胜，发热为阳复。根据厥热先后和出现时间的长短，用来推断阴阳的消长、邪正的胜负、疾病演变的趋势，指出阴阳和谐的重要性。厥是厥阴篇主要内容之一，其病机为“凡厥者，阴阳气不相顺接，便为厥”。尽管厥逆的表现大同小异，但引起厥逆的原因则各有不同，厥阴病有脏厥、寒厥、蛔厥、热厥、水厥、痰厥等，当结合其他兼症进行辨证。厥阴下利有寒、热、寒热错杂等类型。呕有下焦阴寒或厥阴浊阴上逆之寒呕，也有脏病还腑，转出少阳之热呕。哕则既有虚寒证，又有实热证。宜当详辨。

(二)六经辨证与八纲辨证的关系

六经辨证不仅是一种辨证方法，它将邪正阴阳、表里虚实、经络脏腑、营卫气血等内容，有机地结合成一个综合性的辨证论治体系。系统的六经辨证方法，就已经包括了八纲辨证在内。《伤寒论》中虽无八纲辨证之名，却有八纲辨证之实，历代医家对此也早有论述。明·徐春甫在《古今医统》中指出：“表里虚实阴阳寒热八字，为伤寒之纲领。”清·程郊倩《伤寒论后条辨》中也谓：“《伤寒论》乃医门之轨范，其中教人如何辨阴阳表里，如何察寒热虚实。”六经辨证中已具备了八纲辨证，而且八纲之间诸如寒热真假、表里虚实错综复杂的关系等都颇为详尽。后世又通过进一步总结，使之成为更高一级的辨证纲领。六经辨证是外感病辨证论治的纲领，八纲辨证是对一切疾病的病位和证候性质的总概括，两者关系是不可分割的。因为外感疾病是在外邪的作用下，正邪斗争的临床反映，正邪斗争的消长盛衰，决定着疾病的发展变化，关系着疾病的证候性质，所以六经辨证的具体运用，无不贯穿着阴阳表里寒热虚实等内容。

阴阳是疾病辨证的总纲。六经辨证中，太阳、阳明、少阳合称三阳；太阴、少阴、厥阴合称三阴。从病的属性来讲，三阳病多属于热证、实证，乃为阳证；三阴病多属于寒证、虚证，乃为阴证。从邪正盛衰的关系来讲，三阳病表示病人正气盛，抗病力强，邪气实，病情一般都呈现亢奋的状态；三阴病表示病人正气衰，抗病力弱，病邪未除，病情都呈现虚衰的状态。故曰：“病有发热恶寒者，发于阳也；无热恶寒者，发于阴也。”此即六经与八纲中阴阳总纲的关系。

表里是分析病位的纲领。就六经中表里而言，一般太阳属表，其余各经病变属里。但表里的概念又是相对的，如三阳病属表，三阴病属里；阳明病属表，太阴病属里等等。六经病证的发表攻里就是根据病位的在表在里决定治则的。如太阳表证，宜解表发汗；阳明里证，宜清泄里热或攻下里实。所以在临床上出现表里证候有疑似的时候，或者表里证同时出现的情况下，分辨病之在表在里，对治疗的正确与否有着重要关系。如论中“伤寒不大便六七日，头痛有热者，与承气汤；其小便清者，知不在里，仍在表也，当须发汗”；又如“伤寒医下之，续得下利，清谷不止，身疼痛者，急当救里；后身疼痛，清便自调者，急当救表”，都是六经病表里病位辨证的实例。

寒热是辨别疾病性质的纲领。凡病势亢进，阳邪炽盛者，多属热证；凡病势沉静，阴邪较强者，多属寒证。同样，寒热的证候，也是比较复杂的。如同一下利之证，有属寒属热的不同，若自利不渴者，为内有寒；而下利欲饮水者，则为里有热。又有寒热真假之辨，如“伤寒，脉滑而厥者，里有热”，为阳明热证，是真热假寒之证。又如“少阴病，下利清谷，里寒外热，手足魔逆，脉微欲绝，身反不恶寒，其人面色赤”，为少阴寒化证，是真寒假热之证。由此可见，六经病的寒热，也是辨证论治的重要内容。

虚实是辨别邪正盛衰的纲领。虚指正气虚，实指邪气实。辨别邪正的虚实，是治疗时选择扶正或攻邪的关键。如“发汗后恶寒者，虚故也；不恶寒但热者，实也”。前者为汗后阳虚之证，治疗当选用芍药甘草附子汤以顾其虚；后者为汗后邪盛内传之里实证，故治法选用调胃承气汤以攻其实。

由上所述，八纲辨证无不贯穿于六经病辨治之中，而六经辨证又是八纲辨证的系统化、具体化，如六经病证中的太阳病，有恶寒、发热、头痛、项强、脉浮等症。从八纲辨证来分析，属于表证。但仅据表证，还不能指导治疗，必须结合其有汗无汗来进一步辨别，如有汗为表虚，无汗为表实。只有这样，才能准确地运用解肌或发汗的治疗方法。又如少阴病有但欲寐、脉微细等证，从八纲来分析，属于里证、虚证，但仅据里证、虚证，仍不能指导治疗，必须进一步分析其明阳的偏盛偏衰，如果表现为无热恶寒、四肢厥逆、脉沉微等阳衰阴盛者，则为少阴寒化证；如表现为心烦不得眠、咽干或痛、脉细数等阴虚内热的脉证，则为少阴热化证。只有这样，才能准确地运用扶阳抑阴或育明清热的治疗方法。由此可见，六经辨证与八纲辨证的关系是相辅相成的，必须充分理解这一点，才能有效地进行临床辨证和治疗。

（三）六经辨证与脏腑辨证的关系

《伤寒论》六经辨证虽不同于脏腑辨证，但与脏腑有着密切的关系，因为六经病的发生、发展与传变，不能脱离脏腑而孤立存在，脏腑是人体核心器官，六经证候的产生，是脏腑病理变化的反映。在疾病的进展过程中，各经病变常会累及所系的脏腑，而出现脏腑的证候。有关脏腑病证的理论，虽在《内经》中已大量提及，但尚未系统地与治疗联系起来，六经辨证将其证与治密切结合，使脏腑辨证的系统理论脱颖而出，具备了脏腑辨证的初级形态。如太阳表邪不解，传入于腑，影响膀胱气化功能，水气内停，可见小便不利、少腹里急、烦渴或渴欲饮水、饮水则吐等证。阳明病的“胃家实”的“胃家”就是指胃与大肠而言，并以胃与大肠的病证为基础。胆与三焦为少阳之腑，胆火上炎，则有口苦、咽干、目眩；三焦水道失于通调，或水停心下，则心下悸、小便不利；或水寒犯肺，则为咳。脾为太阴之脏，病则脾阳不振，运化失常，脾虚脏寒，寒湿停滞可出现腹满而吐、食不下、自利、时腹自痛等证。心肾为少阴之脏，病则心肾虚衰，气血不足，可出现脉微细，但欲寐、恶寒、蜷卧、甚至手足厥冷、下利或呕逆等一系列阳气虚衰、阴寒内盛之证。如果心火过亢，肾阴不足，则见心中烦、不得眠、咽干、舌质绛、脉细数等阴虚热甚之证。肝为厥阴之脏，病则寒热错杂，肝气上逆，可见消渴、气上撞心、心中疼痛、饥不欲食、食则吐蛔或下利等证候。

七、《伤寒论》中的治则治法

《伤寒论》六经病证的总治则是平调阴阳，如《伤寒论》第58条曰：“凡病，若发汗，若吐，若下，若亡血，亡津液，阴阳自和者，必自愈。”指出一切疾病，凡见阴阳自和，是疾病自愈的特征。阴阳自和是通过调节机体的阴阳，调整脏腑、气血和经络的功能，使机体达到协调平和的状态。而实现阴阳平和的途径是祛邪扶正。扶正包括“扶阳气”和“存阴液”，通过正气的恢复，达到邪去正安的目的。这也是贯穿《伤寒论》的基本治病精神。在治法的具体运用上，包括汗、吐、下、和、温、清、消、补八法。三阳病以祛邪为主，然不同的病情又当施以不同的祛邪方法。如太阳病在表，一般使用解表法，如表实证宜开泄腠理，发汗散寒；表虚证宜调和营卫，解肌祛风。阳明病是里、热、实证，有热证、实证之分，前者用清法，后者用下法。邪入少阳，枢机不利，为半表半里证，其治法以和解为主。三阴病多属里、虚、寒证，治法以补益扶正为主。如太阴病属脾虚寒湿证，治以温中散寒燥湿。少阴病多属心肾虚衰，气血不足，但有寒化、热化之分，寒化证宜扶阳抑阴，热化证宜育阴清热。厥阴病，证候错综复杂，治法亦相应随之变化，如热者宜清，寒者宜温，寒热错杂者宜寒温并用。

在疾病的发展过程中，各经证候往往混杂出现，在表里同病时，宜按表、里证的先后缓急，采用相应的治疗措施，可选用先表后里、先里后表、表里同治之法。先表后里，是治疗常法。一般说来，表里同病，应先解表，表解方可治里，否则易致外邪内陷，造成变证。在具体运用上，本法多适用于表里同病而以表证为主的病情。先里后表，是治疗的变法。在表里同病，里证已急的情况下，应先治其里，后治其表。表里同治，是表证、里证同时治疗的方法，有时表里同病，单解表则里证不去，单治里则外邪不解，故本法以兼顾表里。但表里同治法中有表里兼顾而不分孰轻孰重者；有偏重于表者；亦有治法偏重于里者，可根据病情选择施用。

需要强调的是，由于人体禀赋各异，体质强弱有别，感邪轻重或性质不同，疾病阶段相左，症状表现自然也就千差万别，治疗方法因此也必须区别对待。《伤寒论》提出“观其脉证，知犯何逆，随证治之”的治疗学观点，这种具体问题、具体分析、具体解决的思想，奠定了中医学“辨证论治”的坚实基础，也可以说是治疗一切疾病的最高原则。

第一章　辨太阳病脉证并治

概　　要

太阳，包括足太阳膀胱和手太阳小肠，分别与足少阴肾和手少阴心相表里。足太阳膀胱经脉起于目内眦，上额，交巅，络脑，下项，络肾属膀胱；手太阳小肠经脉起于小指之端，循手外侧上腕，循臂，出肩解，绕肩胛，交肩上，入缺盆，络心，属小肠。足太阳膀胱为水腑，主藏津液，司职气化。《素问・灵兰秘典论》曰："膀胱者，州都之官，津液藏焉，气化则能出矣。"手太阳小肠为火腑，受盛化物，泌别清浊。《素问・灵兰秘典论》曰："小肠者，受盛之官，化物出焉。"

太阳，又称巨阳，指阳气最盛的阶段。"太"有开、初之意，太阳主人身之表，阳气旺盛，抵御外邪的能力强。《素问・热论》曰："巨阳者，诸阳之属也，其脉连于风府，故为诸阳主气也。"由于太阳经脉布散于人体肌表，且与督脉并行于身后，背为阳府，督脉总督阳经，为阳脉之海，故太阳居六经之首，为诸阳主气，其阳气充盛而卫护于外。太阳之气，行于体表即为卫气，有肥腠理，温分肉，司开合，充肌肤，卫外固表，抵御外邪之功。故太阳统摄营卫，主一身之表，又可化气行水，具有防止外邪侵袭的作用，故《灵枢・营卫生会》篇曰："太阳主外。"太阳小肠分别清浊，分化食物，膀胱为州都之府，二府通过气化、贮排尿液，对人体水液代谢起重要的调节作用。另外，太阳与少阴相表里，二者经气互通，功能相互依存。太阳主表有赖于少阴里实，少阴主里又有赖于太阳表固。故《灵枢・本脏》篇曰："肾合三焦膀胱，三焦膀胱者，腠理毫毛其应。"所以太阳失固，易致邪传少阴；少阴里虚，又可致太阳经气不足，易受外邪。

太阳病指病邪侵袭人体，邪正交争于肌表，致营卫失调而发生的疾病。太阳受邪，卫外失职，营卫失和，邪正相争，则见脉浮、恶风寒、头痛等症，故太阳病多为外感病的初期，病因属于外邪而风寒居多，病位在肌表。

太阳病篇论述的主要内容是外感风寒之邪所致疾病的辨证论治，对于温热邪气所致疾病论述较少。由于人体体质差异和感邪的轻重不同，风寒侵袭肌表之后有三种证候类型。一是风寒袭表，卫不外护，营不内守，以发热、恶风寒、汗出、头痛、脉浮缓为表现的太阳中风证。二是风寒袭表，卫阳闭遏，营阴郁滞，以发热、恶风寒、无汗、头痛、身体骨节疼痛、脉浮紧为表现的太阳伤寒证。三是太阳病多日不解，或汗出表邪未解，以发热恶风寒呈阵发性发作为主要表现的太阳表郁轻证。此外，本篇对太阳温病的初起症状做了概括性介绍，意在说明外感之邪众多，非独风寒。

太阳病篇尚有里证、兼证、变证、类似证等。如太阳病过程中，表邪入里，膀胱气化失常，则发生以小便不利为主症的蓄水证；或外邪化热入里，与瘀血结于下焦，则形成以神志如狂或发狂，少腹急结或硬满为主症的蓄血证。蓄水证与蓄血证亦称太阳病里证，亦可视为太阳病“经传”之变。太阳病兼证是在太阳病表证的基础上同时出现其他症状，如太阳中风可兼喘，兼项背强几几，兼漏汗，兼胸闷，兼身疼痛等；太阳伤寒可兼项背强几几，兼下利或呕，兼烦躁，兼咳喘等。太阳病变证多因失治或误治而发生，其证候复杂。变证导源于太阳病，但形成之后则不属于太阳病范畴。如热证、阳虚证、水气证、结胸证、痞证、火逆证等。太阳病类似证属于杂病的范畴，因其部分症状与太阳病相似，故列入本篇，以资鉴别，如风湿证、饮停胸胁证、痰阻胸膈证等。

太阳病以辛温解表为正治法。太阳中风证治宜解肌祛风，调和营卫；太阳伤寒证治宜辛温发汗，宣肺平喘；表郁轻证治宜辛温小汗或微汗。若有兼证，则随证加减。蓄水证宜化气行水；蓄血证宜通下瘀热。太阳病变证复杂繁多，治法各异，当“观其脉证，知犯何逆，随证治之”。

太阳病一般预后较好，其转归大致有三种。一为痊愈：多数太阳病解表得法，则邪从表而解。二为传经：表邪不解，或传阳明，或传少阳，亦可传入三阴。传三阴者，以邪传少阴多见。故有“实则太阳，虚则少阴”之论。三为变证：多由失治误治，或因体质盛衰等因素，导致证候发生变化，形成不具六经病性质与特点的新证候。

第一节　太阳病纲要

一、太阳病提纲

【原文】

太陽之為病，脈浮，頭項強痛①而惡寒②。(1)

【词解】

①头项强痛：指头痛项强。

②恶寒：怕冷。

【提要】

太阳病脉证提纲。

【释义】

太阳统摄营卫，主一身之表，固护于外。外邪侵袭人体，太阳首当其冲，太阳经气抗邪于表，卫外功能失常，则太阳受病，营卫失调。卫气浮盛，抗邪于外，脉应之而浮。卫阳失于温煦肌表则恶寒。太阳经脉络脑，下项，外邪侵袭，太阳经气不利则头痛项强。

脉浮，头项强痛而恶寒，是太阳病初起脉证的基本表现，概括了太阳病起病的基本特点，是临床诊断太阳病的重要依据，同时也反映了太阳病属外邪侵袭，卫气奋起抗邪，正邪交争于表，太阳经气不利，营卫不和的基本病机特征，故为太阳病的脉证提纲，具有重要的临床指导意义。

二、太阳病分类提纲

【原文】

太陽病，發熱，汗出，惡風①，脈緩②者，名為中風③。(2)

【词解】

①恶风：怕风。指恶风寒较轻者。

②脉缓：脉象松弛宽大。与“脉紧”相对而言，非指迟缓之脉。

③中风：病证名。指风寒侵袭肌表，以发热、汗出、恶风、脉缓为主要表现的病证。与卒然扑倒，口眼㖞斜之内科中风病不同。

【提要】

太阳中风的脉证提纲。

【释义】

太阳中风证是太阳病表证的类型之一。曰“太阳病”，即见太阳病脉证的基本表现。此外，又见发热、汗出、恶风、脉缓者，即为太阳中风证。太阳主表，由于风寒之邪袭表，卫气抗邪于表，邪正相争，故见发热。风为阳邪，其性开泄，腠理疏松之体，卫气失于固护，营阴失于内守，故见汗出。卫失温煦，汗出肌表开张，不胜风袭，故见恶风。卫气浮盛抗邪于外，脉应之而浮，营失内守而外泄，使营阴内弱，故见缓象。“汗出，脉缓”是太阳中风证的特征性症状，反映了太阳中风证卫不外固，营不内守的病理机制，又区别于太阳伤寒的无汗，脉紧。故为太阳中风证的辨证要点。

太阳中风证又称为太阳中风表虚证。表虚，指素体腠理疏松，感受外邪之后即见汗出之症，并非虚弱之虚，是与太阳伤寒证的腠理致密，感邪后见无汗之症相对而言。

【原文】

太陽病，或已發熱，或未發熱，必惡寒，體痛，嘔逆，脈陰陽俱緊①者，名為傷寒。(3)

【词解】

①脉阴阳俱紧：指寸关尺三部脉皆见浮紧之象。阴阳，指切脉的部位。寸为阳，尺为阴。“紧”与第2条“缓”相对，指脉紧束有力。

【提要】

太阳伤寒证的脉证提纲。

【释义】

太阳伤寒证是太阳病的表证的另一证型。本条亦见太阳病脉证的基本表现。此外，更见恶寒，发热或未发热，体痛，呕逆，脉紧者，即为太阳伤寒证。风寒之邪以寒为主，侵袭人体，因寒主收引，寒性凝滞，腠理致密之人感之，故多见卫闭营郁之证。发热与否与患者体质、感邪轻重和卫气反应的不同而有迟早之别。若感邪较轻，卫气郁遏不甚，卫气能及时外出抗邪，故起病即见发热。若感邪较重，卫气郁遏较甚，卫气一时不能抗邪于表，则发热较迟。然外邪即入，卫气终要达表抗邪，故病见发热。“必恶寒”强调太阳伤寒证中恶寒之症必定先见，有其必然性，因卫阳闭遏，肌表失其温煦所致。风寒之邪束闭肌表，使太阳经气运行不畅，营阴郁滞不通，气血滞涩不利，则身体疼痛。风寒束闭肌表，毛窍闭塞，内迫胃府，使胃气失于和降，则证见呕逆。因风寒外袭肌表，寒性收引，凝滞经脉，则寸关尺三部皆见紧象，结合第1条太阳病基本表现，当为浮紧之脉。太阳伤寒证的病因亦为风寒，但以寒邪为主，病位在肌表，病机为风寒外袭，卫闭营郁。玄府为风寒之邪闭塞，当证见无汗，条文未列出者，为省文。

太阳伤寒证又称为太阳伤寒表实证。表实，指素体腠理致密，感受外邪之后即见无汗之症。故此表实是与太阳中风之表虚感邪之后即现汗出相对而言。太阳中风证与太阳伤寒证均为风寒之邪外袭，营卫不和所致。所不同者，感受风寒之偏重不同，营卫不和的表现形式不同，证候亦有区别，即太阳中风证为卫阳失于固护而营阴失守于内，证见汗出，脉浮缓等；太阳伤寒证为卫阳闭遏而营阴郁滞不通，证见无汗、脉浮紧等，临证应详辨之。

【原文】

太陽病，發熱而渴，不惡寒者為溫病①。若發汗已，身灼熱者，名風溫②。風溫為病，脈陰陽俱浮③，自汗出，身重，多眠睡，鼻息必鼾，語言難出。若被下者，小便不利，直視④失溲⑤。若被火⑥者，微發黃色，劇則如驚癇，時瘛瘲⑦，若火熏之。一逆尚引日，再逆促命期。(6)

【词解】

①温病：疾病名。此指由温热邪气所致的以发热、口渴、不恶寒为临床特点的表证，属温热性质。属广义伤寒的一种。

②风温：病证名。指温病误用辛温解表剂后出现的变证，与后世温病学中风温病不同。

③脉阴阳俱浮：寸关尺三部脉浮盛有力。阴阳，指尺寸。

④直视：双目转动不灵活。

⑤失溲：一般指小便失禁。溲，指小便。据前文“小便不利”，此当指大便失禁。

⑥被火：误用火法治疗。火，指艾灸、熏、熨、温针等治法。

⑦瘛疭：手足痉挛抽搐。瘛，收缩。疭，松弛。

【提要】

太阳温病的证候特点及误治后的变证。

【释义】

太阳温病为温热外邪侵袭机体所致，以发热、口渴、不恶寒为初起症状，突出温热之邪易伤阴津的特点。太阳温病属广义伤寒的范畴，其治疗与中风伤寒有别。太阳温病初起，当用辛凉之法透邪外出，忌用辛温发汗。若误用辛温，犹抱薪救火，则变证蜂起。条文以太阳温病误汗、误下、误用火法之后的不同变证，论述了太阳温病的治疗禁忌。

温热邪气侵袭机体，卫阳与邪相争，则发热。温热邪气易伤津液，故口渴。温热之邪，其性属阳，故病起不恶寒。发热、不恶寒、口渴，即为太阳温病初起的证候特点，又可区别于太阳伤寒证。条文以“太阳病”冠首，意在辨证，说明太阳病初起有风寒与温热的区别，临证当注意辨别。

太阳温病初起，理当辛凉透邪外出，若误治则变证立现。若误用辛温发汗，邪气不能外散而解，反得辛温药物之助，则里热炽盛，损伤阴津，形成风温，发热之症不降反升，故见身灼热。邪热鼓动气血，故寸关尺三部脉浮盛有力。邪热迫津外出，故自汗出。温热之邪消耗气津，故身重。热闭心神，扰乱神明，机窍不利，故多眠嗜睡。邪热上扰，肺气不利，清窍不利，则鼻鼾，语言难出。若误用下法，则夺其阴津，温邪内陷，津伤化源不足，则小便不利。邪热消耗肝肾真阴，目失精注，则双目直视。热极神昏，关门失约，则见失溲。此为下后邪热入里，肝肾真阴耗伤所致。若误用火法，以火济热，两阳相劫，火盛熏灼肌肤，则微发黄色。重则邪热内闭心包，热极生风，则病如惊痫，手足抽搐。

太阳温病误治后产生种种变证，往往会危及患者生命。故告诫后学一次误治尚可迁延时日，若一误再误必然会致病情恶化，或致病人死亡。

三、辨病发于阳、病发于阴

【原文】

病①有發熱惡寒者，發于陽也；無熱惡寒者，發于陰也。發于陽，七日愈。發于陰，六日愈。以陽數七，陰數六②故也。(7)

【词解】

①病：此指六经所属各种病证。

②阳数七，阴数六：《河图》数一、二、三、四、五为生数，分别代表水、火、木、金、土，生数源出自然。数七为阳数变化之第一成数，代表阳。数六为阴数变化之第一成数，代表阴。

【提要】

辨病发阴阳的证候表现及愈期判断。

【释义】

伤寒六经为病，起病有即见发热恶寒者，亦有无热恶寒者。如太阳病多发热恶风寒并见，阳明病起但热不寒，或起病初有短暂的恶寒现象，少阳病见往来寒热。故病见发热恶寒者，多为三阳受病，正气不虚，人体机能活动亢奋，能外出抗邪，故曰“发热恶寒者，发于阳也”。太阴病属中焦阳气不足之脾胃虚寒证，少阴病属心肾虚衰证，厥阴病较复杂，有属上热下寒者，有属血虚寒凝者，有属阳气不足者，起病多见无热恶寒。故无寒恶寒者，多属三阴受病，正气不足，抗邪无力，故曰“无热恶寒者，发于阴也”。

“发于阳，七日愈；发于阴，六日愈”是对阴病与阳病愈期的判断。此说当导源于《河图》生成数之理。河图数七为火之成数，数六为水之成数，即“天一生水，地六成之；地二生火，天七成之”。故以数七和数六分别代表阳与阴，并以此推断阳病与阴病的愈期，故曰“以阳数七，阴数六故也”。临床上疾病的愈期受多种因素的影响，非此推定。故对此预测之法的实际意义，需进一步研究。

四、辨太阳病传变与否

【原文】

傷寒一日，太陽受之，脈若靜[1]者，為不傳；頗欲吐，若躁煩，脈數急者，為傳也。(4)

傷寒二三日，陽明、少陽证不見者，為不傳也。(5)

【词解】

①脉若静：指脉象未变，与证相应。静，与后文“数急”相对而言。

【提要】

论当根据临床脉证判断太阳病传变与否。

【释义】

第4条指出判断太阳病传变与否不可拘于时日，应根据病人的脉证变化与否来判断。因外邪侵袭人体，太阳首先受邪。太阳病初期，病邪虽较轻浅，但也易发生传变。“脉若静”，此以脉代证，指太阳病的相关症状未变，证候亦未变。“颇欲吐，若躁烦，脉数急”则表明脉证已发生了变化，太阳病已发生传经之变。

第5条指出判断太阳病传变与否要以临床表现为依据。因《素问·热论》中论伤寒传变是日传一经，据此，“伤寒二三日”当为阳明或少阳受邪之时。故曰“阳明、少阳证不见者，为不传也”，是对第4条的补充。

临床上疾病传变与否，与感受邪气的性质，人体的抗病能力和治疗等有密切关系，时间只是其中一种因素。以上两条的主要精神是说明判断太阳病传变定要以脉证为凭，切不可据日推算，以免发生误断，太阳病如此，其他疾病亦然。

【原文】

太陽病，頭痛至七日以上自愈者，以行其經盡[1]故也。若欲作再經[2]者，針足陽明，使經不傳則愈。(8)

【词解】

①行其经尽：指太阳病由初感到痊愈的自然过程。经，此指太阳。

②再经：再传一经。经，据后文，当指阳明。

【提要】

论太阳病经尽自愈及预防邪传阳明之法。

【释义】

风寒之邪侵袭人体，太阳受邪而为病。此以头痛代指太阳病临床诸见症，属省文。太阳病从发生到痊愈有其自然演变过程，七日为太阳病邪衰退病愈之时。如《素问·热论》“七日巨阳病衰，头痛少愈”。太阳病七日之时，邪退正复，阴阳自和，头痛恶风寒诸症减轻，则为将愈之佳兆。若邪气仍盛，正气不足驱邪外出，则可发生传经之变。若外邪化燥伤津或阳明里气不足，则有向阳明传变之机，则针刺足阳明经穴，使阳明气血充盈，抗病能力增强，则邪不能内传阳明，仍从太阳之表而解。条文体现了《伤寒论》既病防变的“治未病”思想，具有重要的临床指导意义。

【原文】

風家[①]，表解而不了了[②]者，十二日愈。(10)

【词解】

①风家：指经常感受外邪为病的患者。风，泛指外邪。

②不了了：指病证缓解但未完全康复，仍觉身体不舒服。了，结束。

【提要】

太阳病表解后痊愈的时间。

【释义】

易感外邪之人，一般体质较弱，即使表解之后，正气不能及时完全恢复，故患者仍觉身体不舒服。此与太阳病患者多于七日自愈者不同，患者须休息调养数日，以养正气来复，才可完全康复。言十二日者，与人体经气运行周期及五脏阳气恢复有关，临证可不必拘泥于此。条文提示对太阳病愈期的判断，要有一定的时间概念，同时要注意患者的体质等具体情况。

五、太阳病欲解时

【原文】

太陽病欲解時[①]，從巳至未上[②]。(9)

【词解】

①欲解时：病邪可能解除的时间。

②巳至未上：指巳、午、未三个时辰，即9时至15时。

【提要】

论太阳病欲解的时间段。

【释义】

本条根据人与自然相应的理论，推测太阳病欲解的时间。巳、午、未三个时辰自然界阳气最旺，此时人体得自然阳气之助，有利于驱邪外出，太阳病在此时间段内易于外解。尽管如此，切不可认为在此时间段内太阳病必可解除。临证太阳病解除的条件，虽与自然界阳气的盛衰程度有关，但太阳病愈的决定因素，与患者正气是否充实、治疗的及时与否、护理调养等众多因素有关。条文的精神在于，此时自然界阳气充盛，当抓住此有利时机，积极治疗，促进患者康复，切不可坐以待愈。

附：其他经病欲解时

【原文】

陽明病欲解時，從申至戌上[①]。(193)

少陽病欲解時，從寅至辰上[②]。(272)

太陰病欲解時，從亥至丑上[③]。(275)

少陰病欲解時，從子至寅上[④]。(291)

厥陰病欲解時，從丑至卯上[⑤]。(328)

【词解】

①申至戌上：指申、酉、戌三个时辰，即15时至21时。

②寅至辰上：指寅、卯、辰三个时辰。即从凌晨 3 时至 9 时。

③亥至丑上：指亥、子、丑三个时辰。即从 21 时至次日 3 时。

④子至寅上：指子、丑、寅三个时辰。即从 23 时到次日 5 时。

⑤丑至卯上：指丑、寅、卯三个时辰。即从 1 时至 7 时。

【释义】

申酉戌，为太阳西下至没落之时，此时自然界阳气由隆盛状态逐渐衰减，阴气初升。阳明病热实证属阳热亢盛之证，此时，随自然界阳气衰减，阳明邪热顿挫，人体阴气借助自然之阴驱热于外，故为阳明病欲解时。

少阳属木，其气通于春，甲子纪年认为，春月建寅，是一年中阳气生发的开始。从一日来看，子时为阴极之时，阴极则阳生，子丑之后，寅接之，寅、卯、辰三时，为一日阳气生发之际，此时，乘自然界阴气衰减，阳气始生，人体少阳之气得自然阳气之助，抗邪有力，故少阳病此时易解。

从阴阳消长的规律讲，阴尽则阳生，从一日来看，从合夜至鸡鸣，为天之阴，且为阴中之至阴。三阴中，以太阴为至阴，阴极于亥，阳生于子，至丑时阳气渐增。足太阴脾气旺于亥、子、丑三个时辰，此时，脾气来复，阳气渐增，脾阳回复，正胜邪却，则疾病有欲解之机。

从子时至寅时，为自然界阴气已衰，阳气由生而长之时，而少阴病是以心肾虚衰为主的全身虚衰证候。但阳衰者多，阴虚者少。若少阴心肾阳衰，阴寒内盛，正气渐复，又得自然界阳气之助，则有利于阳气的恢复。少阴阳气恢复，则有利于驱邪外出。

厥阴病欲解的时间是丑、寅、卯三个时辰。此时，子时已过，阳气渐生，旭日将升，自然界处于阳气升发阶段。厥阴为阴尽阳生之所，此时往往会得到自然界阳气升发之助，有利于驱邪外出。

由于六经之气均有旺时，且与自然界六气旺时相应。此时人体正气可借助于自然界旺气而有利于病解，此为《伤寒论》对人与自然相应理论的具体运用。但欲解时并不等于其病必解，临证时应抓住这一有利时机，及时施治，或攻逐实邪，或和解少阳，或温阳健脾，或扶阳益阴，或寒温并调，以祛除病邪，有利于机体早日康复，切不可坐以待愈，以贻误病机。

第二节　太阳病本证

一、中风表虚证

1. 桂枝汤证

【原文】

太陽中風，陽浮而陰弱①，陽浮者，熱自發，陰弱者，汗自出，嗇嗇惡寒②，淅淅惡風③，翕翕發熱④，鼻鳴⑤乾嘔者，桂枝湯主之。(12)

太陽病，頭痛，發熱，汗出，惡風，桂枝湯主之。(13)

【词解】

①阳浮而阴弱：一指切脉的部位与方法。脉轻浮取为阳，重按沉取为阴。即切脉时浮取明显，沉取不足，或寸脉浮（阳浮）而尺脉弱（阴弱）。一指病机，即卫阳浮盛于外，谓之阳浮；营阴不能内守，谓之阴弱。

②啬啬恶寒：畏寒而收缩之貌。啬啬，畏缩貌。

③淅淅恶风：风寒冷雨淋体之貌。淅淅，小雨淋漓之声。

④翕翕发热：发热如羽毛覆盖样，指热势轻浅。翕翕，合羽之状。

⑤鼻鸣：鼻道窒塞而气息不利之声。

【提要】

论太阳中风证的证治。

【释义】

第12条冠以太阳中风，应参以第1、2条所述。阳浮而阴弱，既言脉来浮缓之证，更寓卫强营弱之机。因卫行脉外，营行脉中，营卫调和，相伴而行。风寒侵袭肌表，卫气抗邪于外，脉应之而浮，卫阳与邪相争，则见发热，故曰“阳浮者，热自发”。由于卫气抗邪而浮盛于外，致营阴失于内守而外泄，脉应之而弱而见汗出，故曰“阴弱者，汗自出”。正如《素问·阴阳应象大论》云：“阴在内，阳之守也；阳在外，阴之使也。”“啬啬恶寒，淅淅恶风”为恶风寒之互词，卫气失于温煦肌表所致。因肺合皮毛而上通鼻窍，风寒袭表，肺气不利，故见鼻塞。风寒袭表，肺胃失和，胃气因而上逆，故见干呕。

第13条论述桂枝汤的适应病证，即太阳病证见头痛、发热、汗出、恶风者，突破了桂枝汤主治太阳中风证的范围。风寒袭表，太阳经气不利则头痛，邪正交争则发热，卫失固护，营阴外泄则汗出，卫失温煦肌表，则恶风寒。故头痛、发热、汗出、恶风，反映了太阳病风寒袭表，营卫不和，卫强营弱的病机特点，故可用桂枝汤治疗。柯琴谓：“此条是桂枝本证，辨证为主，合此证即用此汤，不必问其为伤寒、中风、杂病也。”

【病机】

风寒袭表，卫失固密，营阴外泄。

【治法】

解肌祛风，调和营卫。

【方药】

桂枝湯方

桂枝三兩（去皮） 芍藥三兩 甘草二兩（炙） 生薑三兩（切） 大棗十二枚（擘）

上五味，㕮咀[①]三味，以水七升，微火煮取三升，去滓。適寒溫，服一升。服已須臾，歠[②]熱稀粥一升餘，以助藥力。溫覆令一時許，遍身漐漐微似有汗者益佳，不可令如水流漓，病必不除。若一服汗出病差，停後服，不必盡劑。若不汗，更服依前法。又不汗，後服小促其間[③]。半日許，令三服盡。若病重者，一日一夜服，周時[④]觀之。服一劑盡，病證猶在者，更作服。若汗不出，乃服至二三劑。禁生冷、粘滑、肉麵、五辛[5]、酒酪、臭恶等物。

【词解】

①㕮咀：将药物碎成小块。

②啜：大口喝。

③小促其间：缩短服药间隔时间。

④周时：一昼夜。

⑤五辛：《本草纲目》以大蒜、小蒜、韭菜、芸薹、胡荽为五辛。此泛指辛辣刺激性食物。

【方义】

柯琴谓桂枝汤为“仲景群方之魁，乃滋阴和阳，调和营卫，解肌发汗之总方也”。方中桂枝辛甘温而主散，解肌祛风，解表散邪；芍药酸苦微寒而主敛，敛阴和营；生姜辛温宣散，助桂枝以解表调卫，又可和胃止呕；大枣甘温益胃，健脾生津，助芍药以和营；炙甘草坐镇中州，健脾益气。且与桂枝相配辛甘化阳，与芍药相合酸甘化阴，以调理阴阳。五药合用，于解肌调卫之中有敛阴和营之功，于和营养阴之中有解表散邪之力。

【病案】

我治一湖北人叶君，住霞飞路霞飞坊。大暑之夜，游大世界屋顶花园，披襟当风，兼进冷饮。当时甚为愉快。顷之，觉恶寒，头痛，急急回家，伏枕而睡。适有友人来访，乃强起坐中庭，相与周旋。夜阑客去，背益寒，头痛更甚，自作紫苏生姜服之，得微汗，但不解。次早乞诊，病者被扶至楼下，即急呼闭户，且吐绿色痰浊甚多，盖系冰饮酿成也，两手臂出汗，抚之潮，随疏方，用：桂枝四钱、白芍三钱、甘草钱半、生姜五片、大枣七枚、浮萍三钱。加浮萍者，因其身无汗，头汗不多故也。（曹颖甫. 经方实验录［M］. 上海：上海科学技术出版社，1979.）

【原文】

太陽病，發熱汗出者，此為榮弱衛強，故使汗出。欲救[1]邪風[2]者，宜桂枝湯。(95)

太陽病，初服桂枝湯，反煩不解者，先刺風池[3]、風府[4]，卻與桂枝湯則愈。(24)

太陽病，外證[5]未解，脈浮弱者，當以汗解[6]，宜桂枝湯。(42)

太陽病，外證未解，不可下也，下之為逆。欲解外者，宜桂枝湯。(44)

太陽病，先發汗不解，而復下之，脈浮者不愈。浮為在外，而反下之，故令不愈。今脈浮，故在外，當須解外則愈，宜桂枝湯。(45)

太陽病，下之後，其氣上沖[7]者，可與桂枝湯，方用前法。若不上沖者，不得與之。(15)

傷寒，發汗已解，半日許復煩[8]，脈浮數者，可更發汗，宜桂枝湯。(57)

【词解】

①救：驱除，治疗。

②邪风：风邪。

③风池：足少阳经穴。位于枕骨粗隆直下凹陷与乳突连线中点，两筋凹陷处。

④风府：督脉经穴。位于项后入发际一寸，枕骨与第一颈椎之间。

⑤外证：指表证。即发热、恶风寒、头痛等。

⑥汗解：此指以解肌祛风，调和营卫法取汗。

⑦气上冲：指太阳经气上冲，外出抗邪。一说患者自觉胸中气逆。

⑧复烦：重复出现之脉证。烦，指发热、恶风寒、头痛等肌表烦热之症。

【提要】

论述太阳中风的病因病机和桂枝汤的灵活应用。

【释义】

第 95 条论述太阳中风证的病因病机和治疗。太阳病证见发热、汗出等证者，为风邪外袭，营弱卫强所致。“卫强”，指卫阳亢奋于外，强者，亢也。由于风寒外袭肌表，卫气奋起抗邪，邪正相争，证见发热，即第 12 条所述“阳浮者，热自发”。“荣弱”，即营弱。由于卫出抗邪，失于固护肌表而致阴营失于内守而外泄为汗，即第 12 条所述“阴弱者，汗自出”，非指营阴内虚。本证因风邪侵袭肌表，而使卫阳浮盛于外，营阴失守于内。治当解肌祛风而使营卫调和，故曰“欲救邪风者，宜桂枝汤”。

第 24 条论太阳病初服桂枝汤后邪不解的证治方法。太阳病桂枝证，治以桂枝汤解肌祛风，调和营卫，法当微汗而解。今初服汤药后，病情未解而反增烦闷，当析其原因。若病传入里，烦闷因于里热者，当见口干渴、身热、舌红脉数等；若烦闷因于里寒者，当见畏寒下利，肢厥脉微等。然条文未述药后证候变化，仍以桂枝汤解表者，知太阳病未变。烦闷则因于外邪束闭较重，初服桂枝汤后，正气药力之助，驱邪外出而不能，正邪相争，太阳经气郁滞，卫气不能外宣，但反增烦热之感。此时仍宜解表散邪，先刺风池、风府，以疏通经气以泄太阳肌表郁闭之邪气，继服桂枝汤以宣散表邪，祛风调和营卫则愈。

第 42 条论太阳病见脉浮弱者，治宜桂枝汤。太阳病表证未解，当见发热、恶风寒、头痛等证。无论伤寒中风，当用解表之法，而解表有麻黄汤和桂枝汤之不同。今见脉浮弱者，若为“阳浮而阴弱”，则为太阳中风或见汗出，当用桂枝汤以解表散邪；若为正气不足，鼓动血脉乏力，脉浮而弱或见无汗而体弱不任峻汗者，亦宜桂枝汤以解表。如此，则无论伤寒中风、有汗无汗、凡见正气不足而外感风寒者，以桂枝汤解肌祛风，调和营卫为宜。

第 44 条论太阳病外证未解，禁用下法。“太阳病，外证未解”，指太阳病表证仍在。“不可下也”，言可有不大便等证，因表邪未解，切不可贸然使用下法。太阳病在肌表，当以解表之法，里实之证，当用攻下之法。今太阳表证未解，故宜解表散邪，而禁用攻下之法。如若表证兼有里实之证，亦宜先表后里或表里同治，亦不可先用攻下。若使用下法则是错误的。若如此，则表邪深入，致生变证，故曰“下之为逆”。“欲解外者，宜桂枝汤”是列举治法，临证当随证而灵活选方用药。故条文主要论述表里同病当先解表的治疗原则。

第 45 条论太阳病汗下后表证未解者，宜从表治。太阳表证，当以汗解；阳明里实，当用攻下。今为太阳病，法当汗出而愈，先汗不解者，或再汗而解。今先汗不愈而又用攻下之法者，多属表里同病，或为表证汗后仍在而误用下法。“脉浮者不愈”，言汗下后太阳病未解。“脉浮”代指太阳病发热、恶风寒、头痛等表证仍在，故仍需解表散邪。故曰“今脉浮，故在外，当需解外则愈”。然汗下后，正气受累，相对不足，故无论伤寒中风，皆不宜麻黄汤峻汗，而宜桂枝汤解肌可也。“浮为在外，而反下之，故令不愈”为插笔，说明汗下后太阳病不解的原因。

第15条论太阳病误下后的两种不同转归和其气上冲的治法。太阳病邪在表，当用解表散邪之法，不可妄用攻下。即使兼有里证，亦应先表后里，表解乃可攻里，或表里同治亦为正治。若用下法，则属误治。本太阳病下后，表邪有内陷之势，但因正气损伤不甚，太阳经气上冲，仍能奋起抗邪，表证仍在，里证未成，证可见发热，恶风寒，头痛等。如丹波元简言“太阳经气上冲，为头项强痛等证”。故可与桂枝汤因势利导，驱邪外出。“可与”，寓权宜之义。因误下后用桂枝汤时，可据具体病情而斟酌加减，然需谨遵微汗之法。若误下后，正气受损较重，太阳经气不能上冲抗邪而致外邪内陷，变证丛生，故不可与桂枝汤再行解肌。如此，则当观其脉证，知犯何逆，随证治之。

第57条论伤寒汗后，表证复作的治法。伤寒汗后病解，当脉静身凉。“半日许复烦”者，病证复作。常因汗后不慎，复感外邪。或因表邪未尽，邪气复聚，故病证又作。太阳伤寒证风寒束表较重，一般非桂枝汤所能开表散邪。本证为伤寒汗后病证复作，因汗后腠理疏松，不宜再行峻汗，否则损阴伤阳。故以桂枝汤解肌祛风，既散表邪，又固护正气。故曰“可更发汗，宜桂枝汤”。

浮数之脉，多见于温热之候，临证宜详辨之。温热之证，多与口渴、心烦、舌红、溲黄并见。本证无此证候，当仍属风寒，乃因汗后病证复作，邪郁肌表，阳气浮盛于外与邪相争，鼓动血脉所致，故浮数之脉亦可见于风寒。

太阳伤寒汗后病证复作，宜桂枝汤；第42条言“脉浮弱者”，宜桂枝汤。一者因伤寒汗后腠理不密；一者因正气不足。故虽有表证无汗等证，宜汗解，但不任峻汗，需解肌调营卫，以免过汗损阴伤阳，此实为上工治未病也。

【原文】

病常自汗出者，此為榮氣和①，榮氣和者外不諧②，以衛氣不共榮氣諧和故爾。以榮行脈中，衛行脈外。復發其汗，榮衛和則愈。宜桂枝湯。(53)

病人藏無他病③，時發熱，自汗出而不愈者，此衛氣不和也。先其時④發汗則愈，宜桂枝湯。(54)

【词解】

①荣气和：营阴未受病，但因卫失固护，而致营阴失于内守而外泄。荣气，即营气。

②外不谐：卫气功能失调。外，指卫气。

③脏无他病：指脏腑安和无病。

④先其时：指发热汗出之前。

【提要】

论病常自汗出和时发热自汗出的证治。

【释义】

《素问·生气通天论》“阳者，卫外而为固也”。故卫气敷布于表，主司开阖。营行脉中，调和于五脏，洒陈于六腑。如《难经》“荣行脉中，卫行脉外”，营卫相随，阴阳相贯，如环之无端，即为营卫调和。今卫气不能司职开阖之功，致营阴不能内守而外泄为汗，故曰“以卫气不共荣气谐和故尔”。此病范围甚广，凡外感内伤而营卫失和者，皆可谓之。

第53条“病常自汗出”而无发热、恶风寒、头痛等症，此非外感表证，而属内伤杂病范畴，为营卫不和所致。桂枝汤有调和营卫之功，故杂病自汗证属营卫不和者，可通过桂枝汤调和营卫而止汗。故曰“荣卫和则愈，宜桂枝汤”。“复发其汗者”，指本证已有自汗出症，又用桂枝汤和营取汗。故“病常自汗出”之汗为营卫不和之病汗，而“复发其汗”为营卫调和之汗。

第54条论脏腑无病而时发热自汗出的证治。“病人脏无他病”，指内脏无病而里气安和。“时发热，自汗出而不愈者”，为营卫不和所致而无关脏腑疾病。“卫气不和”，指卫气不共营气和谐，则卫气开阖失度，不能固密，营阴失于内守而外泄，故时发热自汗出。本证内脏安和而见发热自汗出，与外感风寒之汗出不同在于：外感风寒之发热汗出，呈持续性，邪不除则汗不止，并伴有脉浮、头痛、鼻塞、流涕等；杂病中发热自汗出，时作时止，呈发作性，无其他见症。

对“时发热自汗出”的治疗，要注意用药的时间，取桂枝汤在发热汗出之前服用。因本证发热汗出呈发作性，在发病之前服药，有利于桂枝汤发挥疗效，使营卫调和，发热汗出自止。

2. 桂枝汤禁例

【原文】

……桂枝①本為解肌②，若其人脈浮緊，發熱汗不出者，不可與之也。常須識③此，勿令誤也。(16下)

【词解】

①桂枝：指桂枝汤。

②解肌：解肌祛风，为调和营卫缓汗之剂。柯琴：“解肌者，解肌肉之汗也。”

③识（zhì，音志）：记住。

【提要】

太阳伤寒表实证禁用桂枝汤。

【释义】

本条详论桂枝汤之功于先，复申禁忌于后。吴瑭：“伤寒非汗不解，最喜发汗；伤风也非汗不解，最忌发汗，只宜解肌。此麻桂之异其治，即异其法也。”是指外邪在表，非汗不解，但有发汗解肌之不同。桂枝汤为解肌祛风，调和营卫之剂，辛温开表发汗之力较缓，适用于发热，恶风寒，头痛，汗出，脉浮缓之太阳中风证或杂病自汗出等为正治。今见脉浮紧、发热、无汗，则为太阳伤寒表实证，须用麻黄汤以辛温开表，取汗为治，属方证相合。桂枝汤开表力弱，难以对太阳伤寒表实者开其腠理，与证不合，难以获效，故“不可与之也”。仲景于此反复告诫：“常须识此，勿令误也。”

一般而言，太阳伤寒表实无汗者禁用桂枝汤。若误用，非但表证不解，反生他变。反之，太阳中风表虚有汗者亦忌用麻黄汤。若误用之，必汗出太过，损阴伤阳，而生他变。但临床疾病复杂，太阳伤寒表实无汗，若已用麻黄汤取汗之后，如邪气未尽或复感外邪者，亦可使用桂枝汤，以防过汗耗伤正气，如第57条。

【原文】

若酒客[①]病，不可與桂枝湯，得之則嘔，以酒客不喜甘故也。(17)

【词解】

①酒客：平素嗜酒者。《医宗金鉴》："酒客，谓好饮之人也。"

【提要】

论湿热内蕴者，禁用桂枝汤。

【释义】

平素嗜酒之人，多有湿热内阻。桂枝汤为辛甘而温之剂，辛温助热，味甘助湿，故湿热内盛之人，若患外感表证，即有汗出、恶风寒、头痛等太阳中风之证，亦禁用桂枝汤解表。若误用桂枝汤，则湿热更盛，阻于中焦，胃气上逆而呕，故曰"以酒客不喜甘故也"。

条文以酒客为例，意在说明桂枝汤禁用于湿热内蕴而外感风寒者。湿热之邪，既可外受，亦可内生。若证见湿热内盛而又兼感风寒，形成太阳病者，可用辛凉透邪，芳香化湿解表之法。

【原文】

凡服桂枝湯吐者，其後必吐膿血也。(19)

【提要】

论实热内盛者，禁用桂枝汤。

【释义】

条文依据服桂枝汤服后的反应，测其药不对证的缘由，而引出桂枝汤的禁忌。桂枝汤为辛甘温之剂，用于风寒侵袭肌表之证。若内热盛而见发热汗出者，理当所禁。如若里热内盛而又兼感风寒之邪，治疗亦当清泻实热，兼散表邪，切不可独用桂枝汤。若误设桂枝汤，实热得辛温之助，则里热更盛，胃气上逆则吐，重则络伤吐血，此为变证。

3. 兼证

(1) 桂枝加葛根汤证

【原文】

太陽病，項背強几几[①]，反汗出惡風者，桂枝加葛根湯主之。(14)

【词解】

①项背强几几：项背拘急不舒，转动俯仰不利。强几几，南阳地区方言。

【提要】

太阳中风兼经气不利的证治。

【释义】

太阳病见汗出恶风者，证属太阳中风，临证亦伴发热、头痛、脉浮缓等。因太阳经脉络脑、下项、挟脊，故风寒之邪侵袭，太阳经脉受邪，经气不利，津液失于敷布，经脉失养，临证多见"头项强痛"。本证"项背强几几"者，言项强连背，拘急不舒，为风寒之邪阻于太阳经脉，经气郁滞较重所致。就病变范围而言，"项背强几几"较"项强"病变部位广，病情亦较重。"项背强几几"多见于太阳伤寒表实无汗之证，今证见汗出，故曰“反”，意在说明本证中辨证关键为汗出。

【病机】

风寒袭表，卫强营弱，经气不利。

【治法】

解肌祛风，调和营卫，升津舒经。

【方药】

桂枝加葛根湯

葛根四兩　麻黄三兩（去節）　芍藥二兩　生薑三兩（切）　甘草二兩（炙）　大棗十二枚（擘）　桂枝二兩（去皮）

上七味，以水一斗，先煮麻黄、葛根，減二升，去上沫，内諸藥，煮取三升，去滓。溫服一升。覆取微似汗，不須啜粥，余如桂枝法將息及禁忌。

臣億等謹按：仲景本論，太陽中風自汗用桂枝，傷寒無汗用麻黄。今證云汗出惡風，而方中有麻黄，恐非本意也。第三卷有葛根湯證，云無汗，惡風，正與此方同，是合用麻黄也。此云桂枝加葛根湯，恐是桂枝中但加葛根耳。

【方义】

方中桂枝汤解肌祛风，调和营卫。葛根味甘性偏凉，轻扬升散，作用有三：一者发表解肌，助桂枝汤以解表；二者舒经通络，解经脉气血之郁滞；三者生津液，起阴气以上达，解筋脉之拘急。

【病案】

王某，男，48岁，于1976年3月28日初诊。一周来，天气渐暖，患者于稍减衣被后，不明原因出现项背拘紧而痛，甚则转头不灵，曾用“按摩”“针灸”治疗，症状未见明显改变而就诊。观其舌苔薄白，脉象稍弦。血沉正常，颈椎X线拍片，证实为第六、七颈椎骨质轻度增生。遂处以：葛根15克、桂枝10克、白芍13克、炙甘草10克、生姜10克、大枣4枚、羌活10克、防风10克。每日煎服1剂。服用3剂后上述诸症已减大半，又服3剂而愈。（王占玺．伤寒论临床研究［M］．北京：科学技术文献出版社，1983.）

（2）桂枝加厚朴杏子汤证

【原文】

喘家[①]作，桂枝湯加厚朴杏子佳。（18）

太陽病，下之微喘者，表未解故也，桂枝加厚朴杏子湯主之。（43）

【词解】

①喘家：指素有喘疾之人。

【提要】

太阳中风兼肺寒气逆作喘的证治。

【释义】

第18条所言“喘家”，指素有喘病宿疾之人。宿疾未作，症状较轻或无。若外感风寒，则极易引发宿疾，故本证除有太阳表证外，尚见咳喘胸闷气逆之候。因本证为新感风寒引动宿疾，内外相干发病，喘盛于内而风寒束于外，治当外散风寒以宣肺气，内降肺气以平喘息，故以桂枝汤解肌祛风，调和营卫，加厚朴、杏仁降气定喘。

和43条论太阳病下后作喘的证治。太阳病当用解表散邪之法，今反下之，下后表邪未解，仍可见发热恶风寒、头痛、脉浮等。但下后表邪未解，束闭于肺，肺寒气逆，故发喘息。曰“微喘者”，指证以表证为主，喘亦风寒内迫于肺所致，与宿痰痼疾所致喘证不同，故以桂枝加厚朴杏子汤主之。

【病机】

风寒袭表，卫强营弱，肺寒气逆。

【治法】

解肌祛风，调和营卫，降气定喘。

【方药】

桂枝加厚朴杏子湯方

桂枝三兩（去皮）　甘草二兩（炙）　生薑三兩（切）　芍藥三兩　大棗十二枚（擘）　厚朴二兩（炙，去皮）　杏仁五十枚（去皮尖）

上七味，以水七升，微火煮取三升，去滓。溫服一升，覆取微似汗。

【方义】

本方以桂枝汤解肌祛风，调和营卫；厚朴辛苦温，燥湿化痰，下气平喘；杏仁苦温，温肺下气，止咳平喘。

【病案】

刘某，男，42岁。素有痰喘之疾，发作较频。春日伤风，时发热，自汗出，微恶风，头痛，且引动咳喘，发作甚于前，胸闷而胀，气喘倚息，痰白稠量多，咳喘之时则汗出更甚，不思食。舌苔白腻，脉浮缓、关滑有力。此风邪伤表引动痰喘复发，外风挟痰浊壅滞胸脘，肺胃气逆不降所致。方用桂枝加厚朴杏子汤加味。

处方：桂枝6克，白芍6克，生姜2片，炙甘草4.5克，厚朴9克，杏仁9克，麻黄1.5克，贝母9克，苏子9克，炒枳壳9克。连用3剂后，表证去，自汗止，痰喘亦平。（高德．伤寒论方医案选编［M］．长沙：湖南科学技术出版社，1980.）

（3）桂枝加附子汤证

【原文】

太陽病，發汗，遂漏不止[①]，其人惡風，小便難[②]，四肢微急，難以屈伸者，桂枝加附子湯主之。(20)

【词解】

①漏不止：汗出如漏水，无止息之时。形容汗出量多。

②小便难：小便少而排出困难。

【提要】

太阳病过汗，表邪未解而阳虚液损，汗漏不止的证治。

【释义】

太阳病发汗，为正治之法，当微微汗出，则邪去正安。今发汗后，证见汗漏不止，不但病不能除，而且损阴伤阳。《素问·阴阳应象大论篇》："阴在内，阳之守也，阳在外，阴之使也。"此证因汗出太过，表证未除而阳不外固，阴不内守，终致阴阳互损之变。因表邪未除而汗出卫阳受损，失于温煦肌肤，则恶风寒。此外，尚有发热、头痛等表证。汗出过多，阴伤化源不足，无津下输膀胱，则小便量少而难。阳气受伤，四肢筋脉失于温养，阴津受伤则筋脉失于濡养，故见四肢微急，难以屈伸。由于汗出伤卫，卫伤则营阴不固，故营阴外泄更重；汗出营泄，阳随液泄，则卫阳更伤。如此反复，互为因果，而阳伤不能固表，是病之主因，故以桂枝加附子汤解肌调和营卫，扶阳固表，阳回表固则汗自止，汗止则津复，是为治本之法。

【病机】

阳虚液损，表邪未解。

【治法】

解肌祛风，调和营卫，扶阳固表。

【方药】

桂枝加附子湯方

桂枝三兩（去皮） 芍藥三兩 甘草三兩（炙） 生薑三兩（切） 大棗十二枚（擘） 附子一枚（炮，去皮，破八片）

上六味，以水七升，煮取三升，去滓。溫服一升。本云桂枝湯，今加附子。將息如前法。

【方义】

本方用桂枝汤解肌祛风，调和营卫，以除未解风寒之邪，使营卫和谐，利于止汗。因少阴为太阳之根，卫出下焦，故太阳不固，当补以少阴，用炮附子温少阴阳气，以温经复阳，固表止汗。

【病案】

黄某，女，23岁。据代诉：头痛，恶寒发热，身痛呕逆，手足拘急，厥冷。其夫认为病势甚急，……邀我往诊。视其舌，质嫩色淡，微罩白苔。诊其脉，沉而弱，汗出肢厥。忖思汗出恶风，头痛发热，呕逆等，为桂枝证，手足拘急，肢厥，属阳虚征象，脉证符合，遂予桂枝加附子汤（桂枝后下、杭芍、生姜、熟附片各三钱，甘草两钱、大枣四枚，水二碗，煎至一碗），嘱温服后静卧，当晚一剂服完，次晨步行前来就诊，自云证已减半，唯头痛身倦，原方再服二剂而愈。[吴秋平．运用桂枝加附子汤治验二例．江西中医药，1958（6）：39.]

（4）桂枝去芍药汤证

【原文】

太陽病，下之後，脈促①胸滿②者，桂枝去芍藥湯主之。（21）

【词解】

①脉促：指脉象急促有力。非指脉来数，时一止复来之促脉。《伤寒溯源集》："脉促者，非脉来数时一止，复来之促也，即急促亦可谓之促也。"

②胸满：即胸闷。

【提要】

太阳病下后表邪不解兼胸阳不振的证治。

【释义】

太阳病，解表散邪为正治。误下后表证未除，徒伤正气，致表邪内陷。因表邪未解，故可见发热、恶风寒、头痛等症。下后脉见急促，表明下后表邪欲陷，正气虽然受损，但仍能奋起抗邪，故脉应之而促。表邪欲陷胸中，致胸阳失展，郁而不伸，故见胸闷。所以本证为太阳病下后表邪未除而致胸阳失展之候，故以桂枝去芍药汤解肌祛风，宣通胸阳。

【病机】

风寒束表，胸阳不振。

【治法】

解肌祛风，宣通胸阳。

【方药】

桂枝去芍藥湯方

桂枝三兩（去皮） 甘草二兩（炙） 生薑三兩（切） 大棗十二枚（擘）

上四味，以水七升，煮取三升，去滓。溫服一升。本云桂枝湯，今去芍藥。將息如前法。

【方义】

本方用桂枝汤去芍药之酸敛，既可加强通阳宣闭之功，以达宣通胸阳之效，又可解肌祛风之力而外散表邪。方中桂枝与炙甘草相配，辛甘温通胸阳；生姜与大枣相伍，和营卫而解肌。四药相伍，为宣通胸阳，解肌祛风之良方。

【病案】

李某，女，46岁。因患心肌炎而住院治疗，每当入夜则胸中憋闷难忍，气短不足以息，必须靠吸氧气才能得以缓解。舌质淡苔白，脉弦而缓。辨为胸阳不振，阴气内阻之证。桂枝10克，生姜10克，大枣12枚，炙甘草6克。服药2剂后症状减轻，原方加附子6克，再服3剂后，症状消除。（刘渡舟．经方临证指南［M］．天津科学技术出版社，1993.）

（5）桂枝去芍药加附子汤证

【原文】

若微寒①者，桂枝去芍藥加附子湯主之。（22）

【词解】

①微寒：指脉微恶寒。

【提要】

太阳病下后表不解兼胸阳损伤的证治。

【释义】

本条承第21条，论述太阳病下后胸阳损伤较重的证治，是对太阳病下后病情转归与变化的另一种阐述。太阳病下后，致胸中阳气损伤而表邪内陷，形成表证仍在而胸中阳气不足之证。临证可见发热恶风寒、头痛、胸闷不适、脉微而弱等。则于胸中阳气不足，无力鼓动血脉，故脉微而弱。胸阳不足，卫阳亦虚，失于温煦肌肤，则恶寒较重，或见畏寒怕冷，病情上，较桂枝去芍药汤重。如此，则治以桂枝去芍药加附子汤外散风寒，内温阳气则愈。

本证与桂枝去芍药汤证、桂枝加附子汤证均有阳气受病而风寒外束，临证当以鉴别。三证均可见发热、恶风寒、头痛等症，均为风寒邪气袭表，营卫不和，治疗均用解肌祛风之法。所不同者，桂枝去芍药汤证为太阳病下后，表邪欲陷胸中，致胸阳不振而失展，以脉促、胸闷为主；桂枝去芍药加附子汤证为太阳病下后，表邪陷于胸中，胸阳受损而不足，以脉微弱、畏寒怕冷、胸闷为主；桂枝加附子汤证为太阳病过汗，致汗漏水止，损阴伤阳，以汗出不止，小便量少而难，四肢微急，难以屈伸为主。在治疗上，桂枝去芍药汤重在宣通胸中阳气，桂枝去芍药加附子汤重在温经复阳，桂枝加附子汤重在温阳固表。

【病机】

风寒束表，胸阳虚损。

【治法】

解肌祛风，温经复阳。

【方药】

桂枝去芍藥加附子湯方

桂枝三兩（去皮） 甘草二兩（炙） 生薑三兩（切） 大棗十二枚（擘） 附子一枚（炮，去皮，破八片）

上五味，以水七升，煮取三升，去滓。溫服一升。本云，桂枝湯，今去芍藥，加附子。將息如前法。

【方义】

本方为桂枝去芍药汤加炮附子而成，在解肌祛风，宣通胸阳基础上，又有温经复阳之力。因本证下后胸阳损伤较重，非宣通阳气可取效，须用温经复阳之法，使阳气复，则邪退病愈。观第 21 条桂枝汤去芍药、第 22 条桂枝汤去芍药加附子两证，每加减药物，均有据可依。

【病案】

伤寒阴结案：刘某，年 30 余。冬月伤寒，误服寒泻药而成。身体恶寒，腹胀满痛，不大便者二日。脉浮大而缓，显系伤风寒中证，医家不察，误为阳明腑证，误用大黄芒硝等药下之，……以致寒气凝结，上下不通，故不能大便，腹胀大而痛更甚也。……用桂枝汤去芍药加附子以温行之，则所服硝黄得阳药运行，而反为我用也。处方：桂枝尖一钱，黑附子一钱，炙甘草五分，生姜一钱，大枣二个（去核）。服药后未及十分钟，即大泻两次，恶寒腹胀痛均除而痊。（何廉臣．重印全国名医验案类编．上海：上海科学技术出版社，1959.）

（6）桂枝新加汤证

【原文】

發汗後，身疼痛，脈沉遲者，桂枝加芍藥、生薑各一兩，人參三兩新加湯主之。（62）

【提要】

太阳病汗后致气营不足身疼痛的证治。

【释义】

身疼痛为太阳病的常见证候之一，由风寒侵袭太阳经脉，经气运行不利所致。发汗为太阳病正治之法，汗后邪去，太阳经气运行如常，身疼痛多随表解而缓解或消失。今发汗后，身疼痛不减，因汗后损伤气营而表证未得尽除所致。如此，则汗法用之失当，使邪未除而气营伤，临证尚可见发热恶风寒、头痛等。脉由浮转为沉迟者，因汗后气营损伤，无以鼓动血脉，故脉沉迟无力。故用桂枝加芍药生姜各一两、人参三两新加汤以解未尽之风寒，补损伤之气营而止身痛。

太阳表证之身痛，多起病即见，常与脉浮等症同时出现，多汗后自解；本证身痛，既与表邪未尽、经脉不利有关，又与气营不足，经脉失养有关，故与脉沉迟无力并见，且汗后身痛不休，以资鉴别。如成无己言："汗后身疼痛，邪气未尽也。脉沉迟，营血不足也。经曰：其脉沉者，营气微也。又曰：迟者，营气不足，血少故也。与桂枝汤以解未尽之邪，加芍药、生姜、人参以益不足之血。"甚是确当。

【病机】

风寒束表，气营不足。

【治法】

解肌祛风，益气和营。

【方药】

桂枝加芍藥生薑各一兩人參三兩新加湯方

桂枝三兩（去皮）　芍藥四兩　甘草二兩（炙）　人參三兩　大棗十二枚（擘）　生薑四兩

上六味，以水一斗二升，煮取三升，去滓。溫服一升。本云桂枝湯，今加芍藥、生薑、人參。

【方义】

本方以桂枝汤解肌祛风，调和营卫而外散肌表之余邪，重用芍药养血和营，活血通脉；重用生姜既助桂枝疏表散邪、通阳和卫，又助中焦气血生化之源。加人参补益气阴，补汗后之虚。全方解肌祛风、益气养营、补虚之痛，为解表散邪，益气养营通脉之良方。

【病案】

剖腹产后高热。

蔡某，女，29岁。因妊娠毒血症治疗无效行剖腹产手术。术后高热持续4天，虽用退热药，静脉滴注葡萄糖、氯霉素等，热势不减，体温39.4℃，舌苔薄白，脉浮数，发热，汗出，微恶寒，口不渴；病属手术后气血两伤，卫阳不固，营阴不守，风邪乘袭。治宜调和营卫。处方：红参 10 克，桂枝 3 克，白芍 10 克，炙草 3 克，生姜 1 片，大枣 3 枚，白薇 10 克，青蒿 5 克。服药后，体温由 39.4℃陡降至 37.8℃，续服 2 剂告愈。[张圣德．异病同治案三则．江苏医药·中医分册，1979（1）：43.]

二、伤寒表实证

1. 麻黄汤证

【原文】

太陽病，頭痛，發熱，身疼腰痛，骨節[①]疼痛，惡風，無汗而喘者，麻黄湯主之。(35)

【词解】

①骨节：关节。

【提要】

论太阳伤寒表实的证治。

【释义】

本条当结合第 1、3 条理解。太阳病，指具有太阳病提纲证和太阳伤寒提纲证的一般表现，即具有“脉浮、头项强痛、恶寒、脉阴阳俱紧”等证候。论中第 1 条主要说明太阳病的一般表现；第 3 条强调在太阳伤寒中恶寒必定先见，脉来紧束；本条论述太阳伤寒以发热身痛无汗为主。三条合参，始得太阳伤寒之脉证全貌。太阳伤寒为风寒之邪束闭肌表，卫阳闭郁，营阴滞涩不通为主。临床以恶风寒、发热、头痛、全身及骨节疼痛、无汗、脉浮紧为典型表现。由于风寒之邪侵袭肌表，卫阳被风寒束闭，肌表失于温煦，故必恶风寒。邪正交争，则发热。太阳主表，其脉上巅络脑，风寒外袭，经气郁滞，经脉不通，则见头痛、腰痛、周身及关节疼痛。风寒之邪束闭肌表，卫阳闭郁，玄府不开，则无汗。风寒之邪束闭肌表，致肺气失于宣降，则咳喘。

本证与桂枝汤证均为风寒袭表，营卫不和所致，证见发热恶风寒、头痛、脉浮等，所不同者，桂枝汤证为卫阳失于固护，营阴失于内守而见汗出、脉浮缓等，治疗重在解肌祛风，调和营卫。而麻黄汤证为卫阳闭郁，营阴滞而不通而见无汗、脉浮紧等，治疗重在辛温发汗，宣肺平喘。本证与桂枝加厚朴杏子汤证均有肺失宣降而见咳喘，但桂枝加厚朴杏子汤证为风寒外束，卫强营弱，肺寒气逆而见汗出、脉浮缓、咳喘等，本证重在肺寒气逆。而麻黄汤证为风寒外束，卫闭营郁，肺气失于宣发而见无汗、脉浮紧等，重在肺气不宣。治疗上桂枝加厚朴杏子汤证用解肌祛风，降气定喘之法，而麻黄汤证重在辛温开表，宣降肺气而平喘。另外，本证与桂枝新加汤证均可见身疼痛，但桂枝新加汤证为汗后表邪未解而致气营损伤所致，麻黄汤证为风寒束闭肌表，太阳经气郁滞不通所致，起病即见身痛。桂枝新加汤证伴有汗出、脉沉迟无力等，麻黄汤证则见无汗、脉浮紧等。治疗上，桂枝新加汤证用解肌祛风之法以散未尽之表邪，用补益气营之法以疗气营之不足，而麻黄汤证则以辛温开表、发散太阳表邪为主。

【病机】

风寒束表，卫闭营郁。

【治法】

辛温发汗，宣肺平喘。

【方药】

麻黄湯方

麻黄三兩（去節）　桂枝二兩（去皮）　甘草一兩（炙）　杏仁七十個（去皮尖）

上四味，以水九升，先煮麻黄，減二升，去上沫，內諸藥，煮取二升半，去滓。溫服八合。覆取微似汗，不須啜粥，余如桂枝法將息。

【方义】

方中麻黄辛温入肺与膀胱经，功发汗解表，宣肺平喘。桂枝辛温，与麻黄相须为用，助麻黄以开表散邪。杏仁苦温，长于降气平喘，与麻黄相伍，一宣一降而调肺气，肺气宣发肃降如常则咳喘自平。炙甘草固护中焦，调和药性，又可增全方止咳平喘之力。四药相配，为辛温开表发汗之峻剂，故不须啜弱以增药力。

【病案】

予友沈镜芙之房客某君，十二月起，即患伤寒。因贫无力延医，延至一月之久。沈先生伤其遇，乃代延余义务诊治。察其脉，浮紧，头痛，恶寒，发热不甚，据云初得病时即如是。因予：麻黄二钱、桂枝二钱、杏仁三钱、甘草一钱，又因其病久胃气弱也，嘱自加生姜三片，红枣两枚，急煎热服，盖被而卧。果一刻后，其疾若失。（曹颖甫．经方实验录［M］．上海：上海科学技术出版社，1979.）

【原文】

太陽與陽明合病，喘而胸滿[1]者，不可下，宜麻黄湯。（36）

【词解】

①胸满：即胸闷。

【提要】

论太阳阳明合病，喘而胸闷的证治。

【释义】

太阳与阳明同时发病，可见发热、恶风寒、头痛、无汗等太阳伤寒表证，又可见大便秘结难解等阳明里结之证，即为太阳阳明合病。故本病属表里同病，里证不急，治当遵先表后里原则，故曰“不可下”。喘而胸闷，肺气郁闭，宣降失常多见，故本病虽属二阳合病，但病机重心在于太阳之表邪郁闭肌表而致肺失宣降为主，故宜麻黄汤外散风寒，宣降肺气为治，即使有阳明里结之不大便症，亦不可议攻下之法。风寒之邪外散，肺气宣降正常，则发热恶风寒、头痛、咳喘、胸闷等症自解。另外，肺与大肠相表里，若表解里气自和，津液输布下达，阳明之不大便等或可不药而愈。若表解而里未和者，当微和胃气，此为后续之法也。本条重在论述喘既可见于太阳病，亦可见于阳明病。见于太阳病者，为外邪束表，肺气失于宣降所致，喘与胸闷并见；见于阳明病证者，为阳明腑气不通，肺气失于肃降所致，喘与腹胀满，便秘等并见，临证当灵活辨证论治。

【原文】

太陽病，十日以去，脈浮細[1]而嗜臥[2]者，外已解也。設胸滿脅痛者，與小柴胡湯。

脈但浮[3]者，與麻黄湯。(37)

【词解】

①脉浮细：指脉象趋于和缓。

②嗜卧：指疾病初愈，精神疲乏，病人喜静卧。

③脉但浮：此以脉代证，指太阳病表证未发生变化。

【提要】

论太阳病多日后的三种不同转归。

【释义】

太阳病，十日以去，病程较长，多为失治，病情可能发生变化。若证见太阳伤寒脉浮紧者，为表证未罢。今脉由浮紧趋于和缓，则邪气已衰，正气来复。嗜卧者，正气尚未完全恢复，仍需静养以养精气。故曰“外已解也”。若证见“胸闷胁痛”，则为邪入少阳。足少阳经脉循胸胁，邪入少阳，少阳经气不利，则胸胀闷胁痛，临证亦可见口苦、咽干等，当以小柴胡汤和解少阳，运转枢机。“脉但浮者”，病情未变，发热恶风寒、头痛、无汗、身痛等太阳表证仍在，故仍以麻黄汤辛温解表则愈。

本条以太阳病多日不解的三种情况说明太阳病的临床转归与变化。即有正气来复而向愈者、有邪传少阳者、有病情不变者。其意义在于说明临床辨证论治当以脉证为凭，且不可据时日推断。

【原文】

太陽病，脈浮緊，無汗，發熱，身疼痛，八九日不解，表證仍在，此當發其汗。服藥已微除，其人發煩目瞑[1]，劇者必衄，衄乃解。所以然者，陽氣重[2]故也。麻黄湯主之。(46)

太陽病，脈浮緊，發熱，身無汗，自衄者愈。(47)

傷寒，脈浮緊，不發汗，因致衄者，麻黄湯主之。(55)

【词解】

①目瞑：目有畏光感而难睁。

②阳气重：表邪郁闭阳气的程度较重。

【提要】

论述太阳伤寒多日不解的证治和服麻黄汤后的反应以及衄血的不同情况。

【释义】

第46条论太阳伤寒多日不解的证治和服麻黄汤后的反应。“麻黄汤主之”应接于“此当发其汗”后，为倒装文法。“太阳病，脉浮紧，无汗，发热，身疼痛，八九日不解”，属太阳伤寒表实证，当以麻黄汤辛温发汗，散邪外出则愈。故曰“表证仍在，此当发其汗”。服用麻黄汤后，病证微除，但患者出现发烦目瞑之症，此为卫阳之气得药之助，与外邪相争，邪气束闭肌表，使阳气被遏，腠理不开，卫阳不得宣散，郁而为热，则见发烦目瞑。甚则阳气被遏，不能从肌表而宣散外出，则伤及血络，出现衄血。衄血后卫表阳气舒展，邪从血泄，表证可解，故曰“衄乃解”。即所谓邪不从汗解，可从血泄。究其衄血的原因，则为阳气郁闭甚而伤及血络，故曰“所以然者，阳气重故也”。

临床衄血的情况较复杂，当根据病情判断。在太阳表证中，一般衄血量少，衄后表邪外解或有表证仍在者。表邪外解者，发热、头痛、恶风寒等症于衄后消失；表证仍在者，当伴有发热、头痛、恶风寒等。若衄血量大，甚或出血不止，伴身灼热、烦躁，甚则神昏谵语等症，则为热入营血，迫血妄行的表现，当积极治疗，以免延误病情。

第47条论太阳伤寒衄血自愈证。太阳病，证见脉浮紧、发热、无汗者，为太阳伤寒证，当发汗解表。因失治后，风寒之邪外束，卫阳郁闭较重，阳气被郁，不能从肌表宣散外出，内破血络而出，故见衄血。血出郁阳得以伸展，营卫气血流通畅达，风寒之邪随之而解，故曰“自衄者愈”，无须再行解表之法。此为失汗而衄血自愈之例，如柯琴曰：“汗者心之液，是血之变，见于皮毛者也。寒邪坚敛于外，腠理不能开发，阳气大扰于内，不能出玄府而为汗，故迫血妄行而假道于肺窍也。今称红汗，得其旨哉！”

表证发汗而解为多，衄血而解者较少，临证当仔细辨别。衄血表解者，血出涓滴而量少且能自止，衄后脉静身凉，病情随血出而渐减，此为佳兆。反之，若衄血而病情不减而更重，或有热入营血之征，或有血泄阳脱之变者，则属坏病，当积极救治。

第55条论伤寒衄血而表邪不解者仍当解表。“伤寒，脉浮紧”，言太阳伤寒诸证。治当用辛温解表之法以散表邪，风寒外散，营卫调和则病可愈。“不发汗，因致衄者”，此为失治。仍见发热恶风寒、无汗、头痛、脉浮紧等卫闭营郁之证。由于阳气郁闭较重，损伤血络，出现衄血。郁阳虽破络而出，然未得伸展，营卫气血不能畅达，风寒之邪束闭于表，故仍需汗解，宜用麻黄汤外散风寒，表解则诸证自除。

本条为表闭衄血不畅而仍需汗解之例。因衄血后表证仍在，太阳病邪不解，与发汗不彻而表证不解同出一理，故仍以麻黄汤，使汗出表解病愈。

上述三条，论述了太阳伤寒证衄血的三种情况和相应证治。汗血同源，邪不从汗解，可从血泄，衄血而表解者，谓之红汗。临证有不药而衄血自解者，有药后不汗而衄血而解者，但亦有衄血后表不解仍需用药者。故对于衄血的具体情况当据病状分析，断不可见衄治衄，亦不可妄议辛温。

【原文】

脈浮者，病在表，可發汗，宜麻黄湯。(51)

脈浮而數者，可發汗，宜麻黄湯。(52)

【提要】

太阳伤寒脉浮和脉浮数者，治宜麻黄汤。

【释义】

第51条“脉浮者，病在表，可发汗，宜麻黄汤”前后之间并非必然。因浮脉除主表证外，尚主热证与虚证。言“病在表”者，指风寒之邪在表。浮脉主表，宜用汗法。此以脉论证，指太阳病见发热恶风寒、头痛、身疼痛、无汗等表证者，治宜辛温解表，可用麻黄汤。

第52条承前条，讨论太阳伤寒的脉象之变，即太阳伤寒脉浮而数者，治宜麻黄汤。前文言浮脉主风寒在表，本条言脉浮而数者，亦主风寒在表。太阳伤寒典型脉象为浮而紧，是风寒袭表以寒为主的征象。但因病人体质的差异、感邪的轻重等因素的影响，其脉象表现也有区别，故未必尽见浮紧之脉。此言“脉浮而数者，可发汗，宜麻黄汤”，是述脉浮而数，证见发热恶风寒、头痛、无汗等风寒之邪束闭肌表，卫闭营郁者，可用辛温发汗之法，方宜麻黄汤。若见脉浮数、发热、汗出、头痛、口微渴、舌边尖红，苔薄黄而干等，则为风热犯表之证，断不可用麻黄汤辛温发汗。

综上，太阳伤寒表实证以脉浮紧为典型的代表性脉象。但因体质之差异、感邪之轻重不同，其脉象亦有多种变化，或见脉浮，或见浮数，法当脉证合参，以求全面，符合风寒外束，卫闭营郁者，方可用麻黄汤以辛温发汗解表。

2. 麻黄汤禁例

【原文】

咽喉乾燥者，不可發汗。(83)

淋家①，不可發汗，發汗必便血。(84)

瘡家②，雖身疼痛，不可發汗，汗出則痓③。(85)

衄家④，不可發汗，汗出必額上陷脈⑤急緊，直視不能眴⑥，不得眠。(86)

亡血家⑦，不可發汗，發汗則寒栗而振⑧。(87)

汗家⑨，重發汗，必恍惚心亂⑩，小便已陰疼⑪，與禹餘糧丸。(88)

病人有寒，復發汗，胃中冷，必吐蚘⑫。(89)

脈浮緊者，法當身疼痛，宜以汗解之。假令尺中遲⑬者，不可發汗。何以知然？以榮氣不足，血少故也。(50)

脈浮數者，法當汗出而愈。若下之，身重心悸者，不可發汗，當自汗出乃解。所以然者，尺中脈微，此裏虛，須表裏實，津液自和，便自汗出愈。(49)

【词解】

①淋家：久患淋证之人。淋，指淋证。

②疮家：久患疮疡之人。

③痓（zhì，音至）：此处“痓”为“痉”字之误。痉，指筋脉拘急，项背强直的病证。

④衄家：久患衄血之人。

⑤额上陷脉：前额两侧太阳穴凹陷处的动脉。

⑥眴（shùn，音瞬）：眼球转动。

⑦亡血家：经常失血之人。

⑧寒栗而振：怕冷而震颤，即寒战。

⑨汗家：平素多汗之人。

⑩恍惚心乱：神志恍惚，心中慌乱不安。

⑪阴疼：尿道痛涩。

⑫蚘：蛔虫。蚘，同“蛔”。

⑬尺中迟：此指尺脉迟缓无力。脉一息不足四至为迟。

【提要】

论麻黄汤的使用禁忌。

【释义】

第83条以咽喉干燥为例，论述阴津不足者禁用汗法。咽喉为三阴经脉所循，如足太阴之脉挟咽、足少阴之脉循喉咙、足厥阴之脉循喉咙之后，咽喉干燥者，为阴津不足，失于濡养所致，如外感风寒表证，禁用辛温峻汗之剂，以免汗出阴津更伤，燥热内生而变证产生。故本条所论为素体阴津亏虚而患外感风寒者，禁辛温峻汗，治当于辛温之中佐以养阴，或于发散之中辅以滋养。

第84条以淋家为例，论述下焦湿热而阴伤者禁用汗法。淋证多见下焦湿热内阻，病程日久，邪热消耗阴津，则见湿热留恋而阴津已伤。若见风寒侵袭，肌表不和者，则属内有湿热内停，阴津亏虚，外有风寒之邪，欲解表邪，忌用辛温发汗之法。若误用辛温，则阴津更亏而内热愈炽，热伤血络而血溢于外，发生便血之证。故对于久淋之人而兼感风寒者，宜内清外散，切忌独用辛温，以生他变。

第85条以疮家为例，论述气血不足者禁用汗法。疮疡初起属阳证者多，为邪热蕴毒所致。由于气血滞塞不通，故身疼痛，治宜清热解毒，活血通脉。久患疮疡之人，由于血败肉腐成脓，气血耗伤，致气血不足而有余毒未清之证。此时宜补益气血，清解余毒为治。若兼感风寒，见头身疼痛者，既有风寒外束肌表，又有气血不足而余毒未尽，故治宜益气养血解毒而外散风寒为法，切不可辛温发汗。若误用辛温取汗，则致营血更虚，筋脉失于濡养而发为拘急痉挛等症。故疮家兼感风寒，宜益气养血解表，兼以解毒为法。

第86条以衄家为例，论述阴血亏虚者禁用汗法。衄血日久，阴血渐亏，虽感受风寒外邪，亦不可妄用辛温。若误用辛温发汗解表，则阴津更伤而营血更虚，则于血虚风动，致经脉失养而额角两侧陷脉拘急弦紧，血不濡目则眼球转动不灵而直视，心神失养而心烦失眠。如此征象，皆为误汗耗伤阴血之变。故阴血不足而外感风寒者，辛温峻汗当为所忌，宜养血滋阴解表为正治。

第87条以亡血家为例，论述气血亏虚者禁用汗法。亡血家，指平素失血之人，如呕血、便血、崩漏、外伤出血之类。反复失血，阴血必亏，血亏则气亦伤。故失血日久，则气随血耗，形成气血俱虚之证。气血不足，则每易感受外邪，形成虚实兼见之证。治疗当益气养阴，兼以解表，虚实兼顾为上。若误用辛温发汗之法，汗出阳伤，则机体失于温养；汗出阴伤，则机体失于滋养，故见恶寒而战栗之变证，故曰“发汗则寒栗而振”。故亡血正虚之人，感受外邪，当扶正祛邪，切不可孟浪行事。对于汗后见寒栗而振之变，可予温养阳气，固护阴津之法，如丹波元简：“汗后寒栗而振，非余药可议，宜芍药甘草附子汤，人参四逆汤之属。”可谓要言不烦。

第88条以汗家为例，论述阳气不足者禁用汗法。平素多汗之人，多因阳气不足，卫外不固所致。汗出日久，致阴津外泄而为阴阳两虚。卫阳失于固护，营阴失于内守，则腠理疏松，每易感受外邪，如此内外相引为患，证见虚证兼表，治当扶正祛邪，以扶阳解表为正治。若误用辛温发汗，必然阳气大伤，津液更虚，阳气虚神无所主，阴津伤神无所依，故见神志恍惚，心中烦乱不宁；阴津与阳气俱不足，失于温煦与滋养，则尿后阴中涩滞疼痛。救治方法，当固涩敛阴，重镇安神，以禹余粮丸，惜本方已佚。临证以温阳敛阴，收涩固脱为大法，灵活组方以救治。

第89条论阳虚中寒者，禁用汗法。“病人有寒”，此指平素中焦虚寒之人，若感受风寒外邪，治当温中解表，可用论中桂枝人参汤或小建中汤等，切不可单用辛温峻汗之法。若误用辛温，则中阳更伤，中焦升降反常，胃气上逆而呕。若肠中有蛔虫者，可发生吐蛔之变。如张隐庵言："夫阴阳气血，皆生于胃腑水谷。病人有寒，胃气虚矣。若复发汗，更虚其中焦之气，则胃中冷，必吐蛔。"若误用辛温后致胃寒气逆而见吐逆者，当用吴茱萸汤或理中汤等温中散寒，降逆止呕为治。若见胃寒气逆而吐蛔者，《医宗金鉴》提出"宜理中丸送服乌梅丸"温中安蛔，可做参考。

第50条论述营血不足者，禁用汗法。太阳感受风寒外邪，由于风寒束闭肌表，卫闭营郁，则见脉浮紧而身疼痛等证，治宜辛温发汗以解表邪，故曰"脉浮紧者，法当身疼痛，宜以汗解之"。此仲景以脉论述太阳伤寒之证治。若脉来尺中迟缓无力，则属营血虚少，不足以填充脉道所致，此时虽有表证，不可妄议辛温峻汗之法，若强发之，则汗出变证蜂起。故自注曰："何以知然？以荣气不足，血少故也。"

本条以"脉浮紧者，法当身疼痛，宜以汗解之"论述太阳伤寒表实证的治疗原则，以尺中脉迟论述营血虚少者禁汗，前后对照，示人解表之法当依病情而用。即太阳伤寒表实者，发汗解表为正治，若正气不足又感外邪者当扶正以祛邪，体现顾护正气的思想。

第49条论述误下后里虚者，禁用汗法。此条"脉浮数者，法当汗出而愈"与第52条"脉浮而数者，可发汗，宜麻黄汤"义同。脉浮数与太阳伤寒之证并见，辛温发汗驱邪外出为正治之法。若将脉浮数断为阳明里实可下之证，则下后表邪不解，徒伤正气。下后阳气不足，无力转动，表邪不解，经气不通，则见身重；下后阳气不足，心失所养，神无所主，则心悸。此时当温阳散邪，或可收功。尺脉候下焦，尺中脉微者，少阴阳气不足，故尺脉微，故不可发汗。

本条以尺脉微论述少阴里虚者禁汗，与前文"脉浮数者，法当汗出而愈"前后对照。临证对于里虚之人而有表邪未解者，辛温发汗当慎用，而宜补虚扶正为上工，以免辛温更伤正气。若正气来复，气血充盈，营卫和谐，内外条达，则自汗而解。故曰："须表里实，津液自和，便自汗出愈。"

3. 兼证

（1）葛根汤证

【原文】

太陽病，項背強几几，無汗惡風，葛根湯主之。(31)

【提要】

太阳伤寒兼经气不利的证治。

【释义】

"太阳病，无汗恶风"，当为太阳伤寒表实证。因风寒侵袭肌表，卫阳闭遏，腠理不开，则证见无汗；卫阳失于温煦肌表，则恶风寒。因风寒外束，营阴郁滞不通，太阳经气不利，故见项背拘紧不舒。因本证为太阳伤寒表实之证，故亦有头痛、发热、脉浮紧等症。因本证主症之一为"项背强几几"，项背部拘紧不舒，活动不能自如。与第1条太阳病提纲证中"头项强痛"相较，本证项强及背，表明邪阻太阳，经气闭郁较重，病变部位较大，为风寒邪气侵袭，太阳经脉受邪，津气不能输布，经脉失养所致。故在解表散邪的基础上，加升津舒经之法取效，方用葛根汤。

本证与桂枝加葛根汤证均为太阳表邪不解而见"项背强几几"，临证可见发热、恶风寒、头痛、脉浮等。所不同者，桂枝加葛根汤证为太阳中风表虚而兼见汗出、脉浮缓等，治宜解肌祛风，升津舒经；本证为太阳伤寒表实而兼见无汗、脉浮紧等，治宜发汗解表，升津舒经。如成无已言："太阳病项背强几几，汗出恶风者，中风表虚也。项背强几几，无汗恶风者，中风表实也。表虚宜解肌，表实宜发汗，是以葛根汤发之也。"可谓要言不烦。

【病机】

风寒束表，卫闭营郁，经气不利。

【治法】

发汗解表，升津疏经。

【方药】

葛根湯方

葛根四兩　麻黄三兩（去節）　桂枝二兩（去皮）　生薑三兩（切）　甘草二兩（炙）　芍藥二兩　大棗十二枚（擘）

上七味，以水一斗，先煮麻黄、葛根，減二升，去白沫，內諸藥，煮取三升，去滓。溫服一升。覆取微似汗，余如桂枝法將息及禁忌。諸湯皆仿此。

【方义】

本方为桂枝汤加葛根、麻黄而成。方中以葛根为主药，其性微凉而味辛而甘，可解肌退热，升津液，起阴气而舒经脉，为治强背强急之主药，同时葛根入脾胃而升清阳之气而止泻利。以桂枝汤减桂、芍之量者，以解肌而和其营卫，以助太阳经气运行。加麻黄者，欲开其表而散其邪，以治无汗恶风之表实，而又不致汗出太过而伤津液。如柯琴曰："葛根味甘气凉，能起阴气而生津液，滋筋脉而舒其牵引，故以为君；麻黄生姜，能开玄府腠理之闭塞，祛风而出汗，故以为臣；寒热俱轻，故少佐桂芍同甘枣以和里，此于麻桂二方之间衡其轻重，而为调和表里之剂也。"

本方与桂枝加葛根汤相比，一为桂枝汤加葛根，意在调和营卫，解肌祛风，升津液而疏经脉。一为桂枝汤加葛根再加麻黄，意在辛温发汗，解散风寒，升津液而疏经脉，而无峻汗伤津之变。

【病案】

封姓缝匠，病恶寒，遍身无汗，循背脊之筋骨疼痛不能转侧，脉浮紧。余诊之曰：此外邪袭于皮毛，故恶寒无汗，况脉浮紧，证属麻黄，而项背强痛，因邪气已侵及背输经络，比之麻黄证更进一层，宜治以葛根汤。葛根五钱、麻黄三钱、桂枝二钱、白芍三钱、甘草二钱、生姜四片、红枣四枚。方意系借葛根之升提，达水液至皮肤，更佐麻黄之力，推运至毛孔之外。两解肌表，虽与桂枝二麻黄一汤同意，而用却不同。服后顷刻，觉背内微热，再服，背汗遂出，次及周身，安睡一宵，病遂告瘥。（曹颖甫．经方实验录［M］．上海：上海科学技术出版社，1979.）

【原文】

太陽與陽明合病①者，必自下利，葛根湯主之。(32)

【词解】

①合病：二阳或三阳经同时发病。

【提要】

太阳与阳明合病下利的证治。

【释义】

太阳与阳明合病，指太阳表证与阳明里证同时出现。故除下利外，可见发热、恶风寒、无汗、头痛、脉浮等太阳表证之脉证，其病机为风寒外袭，卫闭营郁。下利为阳明胃肠病变之表现，是太阳表邪不解，内迫阳明，大肠传导失司所致，故下利清稀，或有肠鸣腹胀等。言“自下利”者，是说本下利证由于风寒内迫阳明胃肠而发生，与误治里虚或邪热阻于胃肠不同。故本下利属于风寒表证下利，表现为粪水杂下，而无肛门灼热、下利臭秽等，更无心烦口渴、舌红脉数等热证表现。

太阳表证与下利并见，当为表里同病。因本证为风寒束表所致，故治以辛温发汗，宣散表邪，以断其根本。又葛根可升清止利，故方用葛根汤。后世喻嘉言用“逆流挽舟”法治疗下利，实导源于此。

【病案】

太阳阳明下利：朱某，男，12 岁。发热恶寒，头项强痛，汗不出，大便泄泻，苔白。此太阳阳明合病，拟葛根汤。葛根三钱，麻黄一钱，桂枝钱半，白芍钱半，炙草一钱，生姜二钱，红枣五枚。服二剂，病即告愈。[杨志一．六经下利初探．江西医药杂志，1965，5（9）：1010.]

【原文】

太陽與陽明合病，不下利，但嘔者，葛根加半夏湯主之。(33)

【提要】

太阳与阳明合病呕逆的证治。

【释义】

本条承上文，证仍以太阳伤寒表实为主，由于太阳表邪不解，内迫阳明胃腑，致胃气上逆，故见呕逆证。故太阳与阳明合病，风寒之邪内犯阳明，致阳明胃肠功能失调，有偏于胃和偏于肠的不同。第 32 条主要在肠，故见下利；本条主要在胃，故见呕逆。症虽不同，但病机则一，均为太阳表邪不解，风寒之邪内迫阳明，阳明升降反常所致。因本证以呕逆为主，故用葛根加半夏汤发汗解表，降逆止呕。

葛根汤所涉及三条原文，第 31 条为太阳病项背强几几，第 32 条为太阳与阳明合病而下利者，本条为太阳与阳明合病而呕者，病虽不同，然证则为一，均为太阳伤寒表邪不解而致的三种不同表现，体现了中医学异病同治的治疗原则。

【病机】

风寒束表，卫闭营郁，胃气上逆。

【治法】

发汗解表，降逆止呕。

【方药】

葛根加半夏湯方

葛根四兩　麻黄三兩（去節）　甘草二兩（炙）　芍藥二兩　桂枝二兩（去皮）

生薑二兩（切）　半夏半升（洗）　大棗十二枚（擘）

上八味，以水一斗，先煮葛根、麻黄，減二升，去白沫，內諸藥，煮取三升，去滓。溫服一升。覆取微似汗。

【方义】

本方为葛根汤加半夏而成。方中葛根汤解散外感之风寒以治病之根本，半夏配生姜和胃降逆止呕。如陆渊雷曰："下利者得麻桂之启发，葛根之升津，而利自止。呕者，犹恐升津之力助其势，故加半夏以镇之。"

【病案】

风寒扶食滞：陈某，男，22 岁。1961 年 6 月 22 日初诊：据述两天前暴食西瓜及酒菜，食后即睡卧乘凉，夜即泄泻水样便，直射而出，一夜间达六次，兼有呕吐。迄今二日，吐泻未止。发热 39℃，恶寒，头痛腰痛，项背强急，口渴喜饮，无汗，舌苔薄黄微燥，脉浮数。腹硬满拒按，虽有里证，当先解表。葛根 15 克，麻黄、芍药、炙甘草、生姜、法半夏各 10 克，桂枝 6 克，红枣十二枚。一剂。1961 年 6 月 23 日二诊：昨日上午服药 2 次，下午 3 时测体温 37.5℃，泄泻亦止。仅感腰疼痛，其余各症均除。舌苔薄黄，不渴，热退净。前方去半夏，剂量减半，再服一剂，愈。[张志民，周庚生．葛根汤三方用法初探．湖北中医杂志，1981（5）：25.]

（2）大青龙汤证

【原文】

太陽中風，脈浮緊，發熱惡寒，身疼痛，不汗出而煩躁者，大青龍湯主之。若脈微弱，汗出惡風者，不可服之，服之則厥逆①，筋惕肉瞤②，此為逆也。(38)

【词解】

①厥逆：手足冷。

②筋惕肉瞤（rún）：筋肉跳动。惕，惧也。瞤，肌肉抽缩跳动。

【提要】

论太阳伤寒兼郁热烦躁的证治。

【释义】

本条证见脉浮紧、发热恶寒、身疼痛、不汗出等，属太阳伤寒表实之证。其病机为风寒束表，卫闭营郁所致。言"太阳中风，脉浮紧"者，言伤寒与中风非绝对，风寒之邪不可分，往往寒随风至，风送寒来，中风甚者亦可见脉浮紧，伤寒轻者亦可见脉浮缓，如后文第 39 条。此谓错综立论，有互文见义之妙。本证虽为太阳伤寒在表，但证见烦躁，故与太阳伤寒之麻黄汤证同中有异。本证为风寒束闭肌表，阳气不能外展而内郁为热，郁热在里，故见烦躁；而麻黄汤证则为风寒束闭肌表，卫闭营郁，肺失宣降而见咳喘。"不汗出而烦躁"，言烦躁因于无汗，而无汗责之于表闭。故由于风寒束闭肌表，腠理闭塞不通，阳气不能发越于外，内郁而化热扰心所致。

本条烦躁之热因于阳气郁而不通，而郁阳因于风寒束闭肌表，病虽属风寒外束，阳热内郁，但轻重有别，标本不同。在表之风寒不解，阳气不得外展，则内热难断其根，故治之以大青龙汤以外散在表之风寒为主，兼清透在里之郁热为次。如此，外散内清，既解在表之风寒，又清透在里之郁热，使风寒外散，营卫调达，津液自和而烦躁诸证自愈，可谓“龙升雨降”而烦热自除。

麻黄汤已为辛温峻汗之剂，大青龙汤又倍用麻黄至六两，又配桂枝，则辛温开表发汗之力更强。若审证不精，不可轻投，以免发生变证。若脉微弱，则属里阳不足不能鼓动血脉，又汗出恶风者，为表阳不足，不能固护肌表，表里阳气俱不足，不可服用本方。如不慎用之，可致大汗亡阳脱阴。若四肢筋肉或心神失于温煦与濡养，则出现手足厥冷、筋肉跳动，或恶风、烦躁、失眠等种种变化，当积极救治。

【病机】

风寒外束，卫闭营郁，阳热内郁。

【治法】

发散风寒，清透郁热。

【方药】

大青龍湯方

麻黄六兩（去節） 桂枝二兩（去皮） 甘草二兩（炙） 杏仁四十枚（去皮尖） 生薑三兩（切） 大棗十枚（擘） 石膏（如雞子大，碎）

上七味，以水九升，先煮麻黄，減二升，去上沫，內諸藥，煮取三升，去滓。溫服一升，取微似汗。汗出多者，溫粉粉之。一服汗者，停後服。若復服，汗多亡陽遂虛，惡風煩躁，不得眠也。

【方义】

本方由麻黄汤倍用麻黄，减杏仁量，加生石膏、生姜、大枣而成。方中重用麻黄六两，与桂枝相配，更加生姜，则发汗开表之力峻猛以散邪外出，在论中独冠群方。因郁热内生，证见烦躁，辛温之品可助阳化热，故用生石膏之辛寒，以清透郁热而又无碍宣发之力。如此寒温并用，宣透清降结合，则外寒散而郁热消。炙甘草、大枣固护中焦，以资汗源，以防宣散伤正。杏仁减量与麻黄等相配，宣降肺气。正如喻嘉言：“天地郁蒸，得雨则和；人身烦躁，得汗则解。大青龙汤证，为太阳无汗而设，与麻黄汤证何异？因有烦躁一证并见，则非此法不解。”

大青龙汤虽峻，仍以“取微似汗”为效，若汗出多者，以温粉救治。温粉所指不详。如《备急千金要方》：“煅牡蛎、生黄芪各三钱，粳米粉一两，共研细末，和匀，以稀疏绢包，缓缓扑于肌肤。”《孝慈备览》扑身止汗法：“麸皮、糯米粉二合，牡蛎、龙骨二两，共研极细末，以疏绢包裹，周身扑之，其汗自止。”以上可供参考。

【病案】

伤寒失表案：赵某，42岁。伤寒失表，真伤寒证，迁延日久，寒化为热，津液受伤。头痛项强，大热无汗，口渴引饮，小便短赤，大便旬日不通，异常烦躁，两关脉洪数鼓指，舌苔边白中黄。似此表证未除，里证又急，即仲景用大青龙汤之候也，仿长沙圣方两解之。处方：净麻黄八分（先煎，去沫），光杏仁三钱（去皮尖），桂枝尖一钱，生石膏一两（研细），生甘草钱半，杭白芍二钱，鲜生姜三小片，大红枣五枚。连进二剂，得汗热减，病势已有转机，唯口渴烦躁未除。又仿仲景竹叶石膏汤加减继进。处方：淡竹叶三钱，生石膏六钱（研细），潞党参三钱，杭寸冬三钱，生甘草钱半，白粳米一两（以夏布包，同煎），杭白芍二钱，广陈皮八分，鲜生姜三片。又叠进三剂，各症逐渐就痊。（何廉臣．重印全国名医验案类编［M］．上海：上海科学技术出版社，1959.）

【原文】

傷寒，脈浮緩，身不疼，但重，乍有輕時[①]，無少陰證者，大青龍湯發之[②]。（39）

【词解】

①乍有轻时：指身重忽而减轻。

②发之：发散解表。

【提要】

补述太阳伤寒兼郁热的证治。

【释义】

本条冠以“伤寒”，结于“大青龙汤发之”，言本证当属太阳伤寒表实兼郁热之证。证可见发热恶风寒、无汗、烦躁等。其病机与前条相同，即风寒外束，卫闭营郁，阳热内郁。条文言“伤寒，脉浮缓”者，意在言太阳伤寒证亦可见浮缓之脉。与前文第38条语意交互，示人辨证论治的灵活性与原则性的统一。因风寒之邪不可分，太阳伤寒与太阳中风宜从汗之有无来辨证，不必拘于脉之浮紧，临证选方用药亦不必拘于病名。另外，由于个体体质的差异，感邪的轻重不同，脉象的变化亦不尽一致，每随各种具体因素而有变化，不可不知。

由于太阳经气郁滞，故太阳伤寒中身疼痛为常见之证。但因感邪有轻重，经气郁滞程度亦有差异。今身不疼但重，脉不紧而缓，无少阴里寒之下利清谷、畏寒肢厥、脉微细等阳衰见症，则本证非少阴阳衰之候，而是太阳伤寒受邪较轻，太阳经气郁滞不重，经气有暂通之时，故身重乍有轻时。仍宜大青龙汤发汗解表，清透郁热为治。

“无少阴证者”，说明烦躁、身重等需与少阴病相鉴别。少阴病身重，是阳气虚衰，无力转动所致，特点为身重无休止时，且伴畏寒肢厥、下利清谷、脉微等少阴里寒见证。本条身重，属风寒束闭肌表，汗不能出，外邪郁滞太阳经脉，其身重乍有轻时，并伴有发热恶风寒、头痛、无汗等太阳伤寒之证。烦躁是大青龙汤证的辨证要点之一，与发热恶风寒、头身疼痛、无汗等并见；若烦躁伴无热恶寒、脉微肢厥下利等，则属少阴阳衰证候，切不可以汗解之。

（3）小青龙汤证

【原文】

傷寒表不解，心下有水氣，乾嘔，發熱而欬，或渴，或利，或噎[①]，或小便不利，少腹[②]滿，或喘者，小青龍湯主之。（40）

【词解】

①噎（yē）：咽喉部有气逆阻塞感。

②少腹：指小腹或下腹部。少，通“小”。

【提要】

太阳伤寒兼水饮内停的证治。

【释义】

“伤寒表不解”，指发热恶风寒、头身痛、无汗、脉浮等表证仍在，说明风寒束表，卫闭营郁的病机未变。“心下有水气”者，言除风寒外束外，心下胃脘部尚有水饮停蓄。由于风寒外束，水停心下，卫阳外出与邪相争，故见发热；风寒外束，肺失宣肃，水寒之气射肺，则咳喘；水停中焦心下胃脘，胃失和降，则干呕。以上为本证之主症，病机为风寒外束，卫闭营郁而水饮内停。故证属表寒内饮证，宜辛温解表，温化水饮，方用小青龙汤。

条文的特点，先述病机，即“伤寒表不解，心下有水气”，指出本病病位与病性；后述主症，即“干呕，发热而咳”；再述或然之证，后出治法及方药及加减法，反映了临床当根据具体病情辨证论治、随症加减用药的思路与方法。因水饮之邪，变动不居，每随气机之升降而为病，故其证候表现较为复杂，干呕、发热而咳、喘、小便不利等，皆以例示人以明饮邪为患，复杂多变，所犯之处，皆可为病。故汪訒庵言：“内有水饮，则水寒相抟，水留胃中，故干呕而噎；水寒射肺，故咳而喘；水停则气不化，津不生，故渴；水渍汤间，故下利；水蓄下焦，故小便不利而小腹满……水气内渍，所传不一，故有或为之证。”

本证与大青龙汤证均为太阳伤寒兼证，均为风寒束表，卫闭营郁所致，临证均可见发恶风寒、头痛、无汗、脉浮等表证。所不同者，大青龙汤证有阳热内郁，故证见烦躁，治以外散风寒，清透郁热，而小青龙汤证为水饮内停，证见咳喘，治以外散风寒，温化水饮。另外，本证与桂枝加厚朴杏子汤证、麻黄汤证均可见咳喘，均有风寒外束，肺失宣降之病机。所不同者，桂枝加厚朴杏子汤证为卫失固密，营阴外泄而见汗出等证，治以调和营卫，降气定喘；麻黄汤证为风寒外束，卫闭营郁而见身疼痛等证太阳经气郁滞之证，或然证不多见，治以发汗解表，宣肺平喘；本证除风寒外束外，有水饮内停之候，或然证多，治以发汗解表，温化水饮。

【病机】

风寒束表，卫闭营郁，水饮内停。

【治法】

以汗解表，温化水饮。

【方药】

小青龍湯方

麻黄（去節） 芍藥、細辛、乾薑、甘草（炙）、桂枝各三兩（去皮） 五味子半升 半夏半升（洗）

上八味，以水一鬥，先煮麻黄，減二升，去上沫，内諸藥，煮取三升，去滓。溫服一升。若渴，去半夏，加栝樓根三兩；若微利，去麻黄，加蕘花，如一雞子，熬[①]令赤色；若噎者，去麻黄，加附子一枚，炮；若小便不利，少腹滿者，去麻黄，加茯苓四兩；若喘，去麻黄，加杏仁半升，去皮尖。且蕘花不治利，麻黄主喘，今此語反之，疑非仲景意。

臣億等謹按：小青龍湯，大要治水。又按《本草》：蕘花下十二水。若水去，利則止也。又按《千金》：形腫者應内麻黄，乃内杏仁者，以麻黄發其陽故也。以此證之，豈非仲景意也。

【词解】

①熬：文火慢炒。说文："熬，干煎也。"

【方义】

方中麻黄发汗平喘利水，桂枝通阳化气宣散表邪，与麻黄相配，发散风寒之邪。芍药敛阴和营，与桂枝相配，调和营卫。干姜、炙甘草辛甘温中阳以化饮。细辛辛温，可外散风寒，又内化水饮。半夏温化寒饮，降逆止呕。五味子敛肺止咳，配芍药制约麻黄、桂枝、细辛等发散太过。炙甘草坐镇中州，和中益气，与芍药、五味子相配酸甘化阴；与麻黄、桂枝、细辛、干姜等相配辛甘助阳。诸药相配，开阖有度，升降得法，散敛结合，功在辛温解表以散外感之风寒；辛散温化酸收而除内停之水饮，主治外寒内饮之证。诚如方有执言："夫风寒之表不解，桂枝、麻黄、甘草所以解之。水寒相抟，干姜、半夏、细辛所以散之。然水寒欲散而肺欲收，芍药、五味子者，酸以收肺气之逆也。"

渴者，去半夏之温燥，加瓜蒌根清热生津，《神农本草经》谓本品"主消渴"，故加之；下利者，属阳气不足、水邪下注大肠，故去麻黄以防汗出伤阳，加荛花以利水气，《别录》谓本品"辛散结，苦泻热，行水捷药"；噎者，阳气不足，水阻气道不利，故去麻黄，加炮附子温阳化水；小便不利，少腹满者，三焦水道不利，水蓄下焦，去麻黄之辛散，加茯苓淡渗利水；喘者，肺失清降，去麻黄之发散，加杏仁降气平喘。

【病案】

风寒挟痰饮案：季姓，妇，年约三旬。乙巳二月，外感风寒，内蓄痰饮，抟结于中，不得下降，致成斯疾。咳喘，倚息不得卧，恶寒发热，头疼身痛，胸闷不舒，心痛彻背。脉沉而滑，舌苔白腻。此风寒痰饮，内外抟结，肺气不得下降而成肺胀也。用小青龙汤以驱风寒，合瓜蒌薤白汤以蠲痰饮。处方：麻黄四分，桂枝四分，淡干姜五分，北细辛四分，生白芍钱半，五味子五分，甘草五分，瓜蒌仁三钱（杵），干薤白三钱（白酒洗，捣），姜半夏三钱。服后得汗，而寒热喘息俱平，唯身痛咳嗽未已。易方以桂枝汤和营卫，加干姜、五味子各五分，细辛三分以治咳。一剂效，二剂更瘥。（何廉臣．重印全国名医验案类编［M］．上海：上海科学技术出版社，1959.）

【原文】

傷寒，心下有水氣，欬而微喘，發熱不渴。服湯已渴者，此寒去欲解也。小青龍湯主之。(41)

【提要】

补述太阳伤寒兼水饮内停的证治及服药后的转归。

【释义】

"小青龙汤主之"当接在"发热不渴"之后，属倒装文法。"伤寒，心下有水气"指本病的机理，即外有风寒，内有水饮。因风寒外束，邪正交争，则见发热；肺失宣降，则见咳喘。本条与第40条前后相应，一曰干呕发热而咳，一曰咳而微喘，揭示外寒内饮所致病证以咳喘为主。因证属风寒外束而水饮内停，故宜小青龙汤外散风寒，内化水饮为治。

因外束风寒，水停心下，寒饮相结，水气浸渍，一般不渴。服用小青龙汤后渴者，是邪去病愈之佳兆。因温解之后，饮邪渐化，而上焦津液一时不能敷布于口，故见微渴。故曰“服汤已渴者，此寒去欲解也”。此渴饮水不多，非邪入阳明化热，大烦渴引饮相比，随着邪去正复，气机通畅，水津四布，则口渴自除。切不可妄投甘寒生津之品或引用大量水液以解，以免水饮复聚而生他变。

三、表郁轻证

1. 桂枝麻黄各半汤证

【原文】

太陽病，得之八九日，如瘧狀[①]，發熱惡寒，熱多寒少，其人不嘔，清便欲自可[②]，一日二三度發。脈微緩[③]者，為欲愈也；脈微而惡寒者，此陰陽俱虛[④]，不可更發汗，更下，更吐也；面色反有熱色[⑤]者，未欲解也，以其不能得小汗出，身必癢，宜桂枝麻黃各半湯。(23)

【词解】

①如疟状：指发热恶寒呈阵发性，但发无定时。

②清便欲自可：指大小便尚正常。清，同“圊”，厕所。此作动词，即排便。

③脉微缓：指脉象趋于和缓。微，副词。

④阴阳俱虚：表里俱虚。阴阳，此指表里。

⑤热色：红色。

【提要】

太阳病日久不解的三种转归和表郁轻证的证治。

【释义】

太阳病多以七日为愈期，得之八九日而不解者，邪仍在表而未传入里。因日久邪衰，邪郁肌腠，不得外解，正气亦不足以驱邪外出，故正邪交争较轻。正邪交争过程中，太阳经气抗邪之力较胜，正气欲驱邪外出，故发热恶寒呈阵发性，且发热时间长于恶寒，如疟病之发作。但本证发热恶寒并见，一日二三次发，与疟病之寒热定时而发不同。由于邪在表，未入少阳，故“其人不呕”；因邪未入阳明，二便尚属正常，故“清便欲自可”。以上说明本证邪仍在太阳而未发生他变。

对于太阳病日久不解，可出现三种不同转归。一为“脉微缓者，为欲愈也”。是言脉象由浮紧趋于和缓，反映了表邪渐退而正气来复之象，故病证欲愈。二为“脉微而恶寒者，此阴阳俱虚，不可更发汗、更下、更吐也”。是言脉象由浮紧变为微弱，恶寒加重，为阳虚里衰，无力鼓动血脉，故脉微。卫阳不能温煦肌表，故恶寒。此表里阳气俱虚，故禁用发汗、攻下、涌吐等攻邪之法，以免戕伤正气。三为“面色反有热色……宜桂枝麻黄各半汤”。言病人面色发红，身无汗而痒，则由当汗出而不汗出或汗出不彻，表邪不解，郁于肌表，不得宣泄而形成表郁轻证。因本证为表邪稽留肌表不得外泄，卫阳郁遏不伸，邪正交争，汗欲出而不得所致，故以桂枝麻黄各半汤小发其汗则愈。

【病机】

风寒外束，表郁日久，邪轻证轻。

【治法】

辛温解表，小发其汗。

【方药】

桂枝麻黄各半湯方

桂枝一兩十六銖（去皮）　芍藥、生薑（切）、甘草（炙）、麻黄各一兩（去節）　大棗四枚（擘）　杏仁二十四枚（湯浸，去皮尖及兩仁者）

上七味，以水五升，先煮麻黄一二沸，去上沫，内諸藥，煮取一升八合，去滓。溫服六合。本云桂枝湯三合、麻黄湯三合，並為六合，頓服。將息如上法。

臣億等謹按：桂枝湯方，桂枝、芍藥、生薑各三兩，甘草二兩，大棗十二枚。麻黄湯方，麻黄三兩，桂枝二兩，甘草一兩，杏仁七十個。今以演算法約之，二湯各取三分之一，即得桂枝一兩十六銖，芍藥、生薑、甘草各一兩，大棗四枚，杏仁二十三個零三分枚之一，收之得二十四個，合方。詳此方乃三分之一，非各半也，宜云合半湯。

【方义】

桂枝麻黄各半汤方为桂枝汤与麻黄汤剂量的三分之一，合而同煎。或将两方煎液各三合合并。两方为小剂组合，属辛温解表发汗之轻剂，旨在以麻黄汤开腠理，发汗解表以不伤正，以桂枝汤调和营卫以资汗源而不留邪。故本方既能小发汗以驱邪外出，又无过汗耗伤正气之弊，剂量虽小，但刚柔相济以收全功。

【病案】

（1）顾左，住方斜路。十月二十一寒热交作，一日十数度发，此非疟疾，乃太阳病，宜桂枝麻黄各半汤。桂枝三钱，甘草钱半，杏仁五钱，麻黄钱半，白芍钱半，生姜二片，大枣四枚。（曹颖甫．经方实验录［M］．上海：上海科学技术出版社，1979.）

（2）伤寒案：周某，41 岁。初春积雪未消，晨起窗外闲步，偶感风寒，即伤太阳经。发热头痛，遍体酸疼，项强恶寒，蒙被数层，战栗无汗，病势甚暴。左寸脉浮紧而数，右关尺两脉亦紧数。脉症合参，知系风寒两伤太阳之经症也。仿仲景麻桂各半汤主之。处方：净麻黄八分（先煎，去沫），桂枝尖一钱，光杏仁二钱（去皮尖），杭白芍二钱，生甘草一钱，鲜姜三片，大红枣四枚。服此药时，令服热稀粥一碗以助药力。始进一剂，得汗热减，各症均已小愈，口干思饮，大便不通，寒已化热，改以仲景人参白虎汤加味以逐余邪。处方：潞党参三钱，生石膏五钱（研细），肥知母二钱，生甘草钱半，白粳米一两（夏布包），外加杭白芍二钱，广陈皮一钱，苏薄荷六分。此方又接进二剂，七日内各症痊愈。（何廉臣．重印全国名医验案类编［M］．上海：上海科学技术出版社，1959.）

2. 桂枝二麻黄一汤证

【原文】

服桂枝湯，大汗出，脈洪大者，與桂枝湯如前法。若形似瘧，一日再發①者，汗出必解，宜桂枝二麻黄一湯。（25）

【词解】

①一日再发：一天发作两次。

【提要】

服桂枝汤后两种不同转归与证治。

【释义】

太阳病服桂枝汤后，当“微似有汗者益佳，不可令如水流漓”，则营卫调和，微汗邪祛病愈。若大汗出，则病不解，或邪去正已伤。本条列举了服桂枝汤后致大汗出的两种不同转归与治疗。

一为“服桂枝汤，大汗出，脉洪大者，与桂枝汤如前法”，此为汗出太过，表邪未解。大汗出时，腠理开泄，营阴失于内守，邪不得尽散故病不解；脉洪大者，因卫阳受桂枝汤之助而浮盛于外，脉应之洪大。因本证未见舌干燥、口渴引饮等里热证候，故非阳明燥热亢盛所致。虽有脉洪大，邪气仍在表，故仍从太阳表解为治，再用桂枝汤治疗，调理之法如前文第 12 条桂枝汤方后注，即为“与桂枝汤如前法”。另一情况是服桂枝汤后，证见“形似疟，一日再发者，汗出必解，宜桂枝二麻黄一汤。”即服桂枝汤后，见发热恶寒呈阵发性，发作次数较少，一日再发，为汗后邪气未得尽解而复聚，留于肌腠之间，不得外泄所致。其病机与第 23 条“如疟状，发热恶寒，热多寒少，一日二三度发”相同。但病情和邪郁的程度更轻，正邪交争更少，故发热恶寒发作的次数更少，属太阳邪郁肌表之轻微之证。故治当微发其汗以驱邪外出，方以桂枝二麻黄一汤辛温微发其汗，则邪去正安而病愈。

【病机】

汗后复闭，邪郁肌腠，邪微证微。

【治法】

辛温轻剂，微发其汗。

【方药】

桂枝二麻黄一湯方

桂枝一兩十七銖（去皮）　芍藥一兩六銖　麻黃十六銖（去節）　生薑一兩六銖（切）　杏仁十六個（去皮尖）　甘草一兩二銖（炙）　大棗五枚（擘）

上七味，以水五升，先煮麻黃一二沸，去上沫，內諸藥，煮取二升，去滓。溫服一升，日再服。本云桂枝湯二分，麻黃湯一分，合為二升，分再服。今合為一方，將息如前法。

臣億等謹按：桂枝湯方，桂枝、芍藥、生薑各三兩，甘草二兩，大棗十二枚。麻黃湯方，麻黃三兩，桂枝二兩，甘草一兩，杏仁七十個。今以演算法約之，桂枝湯取十二分之五，即得桂枝、芍藥、生薑各一兩六銖，甘草二十銖，大棗五枚。麻黃湯取九分之二，即得麻黃十六銖，桂枝十銖三分銖之二，收之得十一銖，甘草五銖三分之一，收之得六銖，杏仁十五個九分枚之四，收之得十六個。二湯所取相合，即共得桂枝一兩十七銖，麻黃十六銖，生薑、芍藥各一兩六銖，甘草一兩二銖，大棗五枚，杏仁十六個，合方。

【方义】

桂枝二麻黄一汤为桂枝汤的十二分之五与麻黄汤的九分之二合并组成，二者的比例约为 2∶1，或桂枝汤煎，取用三分之二；麻黄汤煎，取用三分之一，合用。本方与桂枝麻黄各半汤药味相同，但药量更轻，辛温开表之力更弱，即可解肌以祛风，又可微汗以开表，是为辛温微汗之剂，寓调卫与微汗之中，寄开表与和营之中。

【病案】

王右，六月二十二日寒热往来，一日两度发，仲景所谓宜桂枝二麻黄一汤之证也。前医用小柴胡，原自不谬，但差一间耳！川桂枝五钱，白芍四钱，生草三钱，生麻黄二钱，光杏仁五钱，生姜三片，红枣五枚。病者服此，盖被自卧，须臾发热，遍身漐漐汗出，其病愈矣。又服药时，最好在寒热发作前约一二小时许，其效为著。（曹颖甫．经方实验录［M］．上海：上海科学技术出版社，1979.）

3. 桂枝二越婢一汤证

【原文】

太陽病，發熱惡寒，熱多寒少。脈微弱者，此無陽①也，不可發汗，宜桂枝二越婢一湯。(27)

【词解】

①无阳：阳气虚弱。

【提要】

论太阳表郁兼郁热轻证的证治和禁忌。

【释义】

“宜桂枝二越婢一汤”应接于“热多寒少”之后，属倒装文法。太阳病邪在表，当见发热恶寒、脉浮、头痛等邪在表的证候。条文曰“热多寒少”而不言他证，依方药分析，当是太阳表邪未解，为风寒所束而不得汗出，表邪不得外解，使阳气内郁而有化热之势，故有口微渴、心烦等郁热见证，为郁热较多而外寒较少。故用桂枝二越婢一汤微发其汗，兼清郁热。

本证与大青龙汤证均为风寒外束而阳热内郁所致，均可见发热恶风寒、头痛、脉浮等表证，治法均为外散风寒，清透郁热。所不同者，本证为太阳病日久邪微，闭郁于表，阳气内郁而化热；大青龙汤为风寒外束，亦为阳气内郁而化热，二者病机类似，但轻重程度不同。大青龙汤风寒束闭较重而阳气郁闭亦较重，治以发汗解表，清透郁热，用药量较大；本证邪郁较轻，郁热亦较轻，治以微发其汗，兼清郁热，用药量较轻。若发热恶寒诸症伴见脉微弱，为内脏阳气虚弱，则不可单用辛温发汗之法，以免发生变证。

【病机】

邪郁肌表，外寒内热。

【治法】

微发其汗，兼清透郁热。

【方药】

桂枝二越婢一湯方

桂枝（去皮）　芍藥、麻黃、甘草各十八銖（炙）　大棗四枚（擘）　生薑一兩二銖（切）　石膏二十四銖（碎，綿裹）

上七味，以水五升，煮麻黃一二沸，去上沫，內諸藥，煮取二升，去滓。溫服一升。

本云當裁為越婢湯、桂枝湯合之，飲一升。今合為一方，桂枝湯二分，越婢湯一分。

臣億等謹按：桂枝湯方，桂枝、芍藥、生薑各三兩，甘草二兩，大棗十二枚。越婢湯方，麻黄二兩，生薑三兩，甘草二兩，石膏半斤，大棗十五枚。今以演算法約之，桂枝湯取四分之一，即得桂枝、芍藥、生薑各十八銖，甘草十二銖，大棗三枚。越婢湯取八分之一，即得麻黄十八銖，生薑九銖，甘草六銖，石膏二十四銖，大棗一枚八分之七，棄之。二湯所取相合，即共得桂枝、芍藥、甘草、麻黄各十八銖，生薑一兩三銖，石膏二十四銖，大棗四枚。合方。舊云桂枝三，今取四分之一，即當云桂枝二也。越婢湯方見仲景雜方中，《外台秘要》一云起脾湯。

【方义】

本方为桂枝汤与越婢汤合方。取桂枝汤原方剂量的四分之一量和越婢汤原方剂量的八分之一量，两方之比为2∶1。小量桂枝汤外散在表之邪而调营和卫，微量越婢汤发越郁阳，透热外出。二方相合，量小而力轻，小制其剂而为解表透热之轻剂。

【病案】

类疟案：刘某，女，10岁。深秋感受寒凉之气，发热恶寒，每日发作好几次，拖延数月未愈。脉浮无力，舌质红，苔薄白。饮食及大小便基本正常。此种情况属于风寒郁表，日久不解，寒将化热的轻证。治用桂枝二越婢一汤。麻黄3克，桂枝5克，白芍5克，生姜3克，大枣4枚，生石膏6克，炙甘草3克，玉竹3克。共服二剂，得微汗出而解。（刘渡舟．经方临证指南［M］．天津：天津科学技术出版社，1993.）

第三节　太阳病变证

一、辨治纲要

（一）变证治则

【原文】

太陽病三日，已發汗，若吐，若下，若溫針①，仍不解者，此爲壞病②，桂枝不中③與之也。觀其脈證，知犯何逆，隨證治之。（16上）

【词解】

①温针：针灸的一种方法。操作时，先将针刺入穴位，再将艾绒缠于针柄上点燃，以使热气达于穴位。

②坏病：即变证。因误治而致疾病发生变化，以病情恶化而得名。

③不中：不可以。地方方言。

【提要】

论坏病的原因及治疗原则。

【释义】

太阳病自应发汗治之。若汗不如法，病不能解，此时应找未效的原因。表证未罢时，应继续使用汗法。若转而妄用吐下，或误用火法，致使正气损伤，邪气入里，病情恶化，证情变得错综复杂，此即称为“坏病”。此时桂枝证已不复存在，病情已经发生根本性变化，故不可再用桂枝汤，而应根据患者变化后的具体临床表现，采取适当的治法。

本条提示坏病的主要特征有：一是原始证情已发生改变，不复存在；二是不属于六经传经之变，不能用六经证候概括之；三是病情复杂，变化多端。

所谓“观其脉证”，是指因坏病致证情错综复杂，所变何证难以预测，必须四诊合参，脉症并举，详细全面搜集病情资料，以便为准确判断疾病的病机提供依据。“知犯何逆”，是在“观其脉证”的基础上，由表入里、由此及彼、去粗存精、去伪存真、辨析研究，找出疾病的症结所在。“随证治之”，是根据正确的诊断，运用理法方药知识，方随证转，给予相应的治疗。上述十二个字，体现了《伤寒论》的主要精神，奠定了中医临床诊治疾病的基础，本治疗原则不仅为坏病而设，对于一切疾病的辨治均有重要的指导意义。

（二）辨寒热真假

【原文】

病人身大熱，反欲得衣者，熱在皮膚①，寒在骨髓②也；身大寒，反不欲近衣者，寒在皮膚，熱在骨髓也。(11)

【词解】

①皮肤：言其浅表，指在外。

②骨髓：代表深层，指在里。

【提要】

论述从病人的喜恶来辨别寒热的真假。

【释义】

发热、恶寒是临床常见症状，既可见于表证，又可见于里证。此时，辨别属表属里，抑或寒热真假，探求疾病本质，则是遣方用药的重要前提。原文中皮肤是指表浅外在的现象，骨髓是指内在深层的本质。所谓身大热、身大寒，是患者的体表情况，属于真寒真热的固然很多，但见于假热假寒的也不为少。鉴别要点在于患者的喜恶之情。患者身大热，通常情况下必然恶热去衣，若反而怕冷而欲穿衣厚覆，此乃阴寒之邪凝聚于内，虚阳浮越于外所致，其身大热为热在皮肤，实为寒在骨髓，属于假热真寒。患者身大寒，一般当是怕冷穿衣，若反而不欲衣被者，是邪热郁遏于里，阳气不能透达于外所致，其身大寒为寒在皮肤，实为内有真热，属于假寒真热。前者为寒极似火的真寒假热证，后者为热极似水的真热假寒证。临证切不可见发热即断为热证，见恶寒即断为寒证，被表象所迷惑。

单纯的寒证与热证，临床易分。真假寒热，疑似之间，人所难辨。本条所论之大热大寒，为标为假，是疾病的表象；患者的“欲”与“不欲”，才反映了疾病的内在本质，是鉴别寒热真假的方法之一。除此之外，还应当四诊合参，综合分析，仔细审辨，如面色神情、口渴与否、二便情况、舌脉征象等，方不至于误诊。

【原文】

太陽病，當惡寒發熱，今自汗出，反不惡寒發熱，關上脈細數者，以醫吐之過①

也。一二日吐之者，腹中饑，口不能食；三四日吐之者，不喜糜粥，欲食冷食，朝食暮吐。以醫吐之所致也，此爲小逆[②]。(120)

【词解】

①过：错误，过失。此指误治的过失。

②小逆：误治所致不太严重的变证。逆，错误，此指变证。

【提要】

太阳病误吐损伤中焦，致胃气虚冷真寒假热的辨证。

【释义】

太阳病表证，当有恶寒发热，若是太阳中风表虚证，还可见到汗出。而今患者自汗出，却无恶寒发热，并见关脉细数，是表邪已解，里气不和，病情发生了质的变化。究其原因，是误用吐法损伤脾胃所致。盖吐法有宣散发越之义，借吐得汗，发热恶寒可解。然误吐损伤脾胃，虚阳躁动，关脉候中焦，故见关上脉细数之象。发病一二日，病证轻浅，此时误吐，胃气损伤较轻，可出现腹中饥饿但不能多食或不想食的症状。发病三四日，感邪较重，病位较深，误吐之后，脾胃大伤，胃中虚冷，虚阳浮动，故见欲食冷食。然而虚阳毕竟不能杀谷，所以不喜糜粥，朝食暮吐。此与 122 条“数为客热，不能消谷，以胃中虚冷，故吐也”病机相同。都是因误吐所致的变证，但尚不十分严重，故称为“小逆”。

本条“关上脉细数，欲食冷食”，似属胃中有热，但胃中有热是食入即吐，本证之吐乃朝食暮吐；胃热能食是热能消谷，本证之食虽有欲冷食之假象，但腹中饥而口不能食，食谷不消；热证之脉必数而有力，本证之脉定细数无力。不难看出，本证乃误吐致脾胃损伤，胃中虚冷，虚阳躁动所致，关上脉细数、欲食冷食等实为真寒假热之象。临证不可不详辨。

【原文】

病人脈數，數爲熱，當消谷引食[①]，而反吐者，此以發汗，令陽氣微，膈氣[②]虚，脈乃數也。數爲客熱[③]，不能消谷，以胃中虚冷，故吐也。(122)

【词解】

①消谷引食：易饥多食。消谷，消化谷物；引食，要求进食。

②膈气：膈间阳气。

③客热：邪热，此指假热。

【提要】

论述发汗致胃寒吐逆，阳虚假热的辨证。

【释义】

脉数多见于热证，当消谷善饥。然病人不但不欲饮食，反见呕吐之象，故曰“反吐”，由此断定此非热证。既非热证，何以见数脉？此乃因发汗不当，损伤阳气，致膈间阳气虚弱，虚阳躁动所致。因汗出伤阳，致胃阳衰微，中焦失于和降，故见呕吐之症。

本条胃寒吐逆而见数脉，病为胃中虚冷，虚阳躁动，属于真寒假热，故曰“数为客热”。其脉必数而无力，并伴不欲饮食，或食而不多，呕吐物澄澈清冷，口不渴，舌淡苔白等症。此与脉数有力，多食善饥，呕吐酸臭，或食入即吐，口渴苔黄的实热证不同。

（三）辨虚证实证

【原文】

發汗後，惡寒者，虚故也。不惡寒，但熱者，實也，當和胃氣，與調胃承氣湯。(70)

【提要】

辨汗后虚实不同的两种转归。

【释义】

太阳表证自当发汗，但汗不得法，每可伤阳耗阴，因患者体质的差异，可出现不同的证情变化。若素体阳虚之人，发汗太过，损伤阳气，温煦不及，则出现恶寒喜暖的阳虚证。若素体阳盛，发汗过多，外邪由表入里，伤津化燥，则出现“不恶寒，但热”的阳明实证。阳明实证之治，当以调胃承气汤以和胃泄热。

《伤寒论》太阳病汗后有三种转归，一是体质较强，汗后病解而愈；二是素体虚弱，汗不得法，伤阳耗阴，出现阳虚和阴虚之证；三是素体阳盛，汗不如法，外邪入里，或化燥成实而为阳明之证，或化热而成少阳之证。具体治疗，条文只是举例，临床当据证情灵活施治。

（四）辨汗下先后

【原文】

本發汗，而復①下之，此爲逆也；若先發汗，治不爲逆。本先下之，而反汗之，爲逆；若先下之，治不爲逆。(90)

【词解】

①复：反也。

【提要】

辨汗下先后的运用原则。若先后反用，则属误治。

【释义】

单纯的表证，使用发汗解表的方法即可。如果外感表证兼有里证，当分辨病证的表里、轻重、缓急而施治。若表里同病，里证不急，当循先表后里的原则，即“若先发汗，治不为逆”。若反其道而行之，先用下法，则为逆治。若里证较重，当先治里，用先里后表的原则，即“若先下之，治不为逆”。否则，也为误治，当然容易发生变证。

本条提示，表里同病，证有轻重，势有缓急，汗下之法，当分先后。既要遵循先表后里的原则，又要懂得急则先治的变通，知常达变，方不失中医治病之活法。

【原文】

傷寒，醫下之，續得下利清谷①不止，身疼痛者，急當救裏；後身疼痛，清便自調②者，急當救表。救裏宜四逆湯，救表宜桂枝湯。(91)

【词解】

①下利清谷：指泻下不消化的食物。清，通圊，厕所。名词动用。

②清便自调：指大便恢复正常。

【提要】

辨伤寒误下后，表里先后缓急的证治。

【释义】

伤寒表证，当用辛温解表法治之。医生却误用攻下，患者出现下利清谷不止，为误下伤及下焦肾阳，成阳气衰微，阴寒内盛之危证。此时虽仍有身体疼痛等表证未除见证，但虚寒里证急重，“急当治标”，应以救里为先，宜用四逆汤以回阳救逆。服药后大便转为正常，则里阳恢复，若身体疼痛等表证仍在，为里和表未解，当以桂枝汤以解表。

先病为本，后病为标。本条表证为本，里证为标，但里证危急，故先治里，充分体现了“急则治其本，缓则治其标”的治疗大法。

【原文】

病發熱頭痛，脈反沈，若不差，身體疼痛，當救其裹，宜四逆湯。(92)

【提要】

脉证结合辨表里同病，治用先里后表的原则。

【释义】

病发热头痛，为太阳表证，当见脉浮。今脉象不浮而沉，沉为在里，是表证而见里脉，脉证不符故曰“反”。从条文“当救其里，宜四逆汤”知，此处脉沉当沉而无力，证属少阴阳虚。结合第 301 条“少阴病，始得之，反发热，脉沉者，麻黄细辛附子汤主之”，可以测知本证为太阳与少阴两感证，为表里同病，当用麻黄细辛附子汤两解之法。若不差，则是里虚重而急，虽有身体疼痛的表证，也不可发汗解表，以免汗出亡阳，当以救里为先，以四逆汤温里回阳，固其根本。

此条与第 91 条同为表里同病，但第 91 条详其证，下利清谷不止；本条辨其脉，脉沉细无力。第 91 条因误下而致，本条乃自病而成。其因不同，其证则一，总属表里同病，阳虚寒盛，里证急重。故治皆当先救其里。提示临证应互参互看，脉证结合，仔细辨别。

【原文】

傷寒不大便六七日，頭痛有熱者，與承氣湯。其小短清者，知不在裹，仍在表也，當須發汗。若頭痛者，必衄，宜桂枝湯。(56)

【提要】

根据小便清否辨疾病表里的证治。

【释义】

伤寒不大便六七日，头痛，发热，既可见于太阳表寒，也可见于阳明里热，辨别要点在于其小便的清否。若患者小便黄赤短少，自是阳明实热证的依据。阳明燥实，腑气不通，故以不大便为主症；浊热上冲，故头痛有热，治当以承气汤类通腑泄热。反之，若小便清白，则是邪气在表，内无里热。因表气郁闭，肺失宣肃，大肠传导失常，故亦可见不大便之症。其头痛发热，为邪郁太阳，正邪交争的表现，治以桂枝汤解肌祛风，发散表邪，表解而里自和。

“若头痛者，必衄”句，属倒装文法，当在服桂枝汤之后。邪郁于表，热郁日久，不能一汗而解，郁遏之阳在辛温之剂鼓动之下发散于外，则可损伤阳络，而致衄血。此与服麻黄汤后见衄血而解的机理大致相同。

二、分类证治

(一)热证

1. 栀子豉汤类证

(1) 栀子豉汤、栀子甘草豉汤、栀子生姜豉汤证

【原文】

發汗後，水藥不得入口爲逆，若更發汗，必吐下不止。發汗吐下後，虛煩①不得眠，若劇者，必反復顛倒，心中懊憹②，梔子豉湯主之；若少氣③者，梔子甘草豉湯主之；若嘔者，梔子生姜豉湯主之。(76)

發汗，若下之，而煩熱④，胸中窒⑤者，梔子豉湯主之。(77)

傷寒五六日，大下之後，身熱不去，心中結痛⑥者，未欲解也，梔子豉湯主之。(78)

【词解】

①虚烦：无形热邪留扰胸膈而致的心烦。虚，与有形之邪为“实”相对而言。

②心中懊侬：指心中烦闷至极，莫可名状。

③少气：即气少。

④烦热：指心中烦闷而身体有发热的感觉。

⑤胸中窒：指患者自觉胸中堵塞，憋闷不舒。窒，堵塞。

⑥心中结痛：谓心胸胃脘因火热之邪郁结而疼痛。

【提要】

论述或汗，或吐，或下后无形邪热郁扰胸膈的证治。

【释义】

第76条可分为两段理解。从“发汗后”至“必吐下不止”为一段，论述汗后胃虚吐逆的证候。表证自当发汗，然汗不得法，损伤阳气，中寒阳微，胃虚不纳故水药不得入口，此为误治的变证。若误认为此属表证之呕逆而再发其汗，必致中阳衰败，升降失常，清者降而成利，浊者逆而为呕，出现吐利不止。

从“发汗吐下后”至结尾为第二段，主要辨汗吐下后热扰胸膈的证治。邪在表宜汗，在上宜吐，在腹宜下，本条既用汗、吐、下法，可能是合病。但汗、吐、下用之不当，有形之邪虽去，无形邪热却乘机郁于胸膈。郁热扰乱心神，出现心烦不得眠，烦闷难耐，莫可名状，甚至辗转反侧，坐卧不宁等症。治当清宣胸膈郁热，方用栀子豉汤。

因体质差异，误治之后所见症状则有一定的差异。若兼有气少不足者，为吐下伤及中气，可加炙甘草以益气补中，此即栀子甘草豉汤；若兼见呕吐，为郁热扰胃，胃失和降，可加生姜以和胃降逆，此即栀子生姜豉汤。仲景于此告诉我们，用药当随证而变，于此充分体现了《伤寒论》辨证治疗的灵活性。

第77条承上条补充热郁胸膈可见胸中窒闷。热郁胸膈，气机郁滞，除了烦热，尚可见胸中憋闷。症虽不同，病机则一，故仍用栀子豉汤清热除烦，宣畅气机。

第 78 条进一步补充热郁胸膈可有心中结痛见症。大下之后，患者虽身热不去，但外无表证，知身热乃内热所为，非属表邪不解。胸膈下连心下胃脘，热郁胸膈，气机不利，波及心下，胃气郁结，故有心中结痛。轻者窒塞不通，重者凝结为痛，可见心中结痛较胸中窒为重。由于病机仍然是热郁胸膈，气机郁滞，故仍用栀子豉汤以治之。

从上述三条症状来看，心烦、心中懊憹、胸中窒、心中结痛，是栀子豉汤证在不同疾病阶段、不同个体的不同表现，四者只是症状程度的不同，以心烦最轻，心中懊憹稍重，胸中窒较甚，心中结痛最重。其症虽异，其机则同，因病机均为无形邪热郁于胸膈，故治法方药一也。

【病机】

热郁胸膈。

【治法】

清宣郁热。

【方药】

梔子豉湯方

梔子十四個（擘）　香豉四合（綿裹）

上二味，以水四升，先煮梔子，得二升半，內豉，煮取一升半，去滓，分爲二服，溫一服，得吐者，止後服。

梔子甘草豉湯方

梔子十四個（擘）　甘草二兩（炙）　香豉四合（綿裹）

上三味，以水四升，先煮梔子、甘草。取二升半，內豉，煮取一升半，去滓，分二服，溫進一服。得吐者，止後服。

梔子生薑豉湯方

梔子十四個（擘）　生薑五兩　香豉四合（綿裹）

上三味，以水四升，先煮梔子、生薑，取二升半，內豉，煮取一升半，去滓，分二服，溫進一服。得吐者，止後服。

【方义】

本方由栀子、淡豆豉组成。其中栀子味苦入心，性寒清热，导热下行，可清热除烦。豆豉味辛性寒，既能清解，又能宣散胸膈之郁热。二药相伍，清中有宣，宣中有降，为治虚烦懊憹之良方。若伴有气短者，加炙甘草以益气补中；若伴呕吐者，加生姜以和胃降逆止呕。

【病案】

郑某，胃脘痛。服桂枝香砂类药未愈，反增大便秘结，胸中满闷不舒，懊憹欲吐，辗转难卧，食少神疲七八日，脉沉弦而滑，舌黄腻而浊。证属夹食致虚之胃脘痛，以栀子生姜豉汤：生栀子 9 克，生姜 9 克，香豉 15 克。分温做两服，翌日愈。（俞长荣．伤寒论汇要分析［M］．福建科学技术出版社，1984.）

（2）栀子厚朴汤证

【原文】

傷寒下後，心煩腹滿，臥起不安者，梔子厚朴湯主之。（79）

【提要】

论述热郁胸膈兼腹满的证治。

【释义】

伤寒下后，燥实已去，但无形余热未尽，留扰胸膈，故心烦。浊气滞于腹部，气机不畅，故腹满而胀。胸腹气机壅滞，胃气不和，故卧起不安。因病属无形邪热之郁结，而非有形燥实之邪留滞，故治以栀子厚朴汤，清热除烦，宽中消满。

【病机】

邪热留扰胸膈，气机壅滞于中。

【治法】

清热除烦，宽中消满。

【方药】

栀子厚朴汤方

梔子十四個（擘）　厚朴四兩（炙，去皮）　枳實四枚（水浸，炙令黄）

上三味，以水三升半，煮取一升半，去滓，分二服，溫進一服。得吐者，止後服。

【方义】

本方为栀子豉汤去豆豉，因本证郁热较甚，非豆豉宣透之力所能为，故去之。而专以栀子清热除烦，加厚朴、枳实行气除满。

【病案】

热扰胸膈证：董某，女，57岁。心烦懊侬无所奈，脉弦数，舌尖红绛，根部苔腻，小便色黄，大便反不秘。辨证：心胸热郁，胃气壅塞，未成实，治应泄热除满，理气和胃。疏方：生山栀12克、枳实9克、厚朴9克，服一剂即愈。（王琦．经方应用[M]．银川：宁夏人民出版社，1981.）

（3）栀子干姜汤证

【原文】

傷寒，醫以丸藥[①]大下之，身熱不去，微煩者，梔子乾薑湯主之。（80）

【词解】

①丸药：汉代流行的具有泻下作用的成药。

【提要】

论述热郁胸膈兼中焦有寒的证治。

【释义】

伤寒当以汗法治疗，但医生却以丸药大下之，不但使表热内陷胸膈，出现身热微烦症状，而且损伤中阳，出现相应的临床表现，当有腹痛下利等中焦不足见症。此为胸膈有热，中焦有寒，故应寒温并用，以栀子干姜汤清上温中。

【病机】

胸膈郁热，中焦有寒。

【治法】

清上温中。

【方药】

梔子干薑汤方

梔子十四個（擘） 乾薑二兩

上二味，以水三升半，煮取一升半，去滓，分二服，溫進一服。得吐者，止後服。

【方义】

方中栀子苦寒，以清上焦郁热；干姜辛热，而温中焦虚寒。寒温并用，相反相成，共奏清上温中之功。

【病案】

肖某，工人，壮年体健，初秋患胃脘剧痛，某医院诊断为“急性胃炎”。治疗三日无效，脉弦数有力，舌赤苔黄，心烦，口苦，时欲呕，脘中剧痛不可按。此火郁中脘，胃气失和，法当清降。拟方：栀仁、川楝子各五钱，炮姜一钱，水煎服。午后三时许进药，黄昏痛减，午夜痛全止，二剂获痊愈。［陈松筠. 加味栀子干姜汤治郁火胃痛的经验. 中医杂志，1966（3）：24.］

（4）栀子豉汤禁例

【原文】

凡用梔子湯，病人舊微溏①者，不可與服之。（81）

【词解】

①旧微溏：指病人平素大便稀溏，为脾胃虚寒之象。

【提要】

本条论述栀子豉汤及其类方禁例。

【释义】

栀子味苦性寒，适于热证而不适用于寒证，故对于经常大便溏薄的中焦虚寒之人，用之则为禁忌。但也不可绝对，从80条上热中寒之证，以栀子清上焦郁热，干姜温中焦虚寒来看，显然指的是不可单纯使用栀子汤，示人临床要根据具体病情，灵活变通。

2. 麻黄杏仁甘草石膏汤证

【原文】

發汗後，不可更行①桂枝湯，若汗出而喘，無大熱者，可與麻黄杏仁甘草石膏湯。（63）

下後，不可更行桂枝湯，若汗出而喘，無大熱者，可與麻黄杏子甘草石膏湯。（162）

【词解】

①更行：再次用。更，再；行，使用。

【提要】

汗下后，邪热壅肺作喘的证治。

【释义】

两条文意相近，证治相同，只是发生的原因有别，故一并讨论。文中“不可更行桂枝汤”应接在“无大热者”之后，属倒装文法。

从“不可更行桂枝汤”推断，在发汗或攻下之前，本证当为太阳表证。由于汗不得法，或误用攻下，出现汗出而喘，表无大热的症状。如果因之误诊为太阳中风兼喘而使用桂枝汤加减，如桂枝加厚朴杏子汤之类，必然变证多端。因为本证乃属表热内陷，邪热壅肺。里热壅盛，迫津外泄，故而汗出；邪热壅肺，肺失宣肃，故见喘逆；此处之“无大热”，是表无大热，而非没有发热，证之临床，热势或高或低，宜当活看，不可拘泥。

【病机】

邪热壅肺，肺失宣降。

【治法】

清肺泄热，降气平喘。

【方药】

麻黄杏仁甘草石膏湯方

麻黄四兩（去節）　杏仁五十枚（去皮尖）　甘草二兩（炙）　石膏半斤（碎，綿裹）

上四味，以水七升，煮麻黄減二升，去上沫，內諸藥，煮取二升，去滓，溫服一升。本云，黄耳柸。[①]

注：黄耳柸：柸，音胚，《千金翼》作“杯”。耳杯为古代饮器，椭圆形，木胎涂漆，两侧各有一耳，或为铜制，故名。

【方义】

本方由麻黄、石膏、杏仁、甘草组成。麻黄宣肺止咳平喘，石膏辛凉宣透肺热，麻黄与石膏相伍，寒热互制，宣肺平喘而不温燥，清泄内热而不凉滞，使内壅之热能外透肌表。杏仁宣肺降气，助麻黄宣肺之力。甘草甘缓和中，调和诸药，共奏清宣肺热之效。

【病案】

（1）钟女，十一月初三初诊。伤寒七日，发热无汗，微恶寒，一身尽疼，咯痰不畅，肺气闭塞使然也。痰色黄，中已化热，宜麻黄杏仁甘草石膏汤加浮萍：净麻黄三钱，光杏仁五钱，生石膏四钱，青黛四分，生草三钱，浮萍三钱。十一月初四二诊。昨进麻杏甘石汤加浮萍，汗泄而热稍除，唯咳嗽咯痰不畅，引胸腹而俱痛，脉仍浮紧，仍宜前法以泄之：净麻黄三钱五分，生草二钱，生石膏六钱，薄荷末一钱，光杏仁四钱，苦桔梗五钱，生薏仁一两，中川朴二钱，苏叶五钱。自服第二方后，又出微汗，身热全除，但胸背腹部尚有微痛，游移不居。又越一日，病乃全瘥，起床如常人。（曹颖甫．经方实验录［M］．上海：上海科学技术出版社，1984.）

（2）烂喉痧：朱锡基家一女婢病发热，请诊治。予轻剂透发，次日热更甚，未见疹点。续与透发，三日病加剧……细察病者痧已发而不畅，咽喉肿痛，有白腐意，喘声大作，呼吸困难不堪，咯痰不出，身热胸闷，目不能张视，烦躁不得眠，此实烂喉痧之危候，当与：净麻黄钱半，生石膏五钱，光杏仁四钱，生草一钱。略加芦根、竹茹、蝉衣、蚕休等，透发清热化痰之品。服后，即得安睡，痧齐发而明，喉痛渐除。续与调理，三日痊愈。（曹颖甫．经方实验录［M］．上海：上海科学技术出版社，1979.）

3. 白虎加人参汤证

【原文】

服桂枝湯，大汗出後，大煩渴不解，脈洪大者，白虎加人參湯主之。(26)

【提要】

服用桂枝汤后，热盛津伤的证治。

【释义】

服用桂枝汤，应当以“漐漐微似有汗者益佳，不可令如水流漓”，否则不但疾病不能向愈，还会发生种种变证。今服用桂枝汤后的诸多见症，显然是汗不得法所致。汗出太过，耗伤津液，若阳热素盛，则易转入阳明，而成阳明热炽，津气两伤之证。大烦渴不解，有口渴之甚和热势较甚两层意思，可以理解为心烦、大渴、大热，虽大量饮水而不得解。由于阳明里热蒸腾，气血鼓动，故有洪大之脉。然因有气阴不足，故脉虽洪大但按之较软。

本条与第 25 条“服桂枝汤，大汗出，脉洪大者，与桂枝汤，如前法”所述脉证相证，但证治迥异。第 25 条虽也是服桂枝汤汗不如法致大汗出、脉洪大，但表证仍在，脉虽变而证依旧，故仍用桂枝汤以治之。本条服用桂枝汤大汗出后，表证尽失，里热炽盛，津气损伤，转属阳明，于是有大烦渴不解，脉洪大等症，脉证已变，故用白虎加人参汤以治之。至于为何有此不同的变化，体质因素当为主因。

4. 葛根黄芩黄连汤证

【原文】

太陽病，桂枝證，醫反下之，利遂不止，脈促①者，表未解也；喘而汗出者，葛根黄芩黄連湯主之。(34)

【提要】

述太阳病误下致里热挟表邪下利的证治。

【词解】

①脉促：指脉搏急促。

【释义】

太阳病桂枝汤证，本应使用汗法治之，但医生却用了攻下的方法，故曰“反下之”。因误下邪陷，故见下利不止。此时应辨明表证的有无，抑或邪陷的程度，以便进一步施治。该处见脉象急促，表明其人正气抗邪有力，表邪未能全部下陷，故曰“表未解”。既然表邪未解，又有下利，故称之为“协热下利”。里热壅盛，肺胃之气清肃下降失职，上逆而为喘，热迫津液，外泄而为汗出。本证显然为邪束肌表，热传于里，下迫大肠所致。治当以葛根黄芩黄连汤表里双解。

葛根汤证与黄芩汤证也可见到下利，但与本证有本质的区别。葛根汤证为太阳阳明合病，以表实证为主，辨证关键在于恶寒无汗，其治重在解表；黄芩汤证为太阳少阳合病，以少阳里热为主，辨证关键在于胸胁满闷，或口苦脉弦，其治重在少阳；本证以里热为主，辨证关键在于汗出而喘，其治重在清里。

【病机】

表证未解，热盛于里，下迫大肠。

【治法】

表里双解，清热止利。

【方药】

葛根黄芩黄连汤方

葛根半斤　甘草二兩（炙）　黄芩三兩　黄連三兩

上四味，以水八升，先煮葛根，減二升，内諸藥，煮取二升，去滓，分温再服。

【方义】

葛根可解肌表之邪，其轻清升津，性凉又可清热止利；黄芩、黄连苦寒清热，厚肠胃而止利；甘草甘缓和中，调和诸药。四药相伍，外解表邪，内清里热，故为表里双解之剂。

【病案】

彭某，女性，30岁。1965年8月26日初诊。前天中午吃葡萄，晚上又受凉，今早感无力腿酸口渴，喝了四杯热茶即觉身热恶寒。下午心烦汗出，腹痛腹泻3次而来门诊，苔白腻，脉滑数寸浮。证属外内皆热之下利，为葛根芩连汤的适应证，故与之：葛根24克，黄芩10克，黄连6克，炙甘草6克。结果，上药服一剂后腹痛腹泻减，三剂后症已。（冯世纶，张长恩．张仲景用方解析［M］．北京：人民军医出版社，2004.）

5. 黄芩汤证与黄芩加半夏汤证

【原文】

太陽與少陽合病，自下利者，與黄芩湯；若嘔者，黄芩加半夏生薑湯主之。(172)

【提要】

辨太阳少阳合病下利或呕的证治。

【释义】

所谓合病，为两经或两经以上疾病同时出现。本条所论虽为太阳和少阳合病，但以少阳受邪为主。为少阳郁火，内迫阳明，下趋大肠，肠道传导失司，故而下利。从所用方剂以测其证，当有大便臭秽，便下不爽，肛门灼热，口苦烦渴，发热尿赤，舌红苔黄等症。治当以黄芩汤清热坚阴止利。若少阳之邪又干于胃，胃气逆而不降，则见呕吐，则加半夏、生姜以和胃降逆。

【病机】

少阳热邪，内迫胃肠。

【治法】

清热止利，或兼和胃降逆。

【方药】

黄芩湯方

黄芩三兩　芍藥二兩　甘草二兩（炙）　大棗十二枚（擘）

上四味，以水一斗，煮取三升，去滓，溫服一升，日再夜一服。

黄芩加半夏生薑湯方

黄芩三兩　芍藥二兩　甘草二兩（炙）　大棗十二枚（擘）　半夏半升（洗）　生薑一兩半（一方三兩，切）

上六味，以水一斗，煮取三升，去滓，溫服一升，日再夜一服。

【方义】

方中黄芩苦寒，清泻胆火，燥湿止利；芍药酸寒敛阴，调血通络，缓急止痛；甘草、大枣调补中焦，扶助正气。若兼呕吐，则加半夏、生姜以和胃降逆止呕。

【病案】

刘某，女，50岁，初诊日期为1965年9月12日。因吃不洁葡萄后，患急性胃肠炎，出现身热恶寒、腹泻稀水便，温温欲吐，服葛根加半夏汤后，热退而吐利不止，苔白厚，脉弦细数。证属太少合病，为黄芩加半夏生姜汤证：黄芩10克，炙甘草6克，白芍10克，大枣4枚，半夏12克，生姜10克。结果上药服一剂，体温恢复正常，腹泻止，胃稍和，仍不思饮食，服二剂，身微汗出，食饮如常。（冯世纶，张长恩．张仲景用方解析［M］．北京：人民军医出版社，2004.）

（二）虚证

1. 心阳虚证

（1）桂枝甘草汤证

【原文】

發汗過多，其人叉手自冒心①，心下悸，欲得按者，桂枝甘草湯主之。（64）

【词解】

①叉手自冒心：患者两手交叉按压于心胸部位。冒，覆盖，按压。

【提要】

论述发汗过多致心阳虚心悸的证治。

【释义】

汗为心液，为阳气蒸腾而成。若发汗过多，必伤阳气，心阳不足，心神无主，故心下悸动。其悸因虚而为，故喜按压。本证尚可见胸闷、气短、乏力等心阳虚，胸阳不振表现。治用桂枝甘草汤以温通心阳。

【病机】

心阳不足，心失所养。

【治法】

温通心阳。

【方药】

桂枝甘草湯方

桂枝四兩（去皮）　甘草二兩（炙）

上二味，以水三升，煮取一升，去滓，頓服。

【方义】

桂枝味辛性温，入心通阳；炙甘草甘温，益气补中。两药相伍，辛温通阳，甘温补心。俾心气强，阳气通，鼓动有力，则悸动自除。本方为治疗心阳虚之祖方，适于心阳虚之轻证，对于证情较重者，可以此方为基础灵活化裁。方中桂枝倍甘草，温通心阳之力纯正，又以“顿服”，以冀取效快捷。

【病案】

林某，男，39 岁。自述胸悸而痛，喜按，多天来服许多止痛药均罔效，大小便正常，时有自汗出。诊其六脉微缓，苔白滑，断为虚痛。用桂枝甘草汤（桂枝六钱、甘草三钱）顿服，服后痛即消失。（胡梦先．伤寒论方剂的疗效［J］．福建中医药，1964，5：封 3.）

（2）桂枝甘草龙骨牡蛎汤证

【原文】

火逆①下之，因燒針②煩躁者，桂枝甘草龍骨牡蛎湯主之。(118)

【词解】

①火逆：指用火法而导致变证。火法包括熏、蒸、熨、烧针、灸等治法。

②烧针：将针体烧热或烧红，然后刺入穴位的一种治法。

【提要】

论心阳虚烦躁的证治。

【释义】

表证之治，当以汗法，汗法之药，或用辛温或用辛凉，但不可使用火法取汗。医者不省，先误用火法，再用攻下，一误再误，损伤心阳。尤其是用烧针劫汗，心阳必耗，以致心神无主，扰动不安，故见烦躁。治以桂枝甘草龙骨牡蛎汤温复心阳，重镇安神。

【病机】

心阳虚弱，心神不敛。

【治法】

温通心阳，重镇安神。

【方药】

桂枝甘草龍骨牡蠣湯方

桂枝一兩（去皮）　甘草二兩（炙）　牡蠣二兩（熬）　龍骨二兩

上四味，以水五升，煮取二升半，去滓，温服八合，日三服。

【方义】

方中桂枝、甘草温通心阳，其中甘草倍桂枝者，以其心神浮动，当缓靖安抚，不宜过于辛散之故。龙骨、牡蛎重镇敛潜，以安心神。四药相伍，标本同治，而使神安心宁。

【病案】

宋先生与余同住一院，时常交谈中医学术。一日，宋忽病心悸，悸甚而神不宁，坐立不安，乃邀余诊。其脉弦缓，按之无力。其舌淡而苔白。余曰：病因夜作耗神，心气虚而神不敛之所致。乃疏：桂枝 9 克，炙甘草 9 克，龙骨 12 克，牡蛎 12 克。凡 3 剂而病愈。（刘渡舟 . 新编伤寒论类方［M］. 太原：山西人民出版社，1984. ）

（3）桂枝去芍药加蜀漆牡蛎龙骨救逆汤证

【原文】

傷寒脈浮，醫以火迫劫之[1]，亡陽[2]，必驚狂，臥起不安者，桂枝去芍藥加蜀漆牡蠣龍骨救逆湯主之。（112）

【词解】

①以火迫劫之：用火法强迫发汗。

②亡阳：指损伤心阳。

【提要】

论述以火法劫汗亡失心阳而惊狂的证治。

【释义】

伤寒脉浮，病为在表，当以汗解，但不可用烧针、艾灸等火法强发其汗。否则，汗出过多，心阳亡失，心神失于敛养；加之胸阳不振，水饮痰邪上乘扰心，神不守舍，则可见惊狂不宁，卧起不安等症。治当扶助心阳，镇潜安神，豁痰通窍。方用桂枝去芍药加蜀漆牡蛎龙骨汤。

桂枝甘草汤、桂枝甘草龙骨牡蛎汤和本证，均属心阳虚，但证情轻重有别。桂枝甘草汤证以心悸欲按为主症，心阳虚程度最轻；桂枝甘草龙骨牡蛎汤证以烦躁为主症，已有心神浮越之象，心阳虚损较重；本证见惊狂不宁，卧起不安，心阳虚损最重，以致将达阳气欲亡的程度。

【病机】

心阳虚衰，心神不敛，兼有痰扰。

【治法】

补益心阳，镇潜安神，兼以涤痰。

【方药】

桂枝去芍藥加蜀漆牡蠣龍骨救逆湯方

桂枝三兩（去皮） 甘草二兩（炙） 生薑三兩（切） 大棗十二枚（擘） 牡蠣五兩（熬） 蜀漆三兩（洗去腥） 龍骨四兩

上七味，以水一斗二升，先煮蜀漆，減二升，內諸藥，煮取三升，去滓，溫服一升。本云桂枝湯，今去芍藥加蜀漆、牡蠣、龍骨。

【方义】

方中桂枝配甘草辛温通阳，以补心阳之虚；生姜、大枣补益中焦，调和营卫，而益化生之源；蜀漆涤痰散邪，而廓神明之所；龙骨、牡蛎重镇潜敛，而安不宁之神。因芍药阴柔，不利阳气的恢复和痰邪的消除，故去之。因证属火劫之逆，故名之为救逆汤。

【病案】

彭某，男，58岁。患伤寒证11日，虽经发汗数次，而发热恶寒不解，身体困倦不支，食欲不思，夜不能寐，口燥舌干，脉象浮软。服参附和荆防剂，药后心中烦躁，惊狂不安，辗转床头，起卧叫喊。脉细数而浮，按之无力，舌质绛而少津。处方：桂枝5克，生牡蛎15克，生龙骨15克，蜀漆6克，芍药12克，茯神15克，生姜3克，小枣15枚，甘草10克。嘱其连煎2剂，隔4小时服1次。服药后精神逐渐安静，略能入睡，惊狂之象不再发作。然仍不能食，遂以此方加养胃育阴之品，连服4剂，症状好转，食欲渐展。连服20余剂，始恢复正常。（李文瑞，李秋贵．伤寒论汤证论治［M］．北京：中国科学技术出版社，2000.）

（4）桂枝加桂汤证

【原文】

燒針令其汗，針處被寒，核起而赤①者，必發奔豚②。氣從少腹上沖心者，灸其核上各一壯，與桂枝加桂湯，更加桂二兩也。(117)

【词解】

①核起而赤：指被针处因寒闭阳郁而红肿如核。

②奔豚：证候名。豚，猪。以猪的奔跑形容病人自觉有气从少腹上冲胸咽部。该证时发时止，发时憋闷欲死，痛苦异常。

【提要】

论述心阳虚奔豚的证治。

【释义】

用烧针强发其汗，汗出腠理开，邪气乘虚从针处侵入，寒闭阳郁，气血凝滞，故“核起而赤”。迫劫发汗，损伤心阳，心阳虚难以制约肾水，水寒之气上犯心胸，故作奔豚，病人感觉气从少腹上冲心胸，犹如小猪奔突之状。其治当求心阳虚之本，可用艾柱灸针处之赤核上各一壮，以温阳散寒，再用桂枝加桂汤内服以温通心阳，平冲降逆。

【病机】

心阳虚弱，阴寒之气上逆。

【治法】

温通心阳，平冲降逆。

【方药】

桂枝加桂湯方

桂枝五兩（去皮）　芍藥三兩　生薑三兩（切）　甘草二兩（炙）　大棗十二枚（擘）

上五味，以水七升，煮取三升，去滓，溫服一升。本云桂枝湯，今加桂滿五兩，所以加桂者，以能泄奔豚氣也。

【方义】

本方由桂枝汤重用桂枝而成。方中重用桂枝温壮心阳，而平降下焦水寒之冲逆；芍药破阴结，利小便而去水气；生姜散水平冲，与甘草、大枣辛甘合化，温通心阳，强壮君火，以降冲逆。仅桂枝一味用量之变，便将解表调和之剂遂成平冲降逆之方。

关于本方是加桂枝还是肉桂，历来争议颇多。其实汉代桂枝和肉桂不分，从桂枝去皮的用法来看，是去掉表层较厚的具有温里作用的肉桂成分，故当以加桂枝为妥。

【病案】

老友娄某的爱人，年七十，患呕吐、腹痛 1 年余，于 1973 年 4 月 1 日远道来京就诊。询其病状，云腹痛有发作性，先呕吐，即于小腹结成瘕块而作痛，块渐大，痛亦渐剧，同时气从小腹上冲至心下，苦闷欲死。既而冲气渐降，痛渐减，块亦渐小，终至痛止块消如常人。此中医之奔豚气。患者因其女暴亡，悲哀过甚，情志经久不舒而得此证，予仲景桂枝加桂汤：桂枝 15 克，白芍 9 克，炙甘草 6 克，生姜 9 克，大枣 4 枚，水煎温服，每日 1 剂。共服上方 14 剂，奔豚气大为减轻，腹中作响，仍有一次呕吐。依原方加半夏 9 克，茯苓 9 克，以和胃蠲饮，嘱服 10 剂。药后，时有心下微作冲痛，头亦痛，大便涩，左关脉弦，与理中汤加肉桂、吴茱萸，数剂而愈。（陈可冀．岳美中医学文集［M］．北京：中国中医药出版社，2001.）

（5）茯苓桂枝甘草大枣汤证

【原文】

發汗後，其人臍下悸者，欲作奔豚，茯苓桂枝甘草大棗湯主之。(65)

【提要】

论述心阳虚欲作奔豚的证治。

【释义】

正常情况下，心阳下汲于肾，使肾水不寒；肾水上滋于心，令心火不亢；此即所谓水火既济，心肾相交。若发汗过多，损伤心阳，心火衰则无力制在下之水，水寒之气上冲，重则见气从少腹上冲胸咽之奔豚，轻则如本条所谓脐下有跳动之感。此为奔豚发作之先兆，故曰“欲作奔豚”。其因总为心阳虚衰，水气上乘所为。故治以茯苓桂枝甘草大枣汤温通阳气，化水平冲。

本证与桂枝加桂汤均治心阳虚所发之奔豚，但本证重在肾水冲动，奔豚欲作未作，以心下悸为主症，治当温阳化水，所以重用茯苓；彼证重在水寒之气上冲，已作奔豚，气从少腹上冲胸咽为主症，治当温阳平冲，所以重用桂枝。

【病机】

心阳虚弱，下焦寒水欲逆。

【治法】

温通心阳，化水平冲。

【方药】

茯苓桂枝甘草大棗湯方

茯苓半斤　桂枝四兩（去皮）　甘草二兩（炙）　大棗十五枚（擘）

上四味，以甘瀾水一斗，先煮伏苓，減二升，內諸藥，煮取三升，去滓，溫服一升，日三服。

作甘瀾水法：取水二升，置大盆内，以杓揚之，水上有珠子五六千顆相逐，取用之。

【方义】

方中重用茯苓利水宁心，以治其标；桂枝温通心阳，平冲降逆，以治其本；甘草、大枣温中补虚，培土制水，且有利水不伤津之义。用甘澜水煎煮，去其水性，取其轻扬而不助肾邪。

【病案】

（1）张某，女，65 岁。多年失眠，久治无效。近证：头晕，心悸，有时感觉气往上冲，冲则心烦，口干不思饮，舌苔白，脉缓。此属寒饮上扰心神，治以温阳降逆、佐以安神，予茯苓桂枝甘草大枣汤加味：茯苓 24 克，桂枝 12 克，大枣 5 枚，炙甘草 6 克，酸枣仁 15 克，远志 6 克。上药服 3 剂，睡眠稍安，头晕，心悸，气上冲亦减，前方加生龙牡各 15 克，继服 6 剂，除睡眠多梦外无他不适。（陈亦人．伤寒论译释［M］．上海：上海科学技术出版社，1995.）

（2）郭某，男，56 岁。患奔豚气证，发作时气从少腹往上冲逆，至心胸则悸烦不安、胸满憋气、呼吸不利、头身出汗。每日发作两三次。切其脉沉弦无力，视其舌质淡而苔水滑，问其小便则称甚少，而又有排尿不尽之感。治以茯苓 30 克，桂枝 12 克，大枣 12 枚，炙甘草 6 克。嘱患者以大盆贮水，以杓扬水，水面有珠子五六千颗相逐，用以煮药。患者服两剂，小便通畅而“奔豚”不作。转方又用桂枝 10 克，炙甘草 6 克，以扶心阳，其病即愈。（刘渡舟．伤寒论十四讲［M］．天津：天津科学技术出版社，1985.）

2. 脾虚证

（1）茯苓桂枝白术甘草汤证

【原文】

傷寒，若吐若下後，心下逆滿①，氣上沖胸，起則頭眩，脈沉緊，發汗則動經②，身爲振振搖③者，茯苓桂枝白术甘草湯主之。（67）

【词解】

①心下逆满：指胃脘部因气上逆而感觉胀闷不舒。

②动经：伤动经脉。

③振振摇：动摇不定。

【提要】

论述脾虚水停的证治及治疗禁忌。

【释义】

条文中“茯苓桂枝白术甘草汤主之”当接在脉沉紧之后，属倒装文法。

太阳伤寒，本当发汗治疗，若误用吐下之法，损伤脾胃，中阳不足，运化无力，水饮内停，逆而上冲，故见心下逆满，气上冲胸。阳虚清气不升，水饮反而上蒙，故起则头眩。脉沉主水，脉紧主寒，沉紧之脉为里有水寒之患。病本为中阳不运，水饮内停，故治当温化水饮，健运中焦，方用茯苓桂枝白术甘草汤。此时若再予发汗，更伤阳气，经脉失却温养，加之寒饮浸渍，必致身体震颤摇动而不能自持。提示：本证治疗应禁用汗法。

本汤证与茯苓甘草汤证、茯苓桂枝甘草大枣汤证均为阳虚停水，所用药物除茯苓、桂枝、甘草外仅一味药之别，但病机证候有别。本证为脾阳虚，水停中焦，见心下逆满，起则头眩，故治以白术健脾利水；茯苓甘草汤证为胃阳虚，水停中焦，见不渴而胃中有振水声，故治以生姜温中散饮；茯苓桂枝甘草大枣汤证为心阳虚，下焦寒水上冲，见脐下悸动而奔豚欲作，故治以大枣补脾益气，培土制水，并重用苓桂以利水平冲。从病位来看，本证与茯苓甘草汤证位于中焦，而茯苓桂枝甘草大枣汤证病位在下焦。

【病机】

脾虚水停，水气冲逆。

【治法】

温阳健脾，利水降冲。

【方药】

茯苓桂枝白术甘草湯方

茯苓四兩　桂枝三兩（去皮）　白术、甘草各二兩（炙）

上四味，以水六升，煮取三升，去滓，分溫三服。

【方义】

方中茯苓健脾养心，淡渗利水；桂枝温阳化水，降逆平冲；白术、甘草补脾益中，培土强源。且茯苓、白术相配，又能增加健脾利水之力，桂枝、甘草相伍，更可发挥温通阳气之功。全方充分体现了仲景“病痰饮者，当以温药和之”的思想。

【病案】

刘某，女，19 岁，1977 年 10 月 3 日初诊。2 个月来耳鸣耳聋，鸣甚则头眩，舌苔白，脉沉细。此属水饮上犯之证，与苓桂术甘汤：桂枝 10 克，茯苓 18 克，苍术 10 克，炙甘草 6 克。结果：上药连服八剂，耳聋好转，头已不晕，耳鸣大有好转。原方增桂枝为 12 克、茯苓为 24 克，又服六剂痊愈。（冯世纶，张长恩．张仲景用方解析［M］．北京：人民军医出版社，2004.）

（2）厚朴生姜半夏甘草人参汤证

【原文】

發汗後，腹脹滿者，厚朴生薑半夏甘草人參湯主之。(66)

【提要】

论述汗后脾虚气滞腹胀的证治。

【释义】

误用汗法或汗不得法，最易伤津损阳。若脾气素虚之人，汗出太过，损伤中阳，脾之运化功能失职，气机壅滞不畅，因脾主大腹，故见腹部胀满不舒。究其因脾虚为其本，腹胀为其标，乃因虚致实，虚实夹杂之证。从方药用量来看，当是腹胀满较甚。故治当温运健脾，消胀除满，方用厚朴生姜半夏甘草人参汤。

【病机】

脾虚失运，气机阻滞。

【治法】

温运健脾，消胀除满。

【方药】

厚朴生薑半夏甘草人参汤方

厚朴半斤（炙，去皮）　生薑半斤（切）　半夏半升（洗）　甘草二兩　人参一兩

上五味，以水一斗，煮取三升，去滓，溫服一升，日三服。

【方义】

厚朴苦温，下气除湿，消胀除满；半夏、生姜辛散和胃，降逆化浊；朴、夏、姜合用辛开苦降，宣通气机。人参、甘草补益脾胃，以助运化。诸药相伍，补而不滞，泻而不伤，补泻兼施，标本同治。本证因气滞较重，故行滞除满之药大于益气补脾之品；临床应用，可根据脾虚与气滞的轻重不同，灵活调整用量。

【病案】

叶某某，男，39 岁，1973 年 8 月 10 日诊，患者行胃次全切除术后，术后恢复良好。唯出院后逐渐感觉胃腹痞满，嗳气频作，大便不畅，虽少食多餐以流质软食为主，亦感痞满不饥，病情日见明显。脉象细弱，舌白润。病者虽属手术之后腹胀满，但与《伤寒论》“发汗后，腹胀满”对照，病因虽不同而病症相同，故用厚朴生姜半夏甘草人参汤加味论治。党参四钱、法半夏三钱、枳壳二钱、厚朴三钱、炙甘草二钱、佛手片三钱、广木香二钱、生姜三片。五剂药后，自觉气往下行，腹胀嗳气大减。继则服至廿余剂，每隔 1~2 日服一剂，经 2 个多月一切如常。[陈瑞春．泻心汤类方的探讨．新医药学杂志，1977（6）：37.]

（3）小建中汤证

【原文】

傷寒二三日，心中悸而煩者，小建中湯主之。(102)

【提要】

论述里虚伤寒而见心悸而烦的证治。

【释义】

伤寒二三日，未经误治，当有发热恶寒等表证，但却见心悸而烦，宜当明辨。该方证一未见热郁胸膈，二未见少阳邪扰，三未见阳明燥实内结，四未见水气凌心，必是里气先虚，气血不足，复被邪扰所致。而气血之生在于脾胃，脾胃不足，气血生化无源，气虚心无所主则悸，血虚神无所敛则烦。此治不可攻邪，当以建立中气，调补气血，故以小建中汤。俾正气恢复，则邪去而正安。此安内攘外之法，有表里兼顾之义。

【病机】

中焦虚寒，气血亏虚，复被邪扰。

【治法】

建中补脾，调和气血。

【方药】

小建中湯方

桂枝三兩（去皮）　甘草二兩（炙）　大棗十二枚（擘）　芍藥六兩　生薑三兩

(切) 膠饴一升

上六味，以水七升，煮取三升，去滓，內饴，更上微火消解，溫服一升，日三服。嘔家不可用小建中湯，以甜故也。

【方义】

本方为桂枝汤倍芍药加饴糖而成。方中重用饴糖，甘温补中；伍以甘草、大枣则补益脾胃，培育生化之源；倍芍药以养阴和营，芍药、甘草相配又能酸甘化阴，缓急止痛；桂枝、生姜温中散寒。诸药配伍，共成建立中气、补益气血、调和阴阳、缓急止痛之剂。因饴糖味甘，甘能助湿碍胃，不利胃之降浊，故经常呕吐者不可使用。

【病案】

李妇，38 岁。产后失血过多，又加天气严寒，而腹中疼痛，痛时自觉肚皮向里抽动。此时必须用热物温暖方能缓解。切其脉弦细而虚，视其舌淡嫩、苔薄。辨为血虚而不养肝，肝急而刑脾，脾主腹，是以拘急疼痛，而遇寒更甚。为疏：桂枝 10 克，白芍 30 克，炙甘草 6 克，生姜 9 克，大枣 7 枚，当归 10 克，饴糖 40 克（烊化）。此方服用 3 剂，而腹痛不发。转方用双和饮气血两补收功。(刘渡舟. 新编伤寒论类方［M］. 太原：山西人民出版社，1984.)

(4) 桂枝人参汤证

【原文】

太陽病，外證未除，而數下之，遂協熱而利[①]，利下不止，心下痞鞕，表裏不解者，桂枝人參湯主之。(163)

【词解】

①协热而利：指表热和下利一起出现。协，合也，同也。

【提要】

太阳病误下伤脾，脾虚下利而表邪不解的证治。

【释义】

太阳病不解，自当以发汗解表治之。然医生屡误用下法，致中阳损伤，脾失运化，清气不升而精微下趋，故利下不止；中焦气机运转不及，则心下痞硬。虽反复使用下法，但表邪仍在，故以桂枝人参汤表里同治。

第 34 条葛根芩连汤证后世也称为“协热下利”，两者下利虽同但证机迥异。前者为热迫大肠而兼表证的“协热利”，症见发热恶寒，喘而汗出，下利臭秽，肛门灼热，舌红苔黄，尿赤脉数；本证乃脾胃虚寒而兼表证的“协热利”，症见恶寒发热，心下痞硬，下利稀溏，舌淡苔白，尿清脉弱。前者属表里俱热的实热证，后者为表里俱寒的虚寒证。前者当清热止利，辛凉解表；后者当温阳止利，辛温解表。

【病机】

脾阳不足，兼有表邪。

【治法】

温中解表。

【方药】

桂枝人參湯方

桂枝四兩（別切）　甘草四兩（炙）　白术三兩　人參三兩　乾薑三兩

上五味，以水九升，先煮四味，取五升，内桂，更煮取三升，去滓，溫服一升，日再夜一服。

【方义】

本方为理中汤加桂枝而成。方中以理中汤温中焦之虚，而散寒止利；桂枝解肌表之邪，并助理中以散寒。共成表里双解之剂。

【病案】

赵某，男，48 岁，教师。主诉有 3 年多慢性胃炎病史，服用中西药期间症状减轻，可停药后诸证又复发。经胃镜检查诊断为慢性萎缩性伴浅表性胃炎。刻诊：胃脘痞满疼痛，疼痛固定，遇寒加重，喜欢热食，脘腹怕冷，大便不调，舌质较暗，苔薄白略腻，脉沉紧。辨为脾胃虚寒，瘀血阻滞证，治当温阳散寒，通络祛瘀，给予桂枝人参汤加味：桂枝 12 克，人参 9 克，白术 9 克，干姜 9 克，炙甘草 9 克，丹参 15 克，蒲黄 10 克，五灵脂 12 克，延胡索 8 克，大枣 12 枚，吴茱萸 6 克。5 剂，1 日 1 剂，水煎 2 次分 3 服。二诊：上述症状均明显减轻，以前方 5 剂。之后，按前方因证适当加减用药 4 个月，诸症消失。经胃镜复查，胃黏膜萎缩面积缩小，部分腺体增生消失。随访 1 年，病未发作。[王付．桂枝人参汤临床应用札记．中医药通报，2010，9（2）：7-9.]

3. 肾阳虚证

（1）干姜附子汤证

【原文】

下之後，復發汗，晝日煩躁不得眠，夜而安靜，不嘔，不渴，無表證，脈沉微，身無大熱者，乾薑附子湯主之。(61)

【提要】

论述肾阳虚烦躁的证治。

【释义】

下后复汗，损伤阳气，见白天烦躁不能睡眠，夜间却安静的现象。究其因，乃汗下阳气暴虚，阴寒内盛所为。盖白天阳气旺，虚阳得天之阳助与阴寒抗争，故“昼日烦躁不得眠”；夜间阴气盛，虚阳无力与阴寒搏斗，故“夜而安静”。此处之安静是与烦躁相对而言，实为阳气不能养神，精神疲惫的“但欲寐”，与恬然入睡之安静迥别。其不呕表示邪未入少阳，不渴代表邪不在阳明，无表证说明邪已离太阳，为病不在三阳而入少阴的征象，乃排除诊断方法。虚阳外越于表，故身热不甚。阳虚无力鼓动则脉见沉微。证属阳气暴虚，阴寒内盛，故治以干姜附子汤以急救回阳。

【病机】

阳气暴虚，阴寒内盛。

【治法】

急救回阳。

【方药】

乾薑附子湯方

乾薑二兩　附子一枚（生用，去皮，切八片）

上二味，以水三升，煮取一升，去滓，頓服。

【方义】

本方组成为干姜、附子，即四逆汤去炙甘草而成。干姜、附子为大辛大热之品，急救回阳。因为阳气暴亡，病势较急，将脱之阳宜当速救，故去甘缓之甘草，并急煎顿服，取其单刀直入，药精效专之意，回阳取效也捷。

【病案】

一妇人，得伤寒数日，咽干，烦渴，脉弦细，医者汗之，其始衄血，继而脐中出血，医者惊骇而遁。予曰：少阴强汗之所致也。盖少阴不当发汗。仲景云：少阴强发汗，必动其血，未知从何道而出，或从口鼻，或从目出者，是名下厥上竭，为难治。予投以姜附汤数服，血止，后微汗愈。本少阴证，而误汗之，故血妄行，自脐中出，若服以止血药，可见其标，而不见其本。予以治少阴之本，而用姜附汤，故血止而病除。（孙傅泉．伤寒论医案集［M］．西安：陕西科学技术出版社，1986.）

（2）茯苓四逆汤证

【原文】

發汗，若下之，病仍不解，煩躁者，茯苓四逆湯主之。(69)

【提要】

论述汗下后阴阳两虚烦躁的证治。

【释义】

本太阳病，发汗不解，而又攻下，发汗伤阳，误下伤阴，最易使阴阳两虚。本条述证较简，以方测证，当为阴阳两虚，并以阳虚为主。阴虚神无所依，阳虚神气失养，故见烦躁不宁。此处“病仍不解”，显然已非太阳表证之不解，而因误治使疾病发生质的变化。本证除烦躁外，当有四肢厥逆、恶寒、脉微细等症状。

本方证与干姜附子汤证、桂枝甘草龙骨牡蛎汤证均有烦躁。本方证为阴阳两虚，故见昼夜皆烦；干姜附子汤证为阳虚阴盛，故见昼烦夜静；桂甘龙牡汤证为心阳虚而心神不敛，故烦躁兼见心悸不安。前两者均有少阴肾阳不足，后者却为心阳虚损，不可不辨。

【病机】

少阴阳虚，阴液不足。

【治法】

回阳益阴。

【方药】

茯苓四逆湯方

茯苓四兩　人參一兩　附子一枚（生用，去皮，破八片）　甘草二兩（炙）　乾薑一兩半上五味，以水五升，煮取三升，去滓，溫服七合，日二服。

【方义】

茯苓四逆汤由四逆汤加人参、茯苓而成。方中以干姜、附子回阳以救逆；人参益气养阴，安神定志；姜附与人参相伍，回阳中有养阴之效，益阴中具助阳之功；茯苓健脾益气，宁心安神；炙甘草益气补中，调和诸药，共成回阳益阴之功。

【病案】

殷某某，素体衰弱，消瘦，患病年余，久治不愈。证见两目欲脱，烦躁欲死，以头冲墙，高声呼烦。家属诉：初起微烦头疼，屡用寒凉清热之剂无效，病反增剧。面色青黑，精神疲惫，气喘不足以息，急汗如油而凉，四肢厥逆，脉沉细欲绝。处方：茯苓30克、高丽参30克、炮附子30克、甘草30克。急煎之。服后，烦躁自止，后减其量。继服10余剂而愈。（高德．伤寒论方医案选编［M］．长沙：湖南科学技术出版社，1981.）

（3）真武汤证

【原文】

太陽病發汗，汗出不解，其人仍發熱，心下悸，頭弦，身瞤動，振振欲擗地①者，真武湯主之。(82)

【词解】

①振振欲擗地：肢体颤动，站立不稳欲跌倒于地。擗，通“仆”，仆倒之意。

【提要】

论述阳虚水泛的证治。

【释义】

太阳病发汗为正确的治法，然汗出表证未能解除，故仍有发热。究其因，或为汗不得法，过汗伤阳；或为素体阳虚，汗后阳损更甚。因太阳少阴相表里，太阳表邪不去则伤及少阴，少阴肾阳不足，不能化气行水，可见水气泛滥。水气上凌于心则心下悸，上干清阳则头眩而振振欲擗地，水饮浸渍，筋骨肌肉失养则身瞤动。因证属阳虚水泛，故治以真武汤温阳利水。

本证与苓桂术甘汤证均为阳虚水停，均用茯苓、白术以制水。区别在于，本证为肾阳虚不能化水，水泛全身，证见心下悸、头眩、身瞤动、振振欲扑地，故治重在温肾利水；彼证为脾阳虚水停心下，证见心下逆满，气上冲胸，起则头眩，故治重在健脾利水。

【病机】

肾阳不足，水气泛滥。

【治法】

温肾阳，利水气。

【方药】

真武湯方

茯苓、芍藥、生薑各三兩（切）　白朮二兩　附子一枚（炮，去皮，破八片）

上五味，以水八升，煮取三升，去滓，温服七合，日三服。

【方义】

真武汤由制附子、茯苓、白术、生姜、白芍等组成。其中附子温补肾阳，振奋下焦阳气而化气行水；茯苓、白术健脾益气，利水燥湿；生姜辛温佐附子温阳之力，且走而不守，能宣散水气；白芍活血脉而利小便，滋阴敛营，一可防附、姜温燥之性，二寓利水不伤阴之意。共成温阳利水之剂。

【病案】

万某某，男，52岁，1988年8月5日初诊。患者于发病前一周患流行性感冒，自服九味羌活汤加阿司匹林后，大汗出，头身疼痛减轻，但仍觉身冷畏寒，继而出现双上肢不自主震颤，以右上肢为著。震动时手腕内屈，手指呈搓丸状，舌质淡、苔白润，脉沉迟。诊为肾阳不足，水气内动。治以温阳化水，佐以熄风止痉，真武汤加味主之。方用黑附子12克，白芍、白术、茯苓各10克，生姜6克，全蝎6克（研冲），生牡蛎30克。水煎服3剂，双手震颤明显减轻，又续进20剂，双手震颤消失，随访3个月未见发作。[何天有．真武汤治疗双手震颤2例．中医杂志，1991（1）：35.]

4. 阴阳两虚证

（1）甘草干姜汤证、芍药甘草汤证

【原文】

傷寒脈浮，自汗出，小便數，心煩，微惡寒，腳攣急①，反與桂枝欲攻其表，此誤也。得之便厥②，咽中乾，煩躁，吐逆者，作甘草乾薑湯與之，以復其陽；若厥愈足溫者，更作芍藥甘草湯與之，其腳即伸；若胃氣不和，譫語③者，少與調胃承氣湯；若重發汗，復加燒針者，四逆湯主之。(29)

【词解】

①脚挛急：小腿筋肉挛急，伸展不利。脚，小腿。

②厥：手足逆冷，又称厥逆。

③谵语：即神昏不清，胡言乱语，俗称说胡话。

【提要】

论述伤寒兼虚误汗的变证及随证施治之法。

【释义】

伤寒脉浮、自汗出、微恶寒，为太阳表虚证，理当用桂枝汤以治之。却见小便数、心烦、脚挛急等症，小便数是因阳虚不能固摄津液，心烦乃阴虚虚火扰心，小腿挛急为阴液不足失于濡养。此属阴阳两虚之人感受外邪，治当温阳益阴以解表，显然已非桂枝汤可以治疗。若强与之，必将生变，故曰“反与桂枝欲攻其表，此误也”。桂枝汤为发散之品，误用之后，汗出阳气更虚，四末失于温煦，故见厥逆；汗出阴伤更甚，津液不能上承则咽中干燥；阴阳两虚，心神失养则烦躁；阴寒犯胃，胃寒气逆则呕逆。对此阴阳两虚复杂之证，当辨先后缓急以治之。阴虚难以骤生，阳虚宜当速固，阳固则阴存，阳生则阴长。故先予甘草干姜汤以复阳，阳气来复，则厥回足温；再予芍药甘草汤，酸甘化阴，柔筋缓急，其脚自伸。

“若胃气不和，谵语者，少与调胃承气汤”，是言误汗伤津，邪从燥化，形成阳明实证，出现谵语、腹胀、便闭等症。因里虚误治，虽有热结，攻下亦当慎重，故以调胃承气汤，少少与之，中病即止，不可过用。

“若重发汗，复加烧针者，四逆汤主之”，是言用桂枝汤误治之后，又用烧针，一误再误，重汗亡阳，而见阴阳离决之象，故用四逆汤以急救回阳。

本条以法御证，一步一法，方随法立，环环相扣，充分体现了仲景“观其脉证，知犯何逆，随证治之”的辨治思想。

【病机】

甘草干姜汤证——中阳不足。

芍药甘草汤证——阴液不足，筋脉失养。

【治法】

甘草干姜汤证——温中复阳。

芍药甘草汤证——酸甘化阴，柔筋缓急。

【方药】

甘草乾薑湯方

甘草四兩（炙）　乾薑二兩

上二味，以水三升，煮取一升五合，去滓，分溫再服。

芍藥甘草湯方

芍藥、甘草各四兩（炙）

上二味，以水三升，煮取一升五合，去滓，分溫再服。

【方义】

甘草干姜汤由甘草、干姜组成，甘草味甘而补中气，干姜味辛而温中阳。二药相配，辛甘化阳，以恢复中焦阳气。芍药甘草汤由芍药、甘草组成，芍药养阴敛营，柔筋止痛；甘草甘缓急补中。二药相伍，酸甘化阴，滋阴养血，缓急止痛。如此则阴液得服，筋脉得养，挛急自除。

【病案】

吕某，女，67岁。患慢性咽部疼痛十余年，时作时止。发作时仅以西瓜霜、胖大海等含片润之，略解燃眉，来诊时正值发作，自言痛势不甚，只是干痒难耐，数日不解，不能正常饮食睡眠。查：神疲气怯，面色淡黄，色淡无华，咽部未见明显红肿，舌淡苔润，脉沉缓，双寸无力。……综观患者脉证，并未见明显火热之象，相反是证类虚寒，养阴清热之剂不可遽投。况且询问之下，患者亦曾用过清热泻火之剂，并无显效。其证果然是上焦虚寒所致，因思及《伤寒论》中：“伤寒，脉浮，自汗出，小便数，心烦微恶寒，脚挛急，反与桂枝攻其表，此误也。得之便厥，咽中干，烦躁吐逆者与甘草干姜汤与之，以复其阳。”此条文所论乃是伤寒挟虚误汗引发的上焦阳虚的变证，其中“咽中干”一语得非此患者咽痛干痒之旁证耶，并且虚寒咽痛少阴等篇多有提及，属寒邪客之者，主以半夏散及汤，亦散寒通阳之意也。且考病家痛势绵绵，红肿不显，定非实热之征，神疲气怯，舌淡苔润，双寸无力，属虚寒者何疑，乃遵经旨，放胆投以甘草干姜汤。处方：甘草30克，干姜15克，桔梗10克。1剂知，4剂已。连进10剂，年余未发。药仅3味，而其效若斯。[李权英．甘草干姜汤治验举隅．长春中医药大学学报，2009，25（3）：359.]

（2）芍药甘草附子汤证

【原文】

發汗，病不解，反惡寒者，虛故也，芍藥甘草附子湯主之。（68）

【提要】

论述汗后阴阳两虚的证治。

【释义】

本条以发汗治疗，当有表证。然汗后不解，反见恶寒，则有两种可能，一是汗不得法，表邪未去；一是发汗伤阳，阳虚失于温煦。从用方来看，当为阴阳两虚之证。因此曰“虚故也”。可见此处之“病不解”，为疾病之未愈，非表证之不去。本证除了恶寒之外，当有小腿挛急、脉微细等症。治以芍药甘草附子汤以扶阳益阴。

【病机】

阴阳两虚，肌体失养。

【治法】

扶阳益阴。

【方药】

芍药甘草附子汤方

芍藥、甘草各三兩（炙）　附子一枚（炮，去皮，破八片）

上三味，以水五升，煮取一升五合，去滓，分溫三服。

【方义】

芍药甘草附子汤由芍药甘草汤加附子而成，其中以芍药甘草汤酸甘敛阴，缓急止痛；附子辛温之性以扶阳气。三阳相配，奏阴阳双补之功。

【病案】

陈某，男，47岁。2002年11月8日初诊，近1个月来患感冒，经输液及服解热镇痛药，绵延不愈，畏寒自汗不止，即刻处以桂枝附子汤2剂。二诊仍畏寒自汗，乏力思睡。查：舌淡红、苔薄白，脉浮紧，二便尚可。遵仲景“发汗病不解，反恶寒者，虚故也，芍药甘草附子汤主之”之旨，处方：白芍40克，附片5克，甘草10克。2剂，因工作较忙，嘱开水泡，当茶饮。服1剂即汗止神爽，2剂服完诸证若失，1个月的感冒，应手而愈。[张光新，刘兴明．难证治验四则举隅．陕西中医，2005，26（9）：977.]

（3）炙甘草汤证

【原文】

傷寒，脈結代[①]，心動悸[②]，炙甘草湯主之。（177）

脈按之來緩，時一止復來者，名曰結。又脈來動[③]而中止，更來小數[④]，中有還者反動[⑤]，名曰結，陰也。脈來動而中止，不能自還，因而復動者，名曰代，陰也。得此

脈者，必難治。(178)

【词解】

①脉结代：是结脉和代脉的并称。两种脉都是“脉来动而中止”，其中止无定数，无规律的为结脉；止有定数，有规律的为代脉。

②心动悸：形容心跳动得很厉害。

③动：指脉搏跳动。

④小数：稍微快一些。

⑤反动：指脉搏又跳动。反，复、又。

【提要】

论述心阴阳两虚的证治，以及结代脉的脉象和预后。

【释义】

第177条既言伤寒，当有恶寒、发热等表证。今既无表证，脉又不浮而见结代，并有心动悸不宁，提示本病始于太阳而已累及少阴心脉。表证已罢，仅存里虚。因太阳与少阴相表里，若心主素虚，复感外邪，常易使心受外邪。心主血脉，赖阳气以温煦，阴血之滋养。心阴阳气血不足，则见心动悸；心阳虚鼓动无力，心阴虚脉道不充，则有结代之脉。治宜炙甘草汤补阴阳、调气血，正气充足，则脉自恢复。

第178条紧承上条，补充结代脉的具体形态。结代脉均属于间歇脉，以脉在跳动中有停止为特点。因两种脉象都是缓而有中止，所以为阴脉。其中停止时间短，止无定数，又无规律，更来时微快者为结脉；停止时间长，止有定数，且有规律，更来时不快者为代脉。两种脉多由心阴阳气血不足，无力鼓动和充养血脉所致，病情较重，故曰难治。临床上，结脉除了正气不足外，尚有气血痰湿瘀阻的情况；代脉则主要为机体阴阳气血不足。结脉可见于某些健康人，代脉则多为器质性疾病所致。故“得此脉者，必难治”应该活看。

【病机】

心阴阳两虚。

【治法】

滋阴养血，通阳复脉。

【方药】

甘草四兩（炙）　生薑三兩（切）　人參二兩　生地黃一斤　桂枝三兩（去皮）　阿膠二兩　麥門冬半升（去心）　麻仁半斤　大棗三十枚（擘）

上九味，清酒七升，水八升，先煮八味，取三升，去滓，內膠烊消盡，溫服一升，日三服。一名復脈湯。

【方义】

炙甘草汤由炙甘草、生姜、人参、生地、桂枝、阿胶、麦门冬、麻仁、大枣组成。方中重用炙甘草益气补中，以充气血生化之源，而培复脉之根本。人参、大枣补中气，以滋化源，配生地、阿胶、麦冬、麻仁养心血，滋心阴而充血脉。桂枝、生姜振奋心阳，桂、甘相伍又能辛甘化阳，温通心脉。加清酒可疏通经络而利血脉。共成滋阴养血，通阳复脉之功。

【病案】

徐某某，女，37 岁。1976 年 1 月 26 日初诊。患室性早搏已三四年。每晚静卧（尤其向左侧卧）即作，有时出现二、三联律。每当精神激动时则剧作，脉搏每分钟 80 次，而期前收缩达二三十次，并感心慌心悸，胸闷微痛，夜寐多梦，咽喉口舌干燥，大便偏结，舌少苔。无胃痛，无水肿，血压正常。投以炙甘草汤：炙甘草 30 克，党参 15 克，桂枝 5 克，生姜 3 片，红枣 5 枚，生地 60 克，麦冬 30 克，阿胶 6 克，麻子仁 9 克，白酒 2 匙。连服十余剂而痊愈。[万友生．桂枝汤及其加减法的临床体会．江西中医药，1981（2）：5.]

（三）蓄水证

【原文】

太陽病，發汗後，大汗出，胃中乾①，煩躁不得眠，欲得飲水者，少少與飲之，令胃氣和則愈。若脈浮，小便不利，微熱消渴②者，五苓散主之。(71)

發汗已，脈浮數，煩渴③者，五苓散主之。(72)

中風發熱，六七日不解而煩，有表裏證④，渴欲飲水，水入則吐者，名曰水逆，五苓散主之。(74)

【词解】

①胃中干：胃中津液不足。

②消渴：指口渴饮水多而饮不解渴的症状。

③烦渴：口渴心烦。

④有表里证：指太阳表证与蓄水证同时存在。

【提要】

论述胃津不足与蓄水证的证治。

【释义】

第 71 条和第 72 条论述了汗后胃阴不足的调护方法和蓄水证的证治。太阳病当以辛温发汗之法治之，但若汗不得法，汗出过多，可致津液耗伤。胃阴不足，虚火上扰则烦躁不得眠；阴津不足，则欲饮水而自救。此时，只需予少量汤水以滋胃阴，待阴津恢复，胃气调和，病可自愈。“少少与饮之”，指出了胃阴不足的调护方法是多次少量地饮用汤水，而不可大量饮用。因为此时胃气尚弱，恣意饮用则易形成水停中焦证。

太阳病发汗后也可形成太阳蓄水证，此为表邪循经入里，膀胱气化不利所致。因表邪未解，故见脉浮或浮数、微微发热。表邪不解，循经入里，正气驱邪外出而不能，邪气由表入里而不出，正邪交争剧烈而致心神不宁，故见心烦。膀胱气化不行则见小便不利，津液不能敷布上承，故见口渴。此口渴非阴津不足所致，故饮不解渴。病人饮入大量汤液而口渴仍难缓解，饮入之水似自行消耗，故仲景名之为“消渴”。

第 74 条论述了蓄水重证的临床特点和治疗方法。太阳中风虽有时日，但发热仍在，说明表证未解。表邪日久不去，循经入里，正邪交争内外，扰乱心神，故见心烦。表邪循经入腑，影响膀胱气化，津不上达，故见渴欲饮水。本证“六七日不解”，病程较久，下焦蓄水严重。水邪上逆中焦，饮入之水可因内在水邪格拒而吐出。此时虽中焦受累，但病变重心仍在下焦，故仍以五苓散化气行水，兼以解表。

【病机】

水蓄下焦，气化不利，表邪未解。

【治法】

化气行水，兼以解表。

【方药】

五苓散方

豬苓十八銖（去皮）　澤瀉一兩六銖　白术十八銖　茯苓十八銖　桂枝半兩（去皮）

上五味，擣為散，以白飲①和服方寸匕②，日三服。多飲暖水，汗出愈，如法將息。

【词解】

①白饮：面条煮熟捞出后剩余的汤水，或指白米汤。

②方寸匕：古代的一种食具。曲柄浅斗，一寸见方，状如今之汤匙。

【方义】

本方以苓为主，药共五味，共为散剂，故名五苓散。方中茯苓、白术健脾利湿，猪苓、泽泻渗湿利水，桂枝通阳化气，兼以解表，共奏化气行水，通里达表之功。

【病案】

某患者，女，30 岁，1979 年 4 月 25 日初诊。顺产月余，一周来小便次多量少，涩而不畅，继则全身水肿，面白少华，恶寒，发热不高，时有汗出，欲饮水漱口而少下咽，腰酸肢重，舌淡、苔薄白而滑，脉浮弱带数。尿常规：白细胞（++），红细胞（+），脓细胞（+）。证属产后体虚，邪袭水结，州都失利，治拟五苓散加味：茯苓 15 克，炙桂枝 6 克，白术 10 克，猪苓 12 克，泽泻 10 克，炒党参 10 克，白茅根 20 克，4 剂。1979 年 4 月 29 日二诊，药后水肿日退，已去大半，小便次减量增，恶寒发热全无，仍觉腰酸，舌淡，脉弱不浮，尿常规检查仅见白细胞少量。前方加肉桂 3 克，续服 5 剂，尿常规检查正常，肿消病愈。（张志民．伤寒论方运用法［M］．浙江科学技术出版社，1984.）

【原文】

傷寒，汗出而渴者，五苓散主之；不渴者，茯苓甘草湯主之。（73）

太陽病，小便利者，以飲水多，必心下悸①；小便少者，必苦裏急②也。（127）

【词解】

①心下悸：胃脘部动悸不宁。

②苦里急：以里急为苦。指病人有小腹部胀满急迫的痛苦感觉。

【提要】

论述水停中焦与水蓄下焦的辨证及鉴别要点。

【释义】

第 73 条以口渴与否辨水停的部位。伤寒汗后，诸症当解，今汗后口渴，乃因汗后表邪入里影响膀胱气化，水蓄下焦，津不上承，故见口渴，以五苓散化气行水则解。若汗后中阳损伤，不能化水，则水停中焦，津能上承，则口不渴，用茯苓甘草汤温中化饮则解。

第127条以小便利否辨水停的部位。太阳病，饮水多，若素体阳气虚弱，水不得化，则可出现水饮内停证。若水停下焦，影响膀胱气化，则为下焦蓄水证，津不上承，故有口渴、小便量少和小腹拘急不适等，当以五苓散化气行水。若胃阳素弱，水停中焦，故见心下悸，膀胱气化功能未受影响，故见小便通利。因水停中焦与下焦无涉，水津尚能敷布，故口不渴，治用茯苓甘草汤温中化饮。

茯苓甘草汤证与五苓散证的鉴别要点有三。一是口渴与否：口不渴者为饮停中焦，口渴者为水蓄下焦。二是小便通利与否：小便通利者为饮停中焦，量少不利者为水蓄下焦。三是症状出现的部位：心下悸动不宁者为饮停中焦，小腹拘急胀满者为水蓄下焦。

【病机】

胃阳不足，水饮内停。

【治法】

温中化饮，通阳利水。

【方药】

茯苓甘草湯方

茯苓二兩　桂枝二兩（去皮）　甘草一兩（炙）　生薑三兩（切）

上四味，以水四升，煮取二升，去滓。分溫三服。

【方义】

茯苓健脾利水，桂枝通阳化气，生姜温中散饮，炙甘草培中补土，兼调诸药，共奏温中化饮，通阳利水之功。

【病案】

闫某，男，26岁。患心下筑筑然动悸不安，腹诊有振水声和上腹悸动。三五日必发一次腹泻，泻下如水，清冷无臭味，泻后心下悸动减轻。舌苔白滑少津，脉弦，饮食及小便尚可。辨为胃中停饮不化与气相搏的水悸病证。若胃中水饮顺流而下趋肠道，则作腹泻。泻后胃饮稍减，故心下悸动随之减轻。然去而旋生，转日又见悸动。当温中化饮为治，疏方：茯苓24克，生姜24克，桂枝10克，炙甘草6克。药服3剂，小便增多，而心下之悸明显减少。再进3剂，诸症得安。自此之后，未再复发。（陈明．刘渡舟临证验案精选［M］．学苑出版社，1994.）

（四）蓄血证

1. 桃核承气汤证

【原文】

太陽病不解，熱結膀胱①，其人如狂②，血自下，下者愈。其外不解者，尚未可攻③，當先解其外。外解已，但少腹急結④者，乃可攻之，宜桃核承氣湯。（106）

【词解】

①热结膀胱：邪热与瘀血蓄于下焦。膀胱，指下焦。

②其人如狂：坐卧不宁，手足躁扰，但又未到发狂程度。

③攻：指通下瘀热。

④少腹急结：少腹部急迫硬痛。

【提要】

论述蓄血轻证的病理机转与证治。

【释义】

太阳病不解，表邪入里化热，与血搏结于下焦，则成下焦蓄血证。心主血脉并藏神，热与血搏，上扰神明，则可出现如狂症状。因属热瘀搏结初期，病尚不重，故未达到发狂程度。因热瘀搏结不甚，故有自解之机。此时若血因热迫而下泄，则可出现“血自下，下者愈”的病理机转。倘若不能自解，则需治以通下瘀热。此时，应视表邪存在与否，分别采用不同治法。若外邪未解，表里同病而里证尚轻，当先解表祛邪，然后再行通下，以免表邪内陷而生他变。若外邪已去，里证独具，病人出现下腹拘急结痛症状，则可予桃核承气汤泻热通瘀。

【病机】

瘀热互结，阻滞下焦。

【治法】

逐瘀泻热。

【方药】

桃核承氣湯方

桃仁五十個（去皮尖）　大黃四兩　桂枝二兩（去皮）　甘草二兩（炙）　芒硝二兩

上五味，以水七升，煮取二升半，去滓，內芒硝，更上火微沸，下火。先食溫服五合，日三服。當微利。

【方义】

本方为调胃承气汤减芒硝之量再加桂枝、桃仁而成。方中桃仁逐瘀活血，桂枝通经活血，大黄清热活血，通下瘀热，三者联用，活血之力大增；芒硝泻热软坚，甘草调和诸药，兼护胃气。全方共奏活血泻热之功。

【病案】

沈石顽之妹，年未二十，体颇羸弱。一日出外市物，骤受惊吓，归即发狂，逢人乱殴，力大无穷。石顽亦被击伤腰部，因不能起。数日后，乃邀余治。病已七八日矣，狂仍如故。石顽扶伤而出，问之，方知病者经事二月未行。遂乘睡入室诊查，脉沉紧，少腹似胀。因出谓石顽曰：“此蓄血证也，下之可愈。”遂疏桃核承气汤与之：桃核30克，大黄15克，芒硝6克，炙甘草6克，桂枝6克，枳实9克。翌日问之，知服后下黑血甚多，狂止，体也不疲，且能啜粥，见人羞避不出。乃书一善后之方与之，不复再诊。（曹颖甫．经方实验录［M］．上海：上海科学技术出版社，1979.）

2. 抵当汤证

【原文】

太陽病，六七日表證仍在，脈微而沉，反不結胸[①]，其人發狂者，以熱在下焦，少腹當鞕滿，小便自利者，下血乃愈。所以然者，以太陽隨經，瘀熱在裏[②]故也。抵當湯[③]主之。（124）

太陽病身黄，脈沉結，少腹鞕，小便不利者，爲無血④也。小便自利，其人如狂者，血證諦⑤也。抵當湯主之。(125)

【词解】

①结胸：有形之邪结于胸膈的病证。

②太阳随经，瘀热在里：太阳经邪气入里化热，与瘀血互结而蓄于下焦。

③抵当汤：一说即水蛭汤。因南阳部分地区有称“水蛭”为“抵当”者，该方以水蛭为主药，故名抵当汤。可参。

④无血：指内无瘀血。

⑤谛：证据明确之意。

【提要】

论述蓄血重证的病因病机与证治。

【释义】

第124条有倒装文法，“抵当汤主之”应接在“下血乃愈”之后。太阳病六七日不解，表邪可循经入里化热与瘀血结于下焦而成蓄血证。此时虽有表邪，但病势偏里，故脉微而沉。瘀热蓄于下焦，少腹自当硬满。热邪上扰心神，则可出现发狂。此时，虽表邪未解，表里同病，但里证较急，故应暂缓治表，径以抵当汤攻逐瘀热，使瘀热下行则愈。“反不结胸”与“小便自利”句，有鉴别诊断意义。邪陷于里，热与水结，易于导致结胸证，今无心下硬满，则排除结胸可能。表邪入里，尚可导致膀胱气化不利的蓄水证而致小便不利，今“小便自利”，则排除蓄水证可能。此外，第124条当与第106条共参互看，两条论述均涉及表里同病问题，但因里证轻重缓急不同，而有治表治里次序之异。再者，第106条所述桃核承气汤证的神志症状是“如狂”，而第124条所述抵当汤证的神志症状是“发狂”，可知前者属蓄血轻症，后者为蓄血重症。

第125条论述了蓄血发黄的证治，并且进一步将小便是否通利作为蓄血证的鉴别要点。临证所见黄疸，多为湿热发黄或寒湿发黄，湿邪内蕴，气化不利，当见小便不利。但蓄血发黄内无湿邪，与水无涉，故小便自利。“小便自利”，“其人如狂”，加之“脉沉结”“少腹硬”，则蓄血证据明确，可予抵当汤治之。至于蓄血证所出现的黄疸，乃因血瘀于里，影响肝之疏泄，胆汁不循常道所致，与湿淫发黄病机不同。

蓄血证与蓄水证，两者均为太阳病不解而导致的变证，但其病机与症状有异。蓄水证属表邪入里，膀胱气化不利，水液停蓄，故见小便不利。而蓄血证则是表邪入里化热与血相搏，未影响膀胱气化功能，故小便自利。

【病机】

瘀热互结，搏于下焦。

【治法】

破血逐瘀泻热。

【方药】

抵當湯方

水蛭（熬）、虻蟲各三十個（去翅足，熬） 桃仁二十個（去皮尖） 大黄三兩

（酒洗）

上四味，以水五升，煮取三升，去滓。温服一升。不下，更服。

【方义】

水蛭、虻虫相伍为用，药力峻猛，直入血络而破血逐瘀，桃仁活血化瘀，大黄泻热导瘀，共奏破血逐瘀泻热之效。

【病案】

吕某，女，45岁。患伤寒证，发热恶寒，躯体疼痛，恶心不思食，脉象浮数。医以辛凉发汗之品，连服二剂，汗不出，病亦不解，迁延五六日，表证如故。适值经期，月经未见，而少腹胀满拒按，小便自利，大便燥结，有时精神错乱，呼号狂叫，家人惶恐，谓系神灵所凭。诊其脉：两手沉伏，遂告其家人曰：此证系太阳伤寒，因迁延失治，热邪内陷，当其行经期间，月经为热邪壅滞，瘀而不行，即伤寒所谓热入血室之证。本论谓：太阳病，脉沉结，小腹满硬，小便自利，其人如狂者，血证谛也。故以加味抵当汤与之：当归尾15克，桃仁泥12克，怀牛膝12克，京三棱10克，嫩柴胡3克，生水蛭10克，生锦纹8克，丹皮10克，甘草6克，虻虫12克。服药后，腹胀减而精神清醒，脉象由沉结而变浮弦，是瘀滞已渐疏通之兆，仍予原方加和胃之剂。连服四剂，月经来潮，呈黑褐色。自是腹部轻松，精神如常。后以活血和胃之剂调理而愈。（邢锡波．伤寒论临床实验录［M］．天津：天津科学技术出版社，1985.）

3. 抵当丸证

【原文】

傷寒有熱，少腹滿，應小便不利，今反利者，爲有血也，當下之，不可余藥①，宜抵當丸。（126）

【词解】

①不可余药：不能用其他药物。

【提要】

论述蓄血缓证的证治。

【释义】

外感病发热，小腹胀满，若为邪与水结的蓄水证，则应有膀胱气化不行之小便不利。今小便通利，则不为蓄水证，而属瘀热互结下焦之蓄血证。蓄血证当以攻下瘀热为治，而不能采用其他药物进行治疗。蓄血证一般有“如狂”“发狂”的神志改变，本条未见神志失常，可知证情较缓，瘀血和邪热均不甚重，故用丸药缓图。

本证与抵当汤证、桃核承气汤证均属蓄血证，病机均为邪热与瘀血结于下焦，但相互之间又有区别。桃核承气汤证乃蓄血初起，为蓄血轻证，热重于瘀，治宜先解其表，而后通下瘀热；抵当汤证为蓄血已成且病势较急，为蓄血重证，瘀重于热，即使表证仍在，也当破血逐瘀，速治里急；抵当丸证瘀血和邪热均不太甚，为蓄血缓证，病势不急，故予攻逐瘀热，峻药缓图。

【病机】

瘀热互结，病势和缓。

【治法】

攻下瘀热，峻药缓图。

【方药】

抵當丸方

水蛭二十個（熬） 虻蟲二十個（去翅足，熬） 桃仁二十五個（去皮尖） 大黄三兩

上四味，搗分四丸。以水一升，煮一丸，取七合服之。晬時[①]當下血，若不下者，更服。

【词解】

①晬时：即周时，经过二十四小时之意。

【方义】

本方药物组成和抵当汤完全相同，但水蛭、虻虫和桃仁的用量均有减少，且改汤为丸，以峻药缓图。

【病案】

常熟鹿苑钱钦伯之妻，经停九月，腹中有块攻痛，自知非孕。医予三棱、莪术多剂，未应，当延陈葆厚先生诊。先生曰：三棱、莪术仅能治血结之初起者，及其已结，则力不胜矣。吾有药能治之，顾药有反响，受者幸勿骂我也。主人诺。当予抵当丸三钱，开水送下。入夜，病者在床上反复爬行，腹痛不堪，果大骂医者不已。天将旦，随大便下污物甚多，其色黄白红夹杂不一，痛乃大除。次日复诊，陈先生诘问："昨夜骂我否？"主人不能隐，具以情告。乃予加味四物汤调理而瘥。（曹颖甫．经方实验录［M］．上海：上海科学技术出版社，1979.）

（五）结胸证

1. 结胸辨证

【原文】

問曰：病有結胸[①]，有藏結[②]，其狀何如？答曰：按之痛，寸脈浮，關脈沉，名曰結胸也。（128）

病發于陽，而反下之，熱入因作結胸；病發于陰，而反下之，因作痞[③]也。所以成結胸者，以下之太早故也。（131 上）

【词解】

①结胸：证候名，主要症状为胸脘部疼痛，乃有形之邪结于胸膈脘腹所致。

②脏结：证候名，症状与结胸相似，但病变性质不同，为内脏阳虚，阴寒内凝所致。

③痞：证候名，以心下闷塞不舒，按之柔软不痛为主要症状。

【提要】

论述结胸证的脉证特点及成因。

【释义】

结胸与脏结是两类截然不同的病证，结胸证以实热证为多，脏结证以虚寒证为多，

两者性质相反但临床症状类似，故应相互鉴别。结胸证为邪气化热内陷，与痰水等有形之邪凝结于胸膈，所以按之有压痛感觉。寸脉候上焦，寸脉浮则上焦有热；关脉候中焦，关脉沉则痰水结于胸脘。仲景以脉象喻病机，示结胸证的基本病机为邪热与痰水互结于胸膈脘腹。

第131（上）条“病发于阳”和“病发于阴”，系指病位和病性而言，前者指邪盛于表，后者指正虚于里。邪盛于表，治当发汗解表，若妄用下法，可使表邪化热内陷而与痰水有形之邪互结形成结胸证，“下之太早”一语，则进一步强调了结胸证的成因。正虚于里自也不能妄行攻下，下之则使脾胃受损，气机滞塞而致痞证。因痞证内无有形痰水，故不疼痛，而结胸为有形痰水凝聚，故按之疼痛。

2. 热实结胸证

（1）大陷胸汤证

【原文】

太陽病，脈浮而動數[①]，浮則爲風，數則爲熱，動則爲痛，數則爲虚。頭痛，發熱，微盜汗出，而反惡寒者，表未解也。醫反下之，動數變遲，膈内拒痛，胃中空虚，客氣[②]動膈，短氣躁煩，心中懊憹，陽氣[③]内陷，心下因鞕，則爲結胸。大陷胸湯主之。若不結胸，但頭汗出，余處無汗，劑頸而還[④]，小便不利，身必發黄。(134)

傷寒六七日，結胸熱實，脈沉而緊，心下痛，按之石鞕者，大陷胸湯主之。(135)

傷寒十余日，熱結在裏，復往來寒熱者，與大柴胡湯；但結胸，無大熱[⑤]者，此爲水結在胸脇也。但頭微汗出者，大陷胸湯主之。(136)

太陽病，重發汗而復下之，不大便五六日，舌上燥而渴，日晡所[⑥]小有潮熱[⑦]，從心下至少腹鞕滿而痛不可近[⑧]者，大陷胸湯主之。(137)

【词解】

①脉浮而动数：指脉搏浮数之中兼有躁动之象。动，躁动。

②客气：即邪气。因从外而来，故称客气。

③阳气：此指表邪入里化热所形成的热邪。

④剂颈而还：谓头面部汗出至颈部为止。“剂”同“齐”。

⑤无大热：无少阳证的往来寒热和阳明证的蒸蒸发热。

⑥日晡所：午后申时（下午3时至5时）左右。

⑦潮热：发热如同潮汐，按时而发。

⑧痛不可近：疼痛程度严重拒按。

【提要】

论述大结胸证的证治和鉴别诊断。

【释义】

第134条宜分三段理解。第一段从句首至“表未解也”，是论述误下前的脉证。第二段从“医反下之”至“大陷胸汤主之”，系论述误下而致结胸证的证治。第三段从“若不结胸”至条尾，是论述误下而致发黄的变证。

太阳病脉浮而动数，是指脉见浮数而显躁动。浮主风邪在表，数主邪热，动主邪盛而致疼痛。数脉虽主热，但其热未与在里有形之邪相结，故言“数则为虚”。“虚”非正虚之意，乃里无有形实邪之谓。头痛发热属于表证，提示表邪未解。“微盗汗出”属于里有邪热，乃卫气夜行于里使在里之郁热向外蒸腾所致。此时，因病人有恶寒症状，故虽有里热，但“表未解”也。因表邪未解，故纵有里热也不可贸然攻下。若反用下法，则表邪内陷，与痰水结于胸膈而成结胸证。邪热与有形之邪相结，气机不利，则动数之脉变为迟脉。胸中气机滞塞可见短气，心神被扰则烦躁懊憹，热邪与痰水互结而致心下硬满疼痛。此结胸主证已备，可予大陷胸汤逐水泻热。但若表邪未解而误下之后，并未形成结胸证，而致湿热蕴蒸而发黄疸。湿热纠结不解，热不得外越，湿不得下泄，可致头汗独出，小便不利。

第 134 条论述了太阳病误下之后，表邪内陷所致的大结胸证，第 135 条则论述了太阳病不经误下也可形成热实结胸的情况。伤寒日久不解，表邪可入里化热，若平素内有水饮，则热与水结形成属热属实的结胸证。文中“结胸”系指病位，“热实”则指病性。本条指出结胸证的典型脉象是“脉沉而紧”，“沉”为邪气在里，“紧”为邪结痛甚。水热互结于膈间，气血阻滞不通，故见“心下痛，按之石硬”，治以大陷胸汤泻热逐水破结。

第 136 条论述了大结胸证与少阳兼里实证的鉴别。伤寒十余日，表邪入里化热，热结在里，应有大便不通的阳明腑实证，同时兼见往来寒热的少阳证，当属少阳阳明并病，宜用大柴胡汤兼而治之。但若是水热互结的大结胸证，则不会出现少阳证的往来寒热和阳明证的蒸蒸发热。因热被水遏，不能向外透越，故仅见头面部微微汗出而周身无汗。

第 137 条论述了类似阳明腑实证的大结胸证。太阳病经过多次发汗，津液必伤；复加攻下，则使外邪化热内陷，热与水结更使津液不能布达，故见舌燥口渴。实热内结，腑气不通，故五六日不大便。燥热累及阳明可见午后潮热，但又因水热互结、热在水中而潮热不甚。“从心下至少腹硬满而痛不可近”，与阳明腑实证最具鉴别诊断意义。阳明腑实证为肠中燥屎阻结，其腹痛仅限于脐周，而大结胸证则是“从心下至少腹”。再者，本证疼痛很重，达到了“不可近”的程度，也是一般的阳明腑实证所不及的。

【病机】

水热互结，阻于胸膈。

【治法】

泻热逐水破结。

【方药】

大陷胸湯方

大黄六兩（去皮）　芒硝一升　甘遂一錢匕

上三味，以水六升，先煮大黄，取二升，去滓，內芒硝，煮一兩沸，內甘遂末。溫服一升。得快利，止後服。

【方义】

甘遂苦寒峻下，攻逐水饮，大黄泻热荡实，芒硝软坚破结，三药合用，力专效宏，共奏泻热逐水破结之效。

【病案】

王某，女，24 岁，1985 年 8 月 18 日急诊入院。昨晚饱餐后突然心下胀满而痛，手不可近，左上腹有 10cm×5cm 肿物，按之石硬，有结节感，伴有发热畏寒、呕恶，溲赤便结，舌质红、苔黄腻，脉沉紧。B 超提示急性胰腺炎伴胆结石。血清淀粉酶 800U。中医辨证为大结胸证，里热壅实。遂予大陷胸汤泻热攻里以破结：大黄 15 克，芒硝 12 克，甘遂末 2 克。先煎大黄，纳芒硝（去滓后）令沸后兑入甘遂末。服一剂便通痛解，诸症均减。又进二剂，腹痛无，纳增，体温正常。上方减甘遂，芒硝、大黄减量，加金钱草、海金沙、鸡内金、柴胡调治二十余剂，诸症均愈。B 超显示肿块消失，胰腺正常，胆囊砂石明显减少，化验正常，随访年余未再复发。［许振亚．大陷胸汤治急症举隅．辽宁中医杂志，1990（8）：32.］

（2）大陷胸丸证

【原文】

結胸者，項亦強，如柔痓[①]狀，下之則和，宜大陷胸丸。（131 下）

【词解】

①柔痓："痓"即痉病，是因外感风寒，筋脉失养所致的以项背强直、角弓反张为主症的病症。若见汗出者则为柔痉。

【提要】

论述结胸证邪势偏上的证治。

【释义】

条首冠以"结胸者"三字，必有心下硬满疼痛的症状，不言当属省文。结胸证乃水热互结所致，若邪势偏盛于上，阻滞经脉，经气不利，则出现项背强直而俯仰不能自如，热迫津泄也可汗出，其症状和柔痉相似。因为证属水热结聚，故可下之而使项背由强直转为柔和。宜用大陷胸丸峻药缓攻。

大陷胸丸和大陷胸汤均治大结胸病，皆有泻热利水之功，但两者又有区别。相对而言，大陷胸汤量大效宏，泻下力强，见效迅速，故方后注强调"得快利，止后服"，以免过泻伤正。大陷胸丸量小效柔，泻下之力相对较缓，故方后注有"一宿乃下，如不下，更服，取下为效"之论。大陷胸汤证病势急重，病变范围较广，水热壅结胸腹，治宜峻药急攻。大陷胸丸证病势较缓，病位偏上，水热影响胸肺，治宜峻药缓图。

【病机】

水热互结，病势偏上。

【治法】

逐水破结，峻药缓图。

【方药】

大陷胸丸方

大黄半斤　葶藶子半升（熬）　芒硝半升　杏仁半升（去皮尖，熬黑）

上四味，搗篩二味，內杏仁、芒硝，合研如脂，和散。取如彈丸一枚；别搗甘遂末一錢匕，白蜜二合，水二升，煮取一升，溫頓服之。一宿乃下。如不下，更服，取下為效。禁如藥法。

【方义】

本方由大陷胸汤加葶苈子、杏仁、白蜜而成，并改汤为丸。方中大黄、芒硝泄热破结，荡涤实邪；甘遂破逐结聚之痰水，与硝黄相伍而疏通水热互结。葶苈子、杏仁泻肺利气，可使肺气宣降得宜，水之上源通畅，使凝结于上之水热随之而下；白蜜减缓甘遂峻猛之性，且味甘而缓恋，使泻下之力留于上焦，缓慢发挥作用，以达峻药缓图之效。

【病案】

罗某，素有茶癖，每日把壶长饮，习以为常。身体硕胖，面目光亮，每以身健而自豪。冬季感受风寒后，自服青宁丸与救苦丹，病不减而胸中硬痛，呼吸不利，项背拘急，俯仰为难。其脉弦而有力，舌苔白厚而腻。辨为伏饮踞于胸膈，而风寒之邪又化热入里，热与水结于上，乃成大陷胸丸证。疏方：大黄 9 克，芒硝 6 克，葶苈子 9 克，杏仁 9 克，水 2 碗，蜜半碗，煎成多半碗，后下甘遂末 1 克。服 1 剂，大便泻下两次，而胸中顿爽。又服 1 剂，泻下四次，从此病告愈，而饮茶之嗜亦淡。（刘渡舟．新编伤寒论类方［M］．太原：山西人民卫生出版社，1984.）

（3）小陷胸汤证

【原文】

小結胸病，正在心下，按之則痛，脈浮滑者，小陷胸湯主之。（138）

【提要】

论述小结胸病的证治。

【释义】

小陷胸汤证的症状与大陷胸汤证相似，但小陷胸汤证的病情较轻。“正在心下”说明病位比较局限，仅仅在心下胃脘部位；“按之则痛”说明痛势较缓，触按时疼痛，不触按则不痛。此证病位局限，疼痛较轻，故仲景名之为“小结胸病”。浮脉主有热而浅，滑脉主有痰。此证乃痰热互结，病势较缓之证。

小结胸证需与大结胸证进行鉴别。小结胸证的病位是在心下胃脘，大结胸证的病位是从心下至少腹；小结胸证的主症是按之则痛，大结胸证的主证是硬痛拒按；小结胸证的主脉是浮滑，大结胸证的主脉是沉紧；小结胸证的病机是热与痰结，大结胸证的病机是热与水结；小结胸证治以清热化痰，大结胸证治以泻热逐水。

【病机】

痰热互结，阻于胃脘。

【治法】

清热涤痰开结。

【方药】

小陷胸湯方

黃連一兩　半夏半升（洗）　栝樓實大者一枚

上三味，以水六升，先煎栝樓，取三升，去滓，內諸藥，煮取二升，去滓。分溫三服。

【方义】

黄连清泄邪热，半夏涤痰蠲饮散结，栝楼实清热化痰，开结润下，共奏清热涤痰开结之效。

【病案】

老年妇人，五十余岁，正在心下胃脘部疼痛，且痛时有包块鼓起，形如馒头之半，心疑为癌患而甚畏惧，既往医院做钡餐透视。在等待期间，因疼痛加剧未可忍耐，而请中医诊治。脉见弦滑，舌质偏红，苔黄不甚厚，胃脘虽痛但按之不硬，大便不爽，遂辨为小结胸证。服小陷胸汤 2 剂后，大便泻下黄涎甚多，痛止而包块消失。后做 X 线钡餐透视，查无异常。（刘渡舟．伤寒论诠解［M］．天津：天津科学技术出版社，1983.）

3. 寒实结胸

【原文】

……寒實結胸，無熱證者，與三物小陷胸湯。白散亦可服。（141 下）

【提要】

论述寒实结胸的证治。

【释义】

结胸证多见热实结胸，但也有寒实结胸者。寒实结胸是指结胸证的性质属寒属实，是相对于热实结胸而言，乃由寒邪与痰水相结所致。既言结胸，自应有心下硬痛之症。“无热证”说明该证属于实寒，故无舌燥口渴、心烦懊侬、“日晡所小有潮热”等见症。

【病机】

寒痰冷饮互结，阻于胸膈。

【治法】

温寒逐水，涤痰破结。

【方药】

白散方

桔梗三分　巴豆一分（去皮心，熬黑，研如脂）　貝母三分

上三味，為散。內巴豆更於臼中杵之，以白飲和服。強人半錢匕，羸者減之。病在膈上必吐，在膈下必利。不利，進熱粥一杯；利過不止，進冷粥一杯。

【方义】

巴豆散寒逐水，破结搜邪，贝母化痰解郁散结，桔梗利肺散结化痰，共奏温寒逐水，涤痰破结之功。

【病案】

王某，男，26 岁。素有咳嗽气促，呕吐黏涎，夏历十一月间，天气骤寒，朔风凛冽，因感寒而咳嗽转剧。呼吸喘促，胸部胀满拒按，大便溏，小便清澈，饮食不思，咳喘不能平卧。舌苔湿润，脉象沉郁，重按有力。西医检查确诊为胸腔大量积液。据脉诊证，当属寒实结胸，应予疏胸豁痰之剂，遂予三物白散：桔梗 15 克，浙贝 15 克，巴豆霜 0.6 克。上药共研调末分三次服，早晨空腹白开水送服一次，隔三日至四日服一次。

期间每天煎服疏肺止嗽化痰行水之剂 1 剂，以宣肺涤饮止嗽。处方：干姜 10 克，茯苓 15 克，葶苈子 6 克，浙贝 10 克，半夏 10 克，瓜蒌 12 克，紫菀 10 克，白芥子 6 克，杏仁 10 克。服三物白散后，历 30 分钟，恶心作呕，吐出黏涎约一茶杯，隔 1 小时，便腹痛作泻，连续水泻 4 次，计约 1500 毫升，后杂以涎液。患者胸中顿觉舒适而咳喘已减，亦能平卧安眠。下午服疏肺止嗽涤饮汤，咳喘逐渐恢复。共服三物白散 2 次，汤剂 4 次，后以疏肺豁痰健脾止嗽之剂调理而愈。（邢锡波．伤寒论临床实验录［M］．天津：天津科学技术出版社，1984.）

4. 结胸证治禁与预后

【原文】

結胸證，其脈浮大者，不可下，下之則死。（132）

結胸證悉具，煩躁者亦死。（133）

【提要】

论述结胸证的治疗禁忌和预后。

【释义】

结胸之脉多见沉紧，也可见寸浮关沉之象。今独见浮大之脉，属脉证不符，病情危重。脉若浮大有力，则为表里合邪，治当先表后里。若下之太早，则邪热内陷，邪结更甚。脉若浮大无力，为正气虚衰，阳气外越，治当扶正祛邪，倘不顾护正气而一味攻下，则阳亡于上，阴竭于下，预后不良。从仲景言“下之则死”看，脉浮大当属浮大无力。“结胸证悉具”表明病人已有“心下痛，按之石硬”“从心下至少腹硬满疼痛而不可近”等结胸证典型症状，说明邪气盛极，病情险恶。此时若见烦躁不宁，则属正气衰败，阳气外越，邪盛至极，阳气散脱，故预后不良。必须指出，结胸证因水饮阻遏，邪热内扰，也会出现烦躁症状，但与结胸危证之亡阳烦躁自有不同，临证应注意鉴别，不可误判。

（六）脏结证

【原文】

何謂藏結？答曰：如結胸狀，飲食如故，時時下利，寸脈浮，關脈小細沉緊，名曰藏結。舌上白胎滑者，難治。（129）

病脇下素有痞，連在臍旁，痛引少腹入陰筋①者，此名藏結，死。（167）

【词解】

①阴筋：指外生殖器。

【提要】

论述脏结的脉证和预后。

【释义】

第 129 条承接第 128 条与结胸证进行鉴别。脏结证在症状上“如结胸状”，也有心下硬满疼痛甚或连及下腹等症状。但脏结证是脏虚寒凝、气血不通所致，与结胸病机不同。脏结因邪结在脏，胃腑并无实邪阻滞，受纳功能尚可，故“饮食如故”。阳气虚馁，脾失健运，所以“时时下利”。而热实结胸水热互结于胸膈胃脘，腑气不通，胃失和降，则有不能食、不大便等症状。脏结证的脉象虽也是寸脉浮而关脉沉紧，与结胸脉象相似，但其关脉尚见“小细”，此又与结胸不同。脉见“小细”，提示正气虚弱。“关脉小细沉紧”，说明脏气虚弱而邪气盛实，乃虚实错杂之证。舌苔白滑，乃阳气虚衰而阴寒凝滞之象。寒结之邪非攻不去，而阳气虚衰又不耐攻伐，故为难治之候。

第167条论述脏结危候。病人胁下素有痞块，并且痞块较大，“连在脐旁”，说明脏结日久并且严重。痞块乃有形之邪结聚，为病久入络而病及血分所致。阳气虚衰已久，正不制邪，邪结日甚，脉络不通，故“痛引少腹”而“入阴筋”。胁下为肝所主，脐旁大腹为脾所主，少腹为肝肾所主，肝之经脉络阴器，肾开窍于二阴，故胁下、脐旁、少腹以至阴器，为三阴经之分野。肝脾肾阳气皆虚，阴寒之气凝结三阴之部，阴寒盛极，阳气衰绝，故为脏结危候。

（七）痞证

1. 痞证的成因及证候特点

【原文】

脈浮而緊，而復下之，緊反入裏，則作痞，按之自濡①，但氣痞②耳。（151）

【词解】

①濡：同“软”，柔软。

②气痞：气机痞塞。

【提要】

论述痞证的成因、脉证与病机。

【释义】

脉浮而紧主太阳伤寒表证，治当辛温发汗。今反用下法，势必导致表邪内陷而发生变证。“紧反入里”指在表邪气入里。太阳表证误用下法，脾胃之气先伤于里，在表之邪乘机内陷，脾胃升降失宜，气机痞塞，则成痞证。“按之自濡”指出了痞证的症状特点，即胃脘部堵闷不舒，但以手按之却柔软无物。“但气痞也”，指痞证内无有形之邪结聚，为中焦气机壅滞所致。

2. 热痞证

（1）大黄黄连泻心汤证

【原文】

心下痞，按之濡，其脈關上浮者，大黄黄連瀉心湯主之。（154）

【提要】

论述热痞的证治。

【析义】

本条“心下痞，按之濡”，为痞证的主症。因痞证是脾胃气机壅滞所致，内无有形之邪结聚，故病人只觉胃脘部有堵闷痞塞之感，并且触按时腹部柔软而无坚硬疼痛感觉。“其脉关上浮者”，是以脉象喻病机。关脉候中焦脾胃，由此说明病变部位在胃脘部。浮脉本主表证，但病人没有发热恶寒和头项强痛等症，则浮不主表而主热。“关上浮”指出了热痞的病机为热邪壅塞胃脘，气机升降失宜。

【病机】

胃热气滞。

【治法】

清热消痞。

【方药】

大黄黄連瀉心湯方

大黄二兩　黄連一兩

上二味，以麻沸湯①二升漬之，須臾，絞去滓。分溫再服。

【词解】

①麻沸汤：沸腾的开水。

【方义】

本方仅由大黄、黄连两味药组成，但按林亿校正之语和《千金翼方》记载，当尚有黄芩。方中大黄泄热和胃开结，黄连清泄心胃之火，黄芩直折中焦实热，诸药合用，使邪热得除，痞结得开。本方不用煎服而用泡服，取其气之轻扬，避其味之重浊，利于清中上部无形邪热，而避泻下里实之力。

【病案】

王某，女，42 岁，1994 年 3 月 28 日初诊。心下痞满，按之不痛，不欲饮食，小便短赤，大便偏干，心烦口干，头晕耳鸣。西医诊断为自主神经功能紊乱。其舌质红，苔白滑，脉来沉弦小数。此乃无形邪热痞于心下之证，予大黄黄连泻心汤以泻热消痞：大黄 3 克，黄连 10 克，沸水浸泡片刻，去滓而饮。服 3 剂后，则心下痞满诸证爽然而愈。（陈明，刘燕华，李芳．刘渡舟临证验案精选［M］．北京：学苑出版社，1996.）

【原文】

傷寒大下後，復發汗，心下痞，惡寒者，表未解也。不可攻痞，當先解表，表解乃可攻痞。解表宜桂枝湯，攻痞宜大黄黄連瀉心湯。（164）

【提要】

论述热痞兼表的证治。

【释义】

伤寒为邪气在表，治当发汗解表。若先行攻下，再予发汗，为治疗失序，导致邪热内陷，中焦气机滞塞而成热痞之证。若表邪尽陷于里，则外无恶寒发热等症，今“恶寒者”，说明表邪未解。此时表里同病，里证非急，当先解表而后治里。因有攻下、发汗在前，正气已虚，故解表不宜峻汗，以桂枝汤治之为宜。待表邪尽去，再以大黄黄连泻心汤泻热消痞。

（2）附子泻心汤证

【原文】

心下痞，而復惡寒汗出者，附子瀉心湯主之。（155）

【提要】

论述热痞兼阳虚的证治。

【释义】

本条上承第 154 条，故“心下痞”也属热邪壅聚之热痞。“恶寒汗出”有两种可能，一种属太阳中风表虚证。如是，则应有发热见症。今未见发热，说明不属此证。另一种属阳气虚弱，卫外不固，本条当属于此。阳虚则卫阳不足，不能“温分肉”，“司开阖”，温煦失职则恶寒，肌表不固则汗出。当此之时，一为邪热壅滞胃脘，又有阳气虚馁，治当扶正祛邪，故予附子泻心汤泻热消痞，扶阳固表。

【病机】

胃热气滞，卫阳不固。

【治法】

清热消痞，扶阳固表。

【方药】

附子瀉心湯方

大黃二兩　黃連一兩　黃芩一兩　附子一枚（炮，去皮，破，別煮取汁）

上四味，切三味，以麻沸湯二升漬之，須臾，絞去滓，內附子汁。分溫再服。

【方义】

本方由大黄黄连泻心汤加附子而成。大黄、黄连、黄芩清热消痞，附子温经扶阳固表。本方将大黄、黄连、黄芩用麻沸汤浸渍，取其气之轻扬，附子另煎取汁，重于扶阳。两者合服，寒温并用，补泻兼施，共奏清热扶阳之功。

【病案】

郑某，男，36 岁。因操劳过度，忽然口吐鲜血，吐血后畏寒，胸中痞闷，足胫冷，面色赤，脉浮芤，显系心火上炎，形成上热自热、下寒自寒现象。现吐血未止，急则治标，宜釜底抽薪法。但病者尚有畏寒感觉，虑及阳虚，遂决定先予附子泻心汤，以三黄泻心火，使热下行，附子固护阳气。处方：大黄 9 克，黄芩 6 克，黄连 9 克，附子 6 克。次日复诊，血止，胸痞解除，但全身发热，心悸，脉转弦细。此乃大出血之虚热，拟清余热而交心肾法。予黄连阿胶汤二剂后，热退，脉弦沉细，心悸未除，精神疲倦。继以归脾汤去木香、龙眼肉，加胶饴 60 克，服两剂而愈。（俞长荣．伤寒论汇要分析［M］．福州：福建科学技术出版社，1985.）

3. 寒热错杂痞证

（1）半夏泻心汤证

【原文】

傷寒五六日，嘔而發熱者，柴胡湯證具，而以他藥下之，柴胡證仍在者，復與柴胡湯。此雖已下之，不爲逆，必蒸蒸而振①，却發熱汗出而解。若心下滿而鞕痛者，此爲結胸也。大陷胸湯主之。但滿而不痛者，此爲痞。柴胡不中與之，宜半夏瀉心湯。(149)

【词解】

①蒸蒸而振：周身震颤，自觉有热自内向外蒸腾。

【提要】

论述柴胡汤证误下后的三种转归和治法。

【释义】

伤寒表证，五六日之后，邪有内传之势。若见“呕而发热者”，则邪入少阳，当以柴胡类方辨而治之。病在少阳，“而以他药攻下”，是治不得法。误下之后，发生三种转归。其一，虽经误下，但因平素正气较盛，故正气虽然受挫但未大伤，表邪并未内陷，柴胡汤证仍在，可继续治以柴胡汤。服药之后，受挫之正气得药力之助，奋起抗邪外出，则可见战汗，随后发热汗出而解。其二，误下之后，少阳邪热内陷，因内有水饮之邪，则热与水结而成大结胸证，出现心下硬满而痛之症，可予大陷胸汤泻热逐水。其三，患者内无水饮，误下之后脾阳受损，少阳邪热乘机入里，正虚邪结，脾虚有寒而胃肠有热，寒热错杂，气机壅滞，则成痞证，出现心下痞满不痛之症，可予半夏泻心汤和中降逆消痞。以方测证，病人除心下“但满而不痛”外，当有胃气不降之恶心、呕吐和脾气不升之肠鸣、腹泻等症。《金匮要略·呕吐哕下利病脉证治》有“呕而肠鸣，心下痞者，半夏泻心汤主之”之论，可与本条互参。

【病机】

寒热错杂，气机失常。

【治法】

和中降逆消痞。

【方药】

半夏瀉心湯方

半夏半升（洗）　黄芩三两　乾薑三两　人参三两　甘草（炙）三两　黄連一两　大棗十二枚（擘）

上七味，以水一斗，煎取六升，去滓，再煎取三升。溫服一升，日三服。

【方义】

本证以呕吐为主，故以半夏为主药并为方名。方中半夏降逆治呕，干姜温脾散寒，黄连、黄芩泻热和胃，人参、大枣、甘草益气和中。全方寒温并用，辛开苦降甘调，消补同施，共奏和中降逆消痞之功。

【病案】

杜某，女，18 岁，1986 年 12 月初诊。胃脘疼痛一年多，逐日加重。恶心呕吐，不能进食，只能食少量流食。大便稀溏，进行性消瘦，闭经两个月，面白无泽，神情倦怠，肌肤甲错，脉沉细数，舌淡红、苔薄白而根部淡黄。西医诊断为十二指肠壅积症。中医辨证为脾胃不和，寒热错杂，痞塞于中，而致胃脘痛。治以和胃消痞，宗半夏泻心汤化裁。处方：清半夏 10 克，党参 10 克，淡干姜 3 克，黄芩 3 克，黄连 3 克，生姜 4 克，大枣 5 枚，神曲 12 克，炒麦芽 10 克，白梅花 6 克。药进 6 剂，诸证皆减，饮食大增，每日进食 5~8 两。守方调治 30 剂，诸症皆愈。（聂惠民．聂氏伤寒学［M］．北京：学苑出版社，2005.）

（2）生姜泻心汤证

【原文】

傷寒汗出，解之後，胃中不和，心下痞鞕，乾噫食臭①，脇下有水氣，腹中雷鳴②，下利者，生薑瀉心湯主之。(157)

【词解】

①干噫食臭：指嗳气中有食物酸败味道。“噫”同“嗳”。

②腹中雷鸣：腹中肠鸣如雷。

【提要】

论述寒热错杂痞证兼有水食不化的证治。

【释义】

本条首言“伤寒汗出，解之后”，次言“胃中不和，心下痞硬”，说明痞证虽然大多由误下而致邪气内陷所致，但也有未经误下而成者。病为伤寒，若其人平素脾阳不足，或因汗不得法而脾阳受损，阳虚则寒水内生。此时表证虽解，但邪气化热内陷，脾虚有寒，胃实有热，寒热错杂阻于中焦，加之水饮内停，食谷不化，则使脾胃升降失常，气机痞塞，形成痞证。本条“心下痞硬”的“硬”是指病人自觉心下堵塞严重，但按之并不疼痛，非坚硬之意，自与结胸症状有别。“胁下有水气”，指出本证有水气内聚，但非悬饮之证，乃脾阳虚馁不能运化津液而致水湿内停所致。水走肠间，漉漉有声，故现“腹中雷鸣”。脾不升清，水气下行，则见“下利”。食谷不化，胃气不降，腐气上逆，则见“干噫食臭”。此为痞证兼有水食不化之证，宜生姜泻心汤辛开苦降以和胃散水消痞。

【病机】

胃虚水停，寒热错杂。

【治法】

和胃降逆，散水消痞。

【方药】

生薑瀉心湯方

生薑四兩（切）　甘草三兩（炙）　人參三兩　乾薑一兩　黃芩三兩　半夏半升（洗）　黃連一兩　大棗十二枚（擘）

上八味，以水一斗，煮六升，去滓，再煎取三升。溫服一升，日三服。

【方义】

本方即半夏泻心汤减干姜用量加生姜而成，其组方原则同半夏泻心汤，体现了“辛开苦降甘调”之法，其重用生姜，故名生姜泻心汤。生姜气薄，功擅宣散，走而不守；干姜气厚，效兼收敛，守而不走。两药相配，散中有敛，守中有走，既能宣散水饮，又可温运中州。两药与半夏相伍，则散水和胃、降逆止呕之力更强。生姜、半夏与黄芩、黄连合用，辛开苦降，调理中州，复其升降，开其痞结。人参、大枣、甘草甘温守中，扶中补虚。诸药合用，共奏和胃降逆、散水消痞之功。

【病案】

彭某，女，30岁，1965年8月26日初诊。因吃葡萄而患腹泻已3天，每日3次水样便，腹微痛，咽干不思饮，心下痞满，纳差，嗳气，腹时胀满而肠鸣漉漉，四肢乏力，苔白腻，脉弦滑。原本中寒，又值外邪相加，中阳不运，饮郁化热，予生姜泻心汤：生姜12克，干姜3克，炙甘草10克，党参10克，半夏12克，黄芩10克，黄连

10克，大枣4枚。服1剂腹泻腹痛止，服3剂诸症好转。（胡希恕，冯世纶．经方传真［M］．北京：中国中医药出版社，2008.）

（3）甘草泻心汤证

【原文】

傷寒中風，醫反下之，其人下利日數十行，谷不化[①]，腹中雷鳴，心下痞鞕而滿，乾嘔，心煩不得安。醫見心下痞，謂病不盡，復下之，其痞益甚。此非結熱[②]，但以胃中虚，客氣上逆[③]，故使鞕也。甘草瀉心湯主之。（158）

【词解】

①谷不化：下利中有未消化吸收的食物。

②结热：实热阻结。

③客气上逆：误下之后，表邪化热入里，邪热上逆。客气，由外入里的邪气。

【提要】

论述脾胃气虚而痞利俱甚的证治。

【释义】

太阳病不论伤寒或是中风，均应以汗法解之，今医者反用下法治之，则中焦脾胃阳气受损，且表邪化热内陷。脾胃阳虚，水寒下趋，故见泻利肠鸣，谷不化。热邪上扰，心神不宁，故有心烦不安。脾胃气机升降失常，气机痞塞，故“干呕”“心下痞硬而满”。医见“心下痞硬而满”“干呕”和“心烦不得安”，误认为是里有实邪而“病不尽”，更用下药攻下，以致脾胃阳气更虚，气机更加乖乱，心下痞硬不但不减，反而更为严重。关于本病病机，仲景解释为“胃中虚，客气上逆”，说明本病一因脾胃阳气虚弱而寒从中生，另因入里之邪热上逆不降。如此则上热下寒，寒热错杂，气机痞塞，而成痞证，当以甘草泻心汤补脾和胃，消痞止利。

半夏泻心汤证、生姜泻心汤证和甘草泻心汤证均为寒热错杂，中焦气机痞塞所致的心下痞、呕而肠鸣、下利等症状，但半夏泻心汤证以心下痞、呕而肠鸣为主，乃寒热互结，胃气失和所致；生姜泻心汤以心下痞硬、干噫食臭、腹中雷鸣下利为主，乃水热互结，兼有食滞所致；甘草泻心汤以心下痞硬而满、腹中雷鸣、下利频剧、干呕心烦为主症，为脾胃虚弱较甚，寒热错杂于中，水谷不化所致。半夏泻心汤证重在呕逆，故以半夏为君降逆止呕；生姜泻心汤证兼有水饮食滞，故以生姜为君宣散水饮；甘草泻心汤证脾胃虚弱较甚，故重用炙甘草补脾和胃。

【病机】

脾胃气虚，寒热错杂。

【治法】

补脾和胃，消痞止利。

【方药】

甘草瀉心湯方

甘草四兩（炙）　黃芩三兩　半夏半升（洗）　大棗十二枚（擘）　黃連一兩　乾薑三兩

上六味，以水一斗，煮取六升，去滓，再煎取三升。溫服一升，日三服。

【方义】

本方由半夏泻心汤重用炙甘草而成，故名甘草泻心汤。原方中缺人参，当是遗漏。炙甘草甘温扶土，健脾和胃，补益中州之大虚，缓降客气之上逆。佐以人参、大枣，则更增补力。干姜、半夏散寒止呕，黄芩、黄连苦寒清热。本方用药与半夏泻心汤相同，也寓“辛开苦降甘调”之法。诸药合用，共收补脾和胃，消痞止利之功。

【病案】

史某，男，42 岁，1965 年 11 月 15 日初诊。反复发作口腔溃疡 2 年，本次发作已半个月。舌上舌下皆有巨大溃疡，因疼痛不能吃饭及说话，右胁微痛，大便少微溏，舌苔黄厚，脉弦滑。证为上热下寒，治以苦辛开降，予甘草泻心汤：炙甘草 12 克，黄芩 10 克，干姜 6 克，半夏 12 克，大枣 3 枚，黄柏 10 克，党参 10 克。上药服 2 剂，舌痛已，进食如常，继调半个月而诸症消除。（胡希恕，冯世纶．经方传真［M］．学苑出版社，2008.）

（4）赤石脂禹余粮丸证

【原文】

傷寒，服湯藥，下利不止，心下痞鞕，服瀉心湯已。復以他藥下之，利不止，醫以理中與之，利益甚。理中者，理中焦，此利在下焦，赤石脂禹餘糧湯主之。復不止者，當利其小便。（159）

【提要】

论述痞证误下之后下利不止的辨治。

【释义】

病为伤寒，当以辛温发汗治之，如反用攻下之品，则正伤邪陷而出现“下利不止”“心下痞硬”的泻心汤证。此时用泻心汤治之，本属正治，之所以暂不得效，是药力尚未布达，应继服以治之。然医者不辨于此，误以为是里有实邪而妄行攻下，使里气更虚，下利仍在。医见下利不止，又认为中焦虚寒所致，但投以理中汤温中健脾后下利更重，因下利为反复攻下而致下焦滑脱不禁所致，故治不中的，下利随病情发展而愈加严重。此时，应予赤石脂禹余粮汤固涩下焦。此外，下利不止也可由小肠不能泌别清浊，致使水液偏渗大肠所致，若用收涩下焦治法仍不奏效，可用利小便而实大便之法治之。

本条以伤寒误下为始因，论述了下利的四种不同病机和治法，颇具辨证价值。其一，若属脾胃虚弱，气机痞塞，心下硬满，下利不止者，可予泻心汤和胃补中，燮理升降。其二，若属中焦虚寒而致的寒湿下利，可予理中汤温中补虚。其三，若属关门不固，下利滑脱者，可予赤石脂禹余粮汤涩肠固脱。其四，若属泌别失职，水液偏渗大肠者，可予五苓散利小便以实大便。四种情况虽均有下利，但病机迥异，故治法各不相同，临证不可不辨。

【病机】

下元不固，统摄无权。

【治法】

涩肠固脱止利。

【方药】

赤石脂禹余糧湯方

赤石脂一斤（碎）　太一禹余糧一斤（碎）

上二味，以水六升，煮取二升，去滓。分溫三服。

【方义】

赤石脂涩肠固脱，禹余粮涩肠止利，两药联用，共奏涩肠固脱止利之功。

【病案】

陈某，女，55岁，1988年9月4日初诊。患者有胃溃疡病史2年，两个月前食用肥腻食物后腹泻。症见进食半小时左右胃脘部疼痛，痛则泻下不消化食物及黏液，夜间不进食也发生痛泻二三次。应用附子理中汤、痛泻要方、木香化滞丸、保和丸及抗生素输液等，效果不佳。两日来稀便呈黑褐色，小便少，痛泻不止，不思饮食，伴耳鸣、头晕、腰酸等，无发热汗出。刻诊：消瘦貌，鼻翼两旁色晦滞，舌质淡尚润，根部苔灰黑色。中脘穴压痛及于脊背，脉沉涩无力。大便常规：黏液丝（++），脂肪滴（+），潜血试验（+）。辨为胃源性腹泻，下焦虚寒型。以固涩止泻法治之，予赤石脂禹余粮汤加味：赤石脂、禹余粮各60克（捣碎），煅瓦楞、海螵蛸各30克，车前子20克（包）。水煎，每日四次服。2剂后，思进饮食，饮食后觉上腹膨满撑胀，但未泄泻，改为一日三次服。3剂后，小便渐多，大便色转正常，每日一次。脉转沉缓，舌质淡，苔变薄白。又用4剂后，以金匮肾气丸、香砂六君子丸收功。[王月林．赤石脂禹余粮汤治疗胃源性腹泻．四川中医，1989（10）：23.]

4. 痰气痞证

【原文】

傷寒發汗，若吐，若下，解後，心下痞鞕，噫氣不除者，旋覆代赭湯主之。(161)

【提要】

论述痰气痞的证治。

【释义】

外感表证，治以发汗，可使邪随汗解；邪在胸膈，治以涌吐，可使邪随吐去；邪在肠腑，治以攻下，可使邪从下泄。汗吐下之法，本为正治，但若用不得当，则邪气虽除，而脾胃受伤。脾不运化则痰饮内生，胃失和降则浊气上逆。痰饮停滞，气机失宜，则心下痞硬，嗳气频作。此属痰气交阻之痞，治以旋覆代赭汤和胃降逆，化痰下气。

旋覆代赭汤证和生姜泻心汤证均有伤寒误治，胃气虚弱所致的心下痞硬、噫气之症，但旋覆代赭汤证的病机主要是脾胃虚弱，痰饮停聚，胃气上逆，而无寒热错杂。半夏泻心汤证则为脾胃虚弱，寒热错杂。

【病机】

胃虚痰阻，肝胃气逆。

【治法】

益胃化痰，镇肝降逆。

【方药】

旋覆代赭湯方

旋覆花三兩　人參二兩　生薑五兩　代赭一兩　甘草三兩（炙）　半夏半升（洗）　大棗十二枚（擘）

上七味，以水一斗，煮取六升，去滓，再煎取三升。溫服一升，日三服。

【方义】

旋覆花降气消痰，代赭石平肝降逆，半夏、生姜化痰散饮，人参、大枣、甘草补益脾胃，诸药合用，共奏益胃化痰，镇肝降逆之功。

【病案】

黄某，女，25 岁，学生。患呃逆证已一年余，曾经多方治疗，效果不显。每于精神紧张之时，呃逆更甚。自觉胃中饱闷，时有逆气上冲，气冲有声，声短而频，不能自制。近年逐渐加剧，以致情绪不安，心情烦闷，睡眠差，影响听课学习。1964 年夏，患者就诊于余。呃逆频作，面色少华，舌淡质嫩、苔腻微黄，脉象沉缓而弦。此系阳虚胃寒，中焦气机升降失调，寒气上逆，胃气不降所致。治宜温中降逆，调和气机，方用旋覆代赭汤加味：旋覆花 9 克，代赭石 12 克，法半夏 9 克，明党参 15 克，砂仁 9 克，厚朴 9 克，生姜 3 片，大枣 5 枚，甘草 6 克。服 2 剂后，呃逆减少，间隔时间有所延长，脘闷气逆亦感减轻。患者自知服药有效，情绪亦好转，睡眠、饮食均有改善。脉沉缓、关部尚弦，苔薄白而润。继以温中益气，和胃降逆治之。前方明党参增至 30 克，加入公丁香 3 克，柿蒂 6 克。连服 4 剂，呃逆不再发作。（吴元坤．吴佩恒医案［M］．昆明：云南人民出版社，1979.）

5. 水痞证

【原文】

本以下之，故心下痞，與瀉心湯，痞不解，其人渴而口燥煩，小便不利者，五苓散主之。（156）

【提要】

论述水痞证的证治。

【释义】

病为伤寒，医以下法治之，导致心下痞闷不舒。从病程和症状看，当为泻心汤证。但予泻心汤之后，“痞不解”，说明心下痞，既非热痞，也非寒热错杂之痞，当另审机由，以图治本。“其人渴而口燥”“烦”和“小便不利”，是太阳蓄水见证，提示“心下痞”由下焦水邪上逆中焦所致。水蓄下焦，膀胱气化不利，津液不能上承则渴而口燥；津不上承而致虚火扰心则见心烦；水蓄下焦则见小便不利。本证“心下痞”，虽然症状出现于中焦，但其病机重心则在下焦，为膀胱气化不利，水邪上逆，阻滞中焦气机，气机升降失宜所致。因病机重点在于下焦，故以泻心汤治之不效。痞因下焦蓄水所致，故用五苓散治其蓄水，冀气化得行，小便通利，升降有序，痞满自除。

(八)上热下寒证

【原文】

傷寒，胸中有熱，胃中有邪氣，腹中痛，欲嘔吐者，黃連湯主之。(173)

【提要】

论述上热下寒的证治。

【释义】

“胸中”“胃中”是指上下部位而言。“胸中”指胃脘至胸膈部位，“胃中”指脾脏至肠部位。“胸中有热”即邪热偏盛于上，“胃中有邪气”即寒邪内凝于下。邪热在上，胃气上逆，故“欲呕吐”；寒邪在下，寒凝气滞，故“腹中痛”。证属上热下寒，寒热并见，治宜黄连汤清上温下。

【病机】

上热下寒，气机失调。

【治法】

清上温下，和胃降逆。

【方药】

黃連湯方

黃連三兩　甘草三兩（炙）　乾薑三兩　桂枝三兩（去皮）　人參二兩　半夏半升（洗）　大棗十二枚（擘）

上七味，以水一斗，煮取六升，去滓。溫服，晝三夜二。

【方义】

本方乃半夏泻心汤去黄芩加桂枝而成。黄连苦寒，清在上之热；干姜辛热，温在下之寒；桂枝辛温散寒，宣通上下阳气；半夏降逆和胃；人参、甘草、大枣益气和中，调节中焦气机升降。诸药共奏清上温下，和胃降逆之功。

【病案】

林某，男，52岁，1994年4月18日就诊。患腹痛下利数年，某医院诊断为“慢性非特异性溃疡性结肠炎”。迭用抗生素及中药治疗，收效不显。刻下腹中冷痛，下利日数行，带少许黏液，两胁疼痛，口渴，欲呕吐，舌边尖红，苔白腻，脉沉弦。辨为上热下寒证，治以清上温下，升降阴阳，为疏加味黄连汤：黄连10克，桂枝10克，半夏15克，干姜10克，党参12克，炙甘草10克，大枣12枚，柴胡10克。服药7剂，腹痛、下利、呃吐明显减轻，但仍口苦、口渴、胁痛。又用柴胡桂枝干姜汤清胆热温脾寒，服7剂而病愈。(陈明，刘燕华，李芳．刘渡舟临证验案精选［M］．北京：学苑出版社，1996.)

（九）火逆候

【原文】

太陽病二日，反躁，凡熨[①]其背而大汗出，大熱入胃。胃中水竭，躁煩，必發譫語。十餘日，振慄自下利者，此爲欲解也。故其汗從腰以下不得汗，欲小便不得，反嘔，欲失溲，足下惡風，大便鞕，小便當數，而反不數及不多，大便已，頭卓然而痛[②]，其人足心必熱，谷氣[③]下流故也。(110)

太陽病中風，以火劫發汗。邪風被火熱，血氣流溢，失其常度。兩陽相熏灼[④]，其身發黃。陽盛則欲衄，陰虚小便難。陰陽俱虚竭，身體則枯燥，但頭汗出，劑頸而還，腹滿，微喘，口乾咽爛或不大便。久則譫語，甚者至噦[⑤]，手足躁擾，捻衣摸牀[⑥]，小便利者，其人可治。(111)

形作傷寒[⑦]，其脈不弦緊而弱，弱者必渴，被火必譫語，弱者發熱脈浮，解之當汗出愈。(113)

太陽病，以火熏之，不得汗，其人必躁。到經不解[⑧]，必清血[⑨]，名爲火邪。(114)

脈浮，熱甚，而反灸之，此爲實。實以虚治，因火而動，必咽燥吐血。(115)

微數之脈，慎不可灸，因火爲邪，則爲煩逆，追虚逐實[⑩]，血散脈中，火氣雖微，内攻有力，焦骨傷筋，血難復也。脈浮，宜以汗解。用火灸之，邪無從出，因火而盛，病從腰以下必重而痹，名火逆也。欲自解者，必當先煩，煩乃有汗而解。何以知之？脈浮，故知汗出解。(116)

【词解】

①熨：古代火疗法之一。将药物捣碎后拌醋加热或将砖块烧热后用布包裹置于局部，以发汗散寒。

②卓然而痛：突然疼痛。

③谷气：饮食化生的阳气。

④两阳相熏灼：风为阳邪，火亦属阳。风邪外袭，反用火劫迫汗，故称两阳相熏灼。

⑤哕：呃逆。

⑥捻衣摸床：病人神志昏蒙，两手不自觉地摸弄衣服和床边。

⑦形作伤寒：外在症状类似伤寒。

⑧到经不解：古有伤寒六日六经传尽，七日再到太阳经的说法。“到经不解”意为病该痊愈之时而未痊愈。理解之时不必拘于七日之说。

⑨清血：“清”同“圊”，厕所。作动词用，便血之义。

⑩追虚逐实：“追”“逐”，增加。血本虚而又以火法耗劫阴血，是为“追虚”。热本实而又用火法增助里热，是为“逐实”。

【提要】

论述误用火法出现的各种变证。

【释义】

第110条论述太阳病兼有里热，误火后的两种变证及自愈机转。本条宜分两段理解。

自条首至“为欲解也”，指出太阳病误用火法而致胃热津伤的变证。太阳病初起，证见烦躁，多为太阳病兼有里热，当以大青龙汤之类解表清里，方为正法。若误用熨背之法发其汗，则致汗出津伤，里热更盛，出现烦躁加重甚至谵语。若迁延十日以上，热邪渐衰，胃阴来复，正与邪搏，正胜邪却，则可震颤寒栗，大便自利，此为疾病向愈佳兆。

自“故其汗从腰以下不得汗”至条尾，指出误用火法而致上盛下虚的另一种变证。误火之后，火邪内壅，胃气上逆，以致呕恶。阳热蒸腾于上，迫津外泄，故腰以上汗出。里热升腾，阳亢于上，然盛于上者，必不足于下，阳气不能畅达于下，温煦无力则足下恶风，膀胱开阖失权则“欲小便不得”“欲失溲”。如果是阳明燥热所致的“大便硬”，则燥热逼迫津液偏渗于前而“小便当数”。今大便虽硬，而小便次数和数量不多，则知其大便硬非阳明燥热所为，而是阳气不能布达，腑气不降所致。假若阳气下达，则足心变暖，大便通利。此时因阳气骤然下达，反使头上阳气一时乍虚，可致“头卓然而痛”。

第 111 条论述了太阳中风误用火劫发汗的变证和预后。太阳中风，当予桂枝汤解肌发汗，而误用火法迫汗，不唯风邪不去，反加火邪为患，风火相煽，变证丛生。风火交相熏灼，肝胆疏泄太过，胆汁不循常道，则发黄疸。火热炎上，迫血妄行，则“欲衄”，汗出津伤则“小便难”。火劫发汗，耗气伤阴，气阴两虚，不能濡养，则身体枯燥不荣。热邪迫津外出而致汗出，但因津液亏虚而不能尽达，故“但头汗出，剂颈而还”。火热上炎，津虚不润，则“口干咽烂”。燥热内结，腑气不通，则“腹满”“微喘”，“或大便难”。热邪扰心，心神不宁，则可“谵语”，甚则“手足躁扰，捻衣摸床”。胃阴大伤，胃气败绝，则发呃逆。以上诸症，实为邪火逆盛，真阴欲亡之危证，其预后之善恶，取决于津液之存亡。此时当审其小便之有无，以测预后。如若小便通利，说明津液虽已大伤，但未尽亡，病虽危重，但尚可治。如若小便已无，则属津液消亡，化源告竭，预后不良。

第 113 条论述了温病表证的证治及误火的变证。本条有倒装文法，“被火必谵语”当移至句尾。温邪外侵，也有发热、微恶风寒、头痛等诸症，与伤寒表证类似。但伤寒脉浮多兼弦紧，今“不弦紧而弱”，自非伤寒表证。“弱”与“弦紧”相对而言，为热伤阴津的表现。“弱者必渴”“弱者发热”提示不但脉浮兼弱，同时还有发热、口渴症状。病人发热、口渴，当属温病表证。温病初起病在卫分，治当辛凉解表，微微汗出则愈。但若寒热不辨，热作寒治，误以火法发汗劫阴，则既伤阴津又助邪热，阴虚而神不得养，火炽而神不得宁，故可出现神昏谵语的坏证。本条与第 6 条温病误治出现变证互参，则其义更明。

第 114 条论述了误用火法而致邪热迫血下行的变证。太阳病邪在表，治疗当以汤剂发汗解表。今反用火熏之法治之，不但不能汗出邪去，反致火热之气内迫扰心，徒增烦躁。邪热郁而不解，入血伤络，血热妄行，下走阴窍，则“必清血”。此为火热动血之变证。

第 115 条论述了火热迫血上行的变证。“脉浮”主表证，“热甚”提示病人发热重而恶寒轻，说明证属温邪犯表的表热实证，治当辛凉解表。若反用灸法温阳，为“实以虚治”，犯了实实之诫。两实相合，火热炽盛，向上攻窜，迫血上行，则见“咽燥吐血”。本条和上条同为火逆之变，上条逆在火熏，本条逆在艾灸，上条便血，本条吐血。两条均为邪火攻窜动血，可当共参互看。火热迫血妄行，出血部位主要取决于病人体质。若平素下焦阴虚，则火热易伤阴络而便血，若平素上焦阳盛，则火热易伤阳络而吐血，临证宜活看。

第 116 条论述了微数之脉禁灸以及误用灸法后的变证。本条可分三段理解。第一段从条首至“血难复也”，指出了微数之脉禁灸及误治的变证。“微数之脉”即脉数而无力，为阴虚火旺之候，治应清热养阴，而不能灸以温补。若误用艾灸，则伤阴助热，使阴伤更甚，里热更炽，而致烦躁不宁。素体阴虚火旺，艾火力量虽微，但似以油济热，“内攻有力”，足使火邪得助至盛，阴血倍伤难复。第二段从“脉浮，宜以汗解”至“名火逆也”，指出了脉浮应以汗解却误用火灸的变证。脉浮主表证治当发汗解表，也不可灸补。若误用灸补，邪不但不能汗而解之，反而邪得灸火之助而里热升腾。阳热壅遏于上，阳气不能布达于下，则腰以下沉重而麻木不仁。第三段从“欲自解者”至条尾，指出了表证自解的机理。在表之证，有时可以不药而愈，但必待正气来复方能驱邪外出而解。此时“烦”乃正气驱邪外出，正邪交争之象，若正能胜邪，则得汗而解。另外，脉浮是有可能不药自解的前提，因为脉浮反映邪气在表，只有邪尚在表，才有正气来复汗出而解的可能。

（十）欲愈候

【原文】

凡病，若發汗、若吐、若下、若亡血、亡津液，陰陽自和者，必自愈。(58)

大下之後，復發汗，小便不利者，亡津液故也。勿治之，得小便利，必自愈。(59)

太陽病，先下之而不愈，因復發汗，以此表裏俱虛，其人因致冒。冒家①汗出自愈。所以然者，汗出表和故也。裏未和，然後復下之。(93)

【词解】

①冒家：指久患头目眩冒的病人。“冒”即头目如物覆盖，昏蒙不清。

【提要】

论述阴阳自和而疾病向愈的证候。

【释义】

第58条论述“阴阳自和”是“必自愈”的前提条件。大凡各类疾病，以汗吐下之法治之，贵在攻邪有度。若用之得当，则邪气去而正不伤。若用之不当，矫枉过正，则病邪虽除，而阴血必伤。此时阴血若伤之不甚，则可通过饮食调补和休息静养而自行恢复，达到不药而愈。

第59条论述汗下之后津液亏虚但能自愈的证候。汗下之后，津液亏虚，津不下趋，则“小便不利”。因阴虚不甚，故可自行恢复。待阴津回复，津充下行，则小便自利，疾病自愈。

第93条论述太阳病汗下失序而致眩冒的证治。太阳病邪气在表，当以汗法治之，反而先行攻下，属于治疗失序。先予攻下里气已虚，再用汗法解表，表邪虽解而不能尽去，反而又致表虚，从而形成“表里俱虚”之证。此时邪气虽微而正气已虚，正虚邪恋，上蒙清阳，则头目昏蒙不清。此为正气暂时受挫而虚之不甚，故有自愈可能。如若正气自行来复而能驱邪外出，则可汗出而解。如果眩冒恢复之后，又见大便秘结，则属内有实热，此时阴阳难于自和，疾病难于自愈，可予调胃承气汤之类泻热和胃。

第58条指出“阴阳自和”是疾病向愈的内在机制，第59条和第93条所论即是“阴阳自和”而疾病向愈的例证。“阴阳自和”是古代哲学“阴阳贵和”的思想体现，是指阴阳双方本身有自动求得协调的趋势。阴阳自和的结果是阴阳达到新的平衡，从而使事物重新恢复至相对稳定状态。仲景用古代哲学思想，强调在邪气已去或将去之时，在正虚不甚的情况下，要重视人体的自我康复能力，明辨病机，审时度势，因势利导，无为而治，以使机体自行恢复平衡。当然，其前提是机体有自行恢复平衡的可能，若无自愈可能，仍当以药治之。正因为如此，第93条有“里未和，然后复下之”之论。

第四节　太阳病类似证

一、水停经气不利证

【原文】

服桂枝湯，或下之，仍頭項強痛，翕翕發熱，無汗，心下滿微痛，小便不利者，桂枝去桂加茯苓白术湯主之。(28)

【提要】

论述水停阳郁的证治。

【释义】

病人头项强痛，翕翕发热，无汗，症似太阳表证，故误用桂枝汤解表；心下满，微痛，症似阳明腑实，故误用攻下之法治里。因治不中的，故汗下之后诸症仍在。此证“小便不利”乃辨证眼目，为膀胱气化不利，水气不行之候。脾阳虚馁，运化失职，水饮内停是本证的根本原因。饮停中焦，气机不畅，则出现“心下满微痛”的阳明腑实疑似症。水气弥漫，阻遏太阳经气，则阳郁不伸，可见“头项强痛，翕翕发热，无汗”等太阳表证疑似症。水邪郁遏太阳腑气，膀胱气化失职，则“小便不利”。此证似太阳表证实非太阳表证，似阳明里证又非阳明里证，故汗下两法皆非所宜。此证实为脾虚水停，阳郁不伸所致。此时水气停滞于内，阳气不畅于外，又兼汗下之后阴津耗伤，故用桂枝去桂加茯苓白术汤健脾行水通阳兼以养阴。

【病机】

水停阳郁，津液不足。

【治法】

利水通阳，兼以养阴。

【方药】

桂枝去桂加茯苓白术湯方

芍藥三兩　甘草二兩（炙）　生薑三兩（切）　白术、茯苓各三兩　大棗十二枚（擘）

上六味，以水八升，煮取三升，去滓。溫服一升，小便利則愈。本云：桂枝湯，今去桂枝加茯苓、白术。

【方义】

本方即桂枝汤去桂枝加茯苓、白术而成。汗下之后津液耗伤，故去桂枝以免更伤阴液，留芍药、甘草酸甘化阴，生姜、大枣调和营卫。因为本证的重点在于水饮内停，故加茯苓、白术健脾行水。若服后小便通利，则为气化得行，饮去病愈之候。

【病案】

王某，女，年约五旬。患者经常跌倒抽搐，昏不知人，重时每个月发作数次，西医诊为癫痫，多方治疗无效，故求余诊治。望其舌上，一层白砂苔，干而且厚。触其胃部，痞硬微痛。问其饮食，食欲不佳，口渴欲饮。此系水饮结于中脘所致。但患者不以胃病为最苦，迫切要求先治癫痫。余思之，癫痫虽为脑病，但也为宿食痰饮触发。故仿桂枝去桂加茯苓白术汤意处方如下：茯苓、白术、白芍、炙甘草、枳实、僵蚕、蜈蚣、全蝎。因本证不发热，故减桂枝、生姜、大枣；根据具体病情，又加枳实以消痞硬，僵蚕、蜈蚣、全蝎以搜络祛痰镇痉。一年后患者来诊，云上方连服数剂后，癫痫一直未发，胃病当时也愈，今胃病复发，但求治其胃病。遂予健脾理气化痰之方调理善后。（李克绍．伤寒解惑论［M］．山东科学技术出版社，1978.）

二、饮停胸胁证

【原文】

太陽中風，下利，嘔逆，表解者，乃可攻之。其人漐漐汗出，發作有時，頭痛，心下痞鞕滿，引脇下痛，乾嘔，短氣，汗出不惡寒者，此表解裏未和也，十棗湯主之。（152）

【提要】

论述饮停胸胁的证治。

【释义】

既言“太阳中风”，当有发热、汗出、恶风、脉浮等见症，又见“下利”“呕逆”，是在内水饮上攻下迫之候。此为表里同病，当先治表然后治里，即“表解者，乃可攻之”之谓。水邪外迫肌肤，营卫不调，则见阵发性微微汗出。水气窜逆于上，则见头痛。水饮停滞胸胁，气机不利，则胸胁部位出现牵涉性疼痛，心下痞硬满闷。饮邪犯肺，肺气不利，则呼吸短促不畅。饮邪犯胃，胃气上逆则见干呕。“汗出不恶寒”有鉴别诊断意义，以此可与太阳表证鉴别。本证头痛，汗出，虽似太阳表证，但汗出为阵发性的微微汗出，且汗出不伴恶寒，故可排除太阳表证。

十枣汤证应与大陷胸汤证相鉴别。十枣汤证为水饮停蓄胸胁，大陷胸汤证为水热互结胸膈脘腹。十枣汤证有水无热，大陷胸汤证有水有热。十枣汤证以“引胁下痛”为临床特征，大陷胸汤证以“心下痛，按之石硬”甚则“从心下至少腹硬满而痛不可近”为临床特征。十枣汤证当以攻逐水饮为治，大陷胸汤证则治予泻热逐水破结。

【病机】

饮停胸胁，气机不利。

【治法】

攻逐水饮。

【方药】

十棗湯方

芫花（熬） 甘遂 大戟

上三味，等分，各别搗為散。以水一升半，先煮大棗肥者十枚，取八合，去滓，内藥末。強人服一錢匕，羸人服半錢，溫服之，平旦服。若下少病不除者，明日更服，加半錢。得快下利後，糜粥自養。

【方义】

芫花善消胸胁痰水，甘遂擅攻经隧水湿，大戟通泄脏腑水饮，三药合用，其攻逐水饮之力甚宏。但毒药攻邪，有损伤脾胃正气之虑，故以大枣之甘平补脾扶正，并缓和诸药毒性，以冀攻邪而不伤正。本方重用大枣十枚，故名十枣汤。

【病案】

姜某，男，17岁，农民。1982年7月3日因右侧胸痛伴低热、干咳半个月，加重4天，门诊以“右侧渗出性胸膜炎”收住入院。查体：体温37.6℃，心率86次/分，呼吸18次/分，血压16/10.6千帕。右侧胸廓饱满，呼吸运动减弱，语颤消失，第4前肋以下叩诊浊音，呼吸音消失。胸透：右侧胸腔第4肋以下斜形阴影，右侧胸腔积液。中医诊查：低热，干咳，咳嗽时右侧胸痛加重，胸闷憋气，食欲不振，小便黄，大便正常，舌红苔薄黄，脉小滑数。按悬饮治疗，给予十枣汤。大戟、甘遂、芫花各1克，共研细末，大枣10枚，将枣肉煎煮如泥后送服药末3克。药后40分钟泻稀便1次。饮邪已动，但药量似显不足，遂于次晨6时空腹用十枣汤送服药末6克。2小时后，吐出黄水一大碗并泻稀便两次，自觉胸闷、气憋明显减轻，唯吐泻后略感神疲乏力。2日后胸透，右侧第5前肋下泛见肋膈角变钝，膈肌运动受限，右胸腔积液基本消失。［仝小林，崔新育．伤寒方治疗急症3则．实用中医内科杂志，1997，11（4）：6.］

三、胸膈痰实证

【原文】

病如桂枝證，頭不痛，項不強，寸脈微①浮，胸中痞鞕，氣上沖喉咽不得息者，此爲胸有寒②也。當吐之，宜瓜蒂散。（166）

【词解】

①微：轻微。

②寒：“寒”作“痰”解，指痰饮。

【提要】

论述痰实阻滞胸膈的证治。

【释义】

既言“病如桂枝证”，应有发热、汗出、恶风等症，但“头不痛”“项不强”，自非太阳表证。脉非浮缓或浮弱，而微见浮象，可知亦非表脉，而是邪在上焦所致。痰饮壅塞胸膈，阻遏气机，故胸中痞硬。邪阻于上，正气驱邪外出而不能，故有“气上冲喉咽不得息”。此时，邪有上越之势，可因势利导，予瓜蒂散涌吐胸膈痰饮。

【病机】

饮停胸膈，痰随气逆。

【治法】

涌吐痰实。

【方药】

瓜蒂散方

瓜蒂一分（熬黄）　赤小豆一分

上二味，各别擣篩，為散已，合治之，取一錢匕。以香豉一合，用熱湯七合，煮作稀糜，去滓。取汁合散。溫，頓服之。不吐者，少少加；得快吐，乃止。諸亡血、虛家，不可與瓜蒂散。

【方义】

瓜蒂味苦催吐，赤小豆苦酸利水，两者合用，具酸苦涌泄之功。淡豆豉轻清宣泄，载药上行，以其煎汤合散，共成涌吐峻剂。本方组方原则体现了《素问・阴阳应象大论》“其高者，因而越之”的学术思想。

【病案】

张某，男，59岁。因平素性情暴躁，更加思虑过度，经常失眠，后遂自言自语，出现精神失常状态。有时咆哮狂叫，有时摔砸杂物，喜笑怒骂变化无常。百般医疗，均无效果，邀余处方。余谓古人对精神错乱之认识，系痰涎蒙蔽清窍，须用涌痰之剂，使痰涎涌出，方能有效。遂疏瓜蒂散与之：瓜蒂10克，豆豉10克，赤小豆30克，煎汤顿服。连进两剂，其呕吐黏涎三次，但临床症状却丝毫不减。遂果断给予大剂瓜蒂散治之：苦瓜蒂21克，赤小豆30克，煎汤顿服。服后半小时即开始呕吐，连续两昼夜共呕吐20余次，尽属黏涎，自呕吐开始便不思饮食。一天后出现困顿不欲活动，困睡到第三天忽然清醒。后以豁痰通窍安神之剂调理而愈。（邢锡波．伤寒论临床实验录[M]．天津：天津科学技术出版社，1984.）

四、风湿证

【原文】

傷寒八九日，風濕相搏，身體疼煩①，不能自轉側，不嘔不渴，脈浮虛而澀者，桂枝附子湯主之。若其人大便鞕，小便自利者，去桂加白朮湯主之。（174）

【词解】

①身体疼烦：身体剧烈疼痛而致心烦不宁。

【提要】

论述风寒湿邪痹着肌表的证治。

【释义】

《素问・痹论》云：“风寒湿三气杂至，合而为痹也。”本条首言“伤寒八九日”，可知本证乃风寒外袭所引发。风寒湿相兼为病，邪阻肌表，湿流关节，经络气血不利，则可发为痹证，而致身体剧烈疼痛，转侧艰难。风寒湿邪留痹肌表，未及入里，故无少阳证之“呕”及阳明证之“渴”。风邪在表则脉浮，阳气不足则脉虚，寒湿结滞而致经气不利故兼涩象。本证为风寒湿邪留滞肌表所致，故以祛风除湿散寒之桂枝附子汤治之。本证与麻黄汤证有相似之处，但麻黄汤证虽有身痛症状，但绝不至于达到本证的“不能自转侧”程度，且其脉为浮紧而非本证之“浮虚而涩”。

“若其人大便硬，小便自利”，是服用桂枝附子汤后的变化，也反证患者原有大便溏薄、小便不利的症状，亦即《金匮要略·痉湿暍病脉证治第二》“湿痹之候，小便不利，大便反快”之谓。小便不利乃邪气影响膀胱气化所致，今“小便自利”，说明膀胱气化已行，故去通阳化气之桂枝。“其人大便硬”为湿邪困脾，脾运失职，不能正常转输津液，致使津液不能还于肠中所致，加白术健脾燥湿通便。

【病机】

风湿相搏，寒阻经脉。

【治法】

温经助阳，祛风胜湿。

【方药】

桂枝附子湯方

桂枝四兩（去皮） 附子三枚（炮，去皮，破） 生薑三兩（切） 大棗十二枚（擘） 甘草二兩（炙）

上五味，以水六升，煮取二升，去滓，分溫三服。

去桂加白朮湯方

附子三枚（炮，去皮，破） 白朮四兩 生薑三兩（切） 甘草二兩（炙） 大棗十二枚（擘）

上五味，以水六升，煮取二升，去滓，分溫三服。初一服，其人身如痹，半日許復服之，三服都盡，其人如冒狀，勿怪，此以附子、白朮，并走皮內，逐水氣未得除，故使之耳，法當加桂四兩。此本一方二法，以大便鞕，小便自利，去桂也；以大便不鞕，小便不利，當加桂。附子三枚恐多也，虛弱家及產婦，宜減服之。

【方义】

桂枝附子汤以桂枝祛风散寒，温经通阳；附子重用三枚以温经止痛；桂枝、附子同用，以温散经络之风寒湿邪。生姜、大枣、甘草辛甘化阳，调和营卫，助正托邪，以利邪从外解。

去桂加白术汤针对风去湿存而设，用于脾虚湿阻，津液代谢失常的大便硬、小便自利者。盖桂枝其性发散，过用则易耗散阳气，现风气已除气化已行且病偏于里，故不宜再用。白术为脾家要药，功擅燥湿运脾通便，故加用之。且白术附子合用，两者并走皮内，更能增加祛寒逐湿之力。

方后注指出，服药后若出现周身麻木不仁和昏冒不爽症状，是白术附子之药力作用于皮肉，正气来复而抗邪外出，邪欲去而未去的表现，并非病情恶化，故告诫医者不必担心。但须指出的是，服用大剂量附子也会出现中毒反应，临证应特别注意鉴别。

【病案】

邓某，女，34 岁，1978 年 10 月 26 日初诊。产后半个月，乳汁稀薄，大便烂，日二三次，小便少，胃纳尚可。全身关节酸楚，肌肉触痛，时时汗出。居处朝北，重阳时节因天气炎热吹电风扇得病。南风时关节及肌肉痛稍减，东北风及下雨时则痛转重，辗转反侧而不能平卧。舌质淡、苔白润滑，脉浮弦而重按无力。试服下方：桂枝 12 克，制附子 15 克，炙甘草、生姜各 9 克，红枣 10 克，2 剂。服药后关节及肌肉痛减大半。又续服原方 5 剂，未再来诊。（张志民，周庚生．桂枝加附子汤和桂枝附子汤的应用[J]. 浙江中医学院学报，1984：3.）

【原文】

風濕相摶，骨節疼煩，掣痛①不得屈伸，近之則痛劇，汗出短氣，小便不利，惡風不欲去衣，或身微腫者，甘草附子湯主之。(175)

【词解】

①掣痛：疼痛而有牵引拘急的感觉。

【提要】

论述风寒湿邪痹着关节的证治。

【释义】

本证为风寒湿邪相互抟结于关节、筋骨所致。寒性凝滞主痛，湿性黏滞重浊，寒湿伤人，气血不通，经脉不利，故骨节不能屈伸，疼痛剧烈并有牵引拘急之感。风胜于表，卫阳不固，故见汗出、恶风。湿邪内阻，三焦气化不利，则上为短气，下为小便不利。湿溢肌肤，可见身体微肿。

【病机】

风寒湿邪抟结关节。

【治法】

温经散寒，除湿祛风。

【方药】

甘草附子湯方

甘草二兩（炙）　附子二枚（炮，去皮，破）　白术二兩　桂枝四兩（去皮）

上四味，以水六升，煮取三升，去滓，溫服一升，日三服。初服得微汗則解，能食。汗止復煩者，將服五合。恐一升多者，宜服六七合為始。

【方义】

附子大辛大热以温经散寒止痛，白术味苦性温以健脾燥湿。桂枝辛温，与附子、白术同用，则能温卫阳以固肌表，祛风湿而通经络。甘草调和诸药，并能补益中焦以利祛邪。本方附子用量由桂枝附子汤的三枚减为二枚，乃因前症邪偏于表而当速去，而本症则邪偏于里而当缓图之故。

甘草附子汤与桂枝附子汤、去桂加白术汤均为治疗风寒湿痹之方，但桂枝附子汤适于风湿侵犯肌肉而偏于风胜于表者，去桂加白术汤则适于风湿侵犯肌肉而偏于湿胜于里者，甘草附子汤则适于湿侵犯关节而风湿俱胜者，临证当仔细参辨，区别选用。

【病案】

刘某，女，41 岁，干部。因患感冒，发烧后，诱起周身疼痛，初起消化迟钝，脘满，关节掣痛，屈伸不便，痛剧时彻夜不能入寐。脉弦细无力，舌苔白腻。前医按一般风湿痛的治法，予以独活寄生汤，连服 3 剂，毫不见效。余诊之，见脉症之象都属于太阳湿寒之证，遂辨证为风湿相搏，留着关节。法当温经散寒，祛湿止痛。治以甘草附子汤：炮附子 12 克，炒白术 12 克，桂枝尖 10 克，甘草 10 克。连服 2 剂，胃满减轻，疼痛稍安，夜能入寐。继予此方加松节 15 克，生薏苡仁 15 克，威灵仙 12 克，五加皮 10 克，连服 5 剂，关节疼痛大见减轻，胃不满闷，食欲增强，关节灵活，下地缓步亦不甚痛苦。后以此方连服 20 余剂，逐渐康复。（邢锡波．邢锡波医案集［M］．北京：中国中医药出版社，2012.）

本章小结

太阳病是外邪侵袭肌表而致的疾病，是外感疾病的初期阶段，以“脉浮，头项强痛而恶寒”为辨证提纲，反映了肌表受邪而致营卫失调，邪正相争，太阳经气不利的病机特点。病属风寒表证，以辛温解表为治疗原则，但起病须注意与温病相鉴别，以免误治。

太阳病表证由于病机特点不同，可分为三种证候类型。太阳中风证，亦称中风表虚证，以太阳病症见汗出、脉浮缓为特点。主要病机是卫强营弱，治以解肌祛风，调和营卫，代表方剂为桂枝汤。太阳伤寒证，亦称伤寒表实证，以太阳病症见无汗、脉浮紧为特点。主要病机是卫闭营郁，治以辛温发汗，宣肺平喘，代表方剂是麻黄汤。表郁轻证，则以患太阳病日久，发热恶寒呈阵发性为特点。主要病机是邪郁不解，正邪持续交争，其证候介于太阳中风与太阳伤寒之间，治以轻剂取汗，主方有桂枝麻黄各半汤和桂枝二麻黄一汤。兼郁热者，用桂枝二越婢一汤。

太阳病表证的三种类型，仲景使用不同的辛温解表之剂，示病证在表，解表是正治之法，但要根据体质的强弱、邪气的多少和病情的轻重，分别采用相应的治法，取汗以遍身微微似欲汗出为佳，发汗既不能太过，也不能不及。这种取汗的原则，对中医临床治疗表证具有普遍的指导意义。

辛温解表之法，为风寒表证的治疗而设。若病证已不在表，皆当禁用。因为发汗虽可驱邪外出，但发之太过又能损阴伤阳，故太阳病篇诸里虚病证或热证，虽兼表证亦当慎用或禁用，宜结合原文学习领会。

太阳病表证又多兼证。若兼太阳经输不利，症见项背强几几者，可用桂枝加葛根汤或葛根汤；若兼邪犯肺胃的咳喘与呕利等症，可用桂枝加厚朴杏子汤，或小青龙汤，或葛根汤及葛根加半夏汤等；若兼胸阳失展或不足的胸满证，可用桂枝去芍药汤或桂枝去芍药加附子汤等；若兼郁热在里而症见烦躁，可用大青龙汤或桂枝二越婢一汤等；或兼气营不足而见身痛脉沉而迟，则用桂枝加芍药生姜各一两人参三两新加汤；若兼阳虚漏汗，则用桂枝加附子汤。兼证诸证是在主证基础上出现的，在治疗时，当以主方为主，随症加减即可。

太阳病若治不如法，或误用吐下攻其邪气，或用火法取汗，每致变证蜂起。其致传经或经传之变证，当遵循六经证治辨证。若已超出传经范畴，则当灵活辨证论治，太阳病篇中治例较多，值得细读。

太阳病随经，发生“经传”之变，可引起蓄水证或蓄血证。蓄水证以小便不利，发热口渴，或烦渴，饮水不解，甚至“水逆”等为表现，病机为膀胱气化不利，水蓄下焦，治以化气利水，兼通阳解表，方用五苓散。蓄血证以小便自利，小腹急结或硬满，神志异常，脉沉涩或沉结为特点，病机为邪热与瘀血结于下焦，治以通下瘀血。并据证情轻重缓急，分别选用桃核承气汤、抵当汤、抵当丸。

太阳病若发生邪热内蕴之变，如以心中懊憹、失眠为特点者，则为无形邪热留扰胸膈的栀子豉汤证；以汗出而喘、身无大热为特点者，则为邪热壅肺的麻黄杏仁甘草石膏汤证；以下利臭秽、脉促为特点者，则为邪热在肠的葛根黄芩黄连汤证；以下利臭秽，黏液脓血或呕吐为特点者，则为邪热内迫胃肠的黄芩汤及黄芩加半夏生姜汤证；以心下痞，按之濡，关上脉浮为特点者，则为邪热结于中焦致气机痞塞的大黄黄连泻心汤证。以上均属里热之证，即使兼有表证，亦以治疗里热为主。

太阳病若发生结胸之变，以胸膈脘腹疼痛拒按为特点，有热与水结的大结胸证，则病情较重，痰热互结的小结胸病和寒邪与痰饮内结之证。分别用大陷胸汤或大陷胸丸、小陷胸汤和三物白散治疗。结胸总属实邪结于胸腹之证，故祛邪开结，是主要治法。

太阳病若发生虚证之变，应据证治疗。如心阳虚证，以心悸、烦躁、惊狂不安为主要表现者，分别用桂枝甘草汤、桂枝甘草龙骨牡蛎汤、桂枝去芍药加蜀漆牡蛎龙骨救逆汤；以心阳虚而下焦水寒之气上冲，出现气从少腹上冲心者，用桂枝加桂汤；若为阳虚兼水气内停证，既可见以脐下悸为主要表现的茯苓桂枝甘草大枣汤证，也可见以心下逆满、气上冲胸、起则头眩、脉沉紧为特点的茯苓桂枝白术甘草汤证，还可见心下满微痛、小便不利的桂枝去桂加茯苓白术汤证。如脾虚证，可见脾虚气滞，以腹胀为主要表现的厚朴生姜半夏甘草人参汤证；中焦气血不足，以腹中拘急疼痛或心中悸而烦为表现的小建中汤证；脾虚下利兼表证发热的桂枝人参汤证。如为肾阳虚证，可见虚阳外越，以昼日烦躁不得眠，夜而安静，脉沉微为主要表现的干姜附子汤证；或以烦躁、肢厥、下利、脉微为主要表现的茯苓四逆汤证；或见阳虚水泛，以心下悸、小便不利、头眩、身瞤动、振振欲擗地为主要表现的真武汤证。如为阴阳两虚证，可见心阴阳不足，以脉结代，心动悸为见症的炙甘草汤证；以恶寒、心烦、咽干、脚挛急为特点，阴阳俱虚的甘草干姜汤和芍药甘草汤证及芍药甘草附子汤证，当据病情缓急，先用温中复阳，后以酸甘复阴，或用阴阳并补之法。

太阳病治不如法，尚可变为寒热错杂，虚实兼挟之证。如邪热阻于中焦而见痞塞不适，又见卫阳不足之恶寒、汗出症，治以附子泻心汤，泻热消痞，扶阳固表；以痞、呕吐为主的半夏泻心汤证，治以辛开苦降，和胃消痞；以痞、干噫食臭，肠鸣下利为主的生姜泻心汤证，治以消痞散水止利；以痞、肠鸣下利日数十行、谷不化为主的甘草泻心汤证，治以和胃补虚，消痞止利；以痞、噫气不除为主的旋覆代赭汤证，治以和胃降逆，化痰消痞。尚有胸中有热，胃中有邪气的黄连汤证，治以清上温下。

太阳病尚有火逆伤阴的内热之变，有津液内竭、肌肤失养、气血紊乱等多种不良后果，论中论述欠详，有证无治。

基于太阳病兼变证复杂多样，往往一种误治之因，可引起不同的变证，而某一变证亦可由多种原因引发。各种变证之间不具有必然的内在联系，故很难用某种规律性的治法归纳，临证只能据证立法施治，原著概括为“观其脉证，知犯何逆，随证治之”。使病邪去，正气复，阴阳和，则病证可愈。

太阳病表证是风寒表证必具表现的组合，并不是临证见到任何一个太阳病的症状表现，都可辨为太阳病。如十枣汤证，虽有头痛，汗出发作有时等症，实为水饮上攻，太阳经气不利，故属太阳病类似证，而非太阳中风证。又如瓜蒂散证，虽可见如桂枝汤证的表现及寸脉浮，但头不痛、项不强，则为痰饮阻于胸膈的病证。二证虽有与太阳病证类似之处，但其病机却迥然不同，临证须细加辨别，以免误治生变。

第二章　辨阳明病脉证并治

概　　要

阳明，包括手阳明大肠经、足阳明胃经以及大肠与胃两腑。其与手太阴肺经、足太阴脾经以及肺、脾两脏相表里。手阳明大肠经起于食指桡侧端，沿上肢外侧上行，入缺盆分为二支，一支入胸络肺，贯膈下属大肠，另一支经颈部上面颊入下齿。足阳明胃经起于鼻旁，上鼻根，入目内眦，下循鼻外，入上齿中，还出绕口唇，下交承浆，一支沿耳前循发际至前额，一支下入缺盆后分为内外两支，内行支入胸贯膈属胃络脾，外行支过乳中下行，沿下肢外侧至足。阳明主肌肉。胃与脾同居于中焦。胃主受纳、腐熟水谷，喜润恶燥，主通降，以降为和；脾主运化，喜燥恶湿，以升为健。二者燥湿相济，升降相因，共同完成饮食水谷的受纳、腐熟和精微物质的转输，故脾胃为后天之本，气血生化之源。大肠传化糟粕，排泄粪便，以通为用。

阳明病的病因来路有四个方面：一是太阳病失治误治，邪传阳明，即太阳阳明；二是少阳病失治或误用发汗、利小便等伤津化燥而成，即少阳阳明；三是阳明本经受邪，多见于素体阳盛，或有宿食内停，或感燥热之邪，邪气直犯阳明而发病，即正阳阳明；四是三阴病，尤其是太阴病，过用温燥药物，使阳复太过而转出阳明。

由于阳明多气多血，阳气旺盛，抗邪有力，又因阳明主燥，故邪入阳明，正盛邪实，正邪剧争，易从阳化热化燥，燥热互结，而见阳气偏亢，邪热极盛的证候。因此，阳明病常见于外感病中期之邪热极盛阶段。阳明病病位在里，即胃与大肠，病变性质多为大热、大实证，以里热亢盛、津伤化燥为特点，仲景将阳明的病位和病机概括为“胃家实”。

阳明病的典型脉证是身热、汗自出、不恶寒、反恶热、口渴、脉大等。根据邪热是否与肠中糟粕搏结，将阳明病本证分为热证和实证两大类。阳明热证的病机是无形邪热弥漫全身，充斥内外，而胃肠无燥屎阻结，临床以身大热、汗大出、不恶寒、反恶热、大烦渴、脉洪大、苔黄燥等为主要表现。阳明实证的病机为燥热与肠中糟粕搏结而成燥屎，腑气不通，以“痞、满、燥、坚、实”为病理特征，出现潮热、谵语、手足濈然汗出、腹满硬痛或绕脐疼痛而拒按、大便秘结、脉沉实有力等，甚则可见循衣摸床、微喘、直视等危重症状。此外，外感病发展过程中，表证已罢，邪热留扰胸膈之栀子豉汤证以及下后阴虚水热互结的猪苓汤证，也属阳明病热证；而胃热约束脾之转输功能的脾约证则为阳明实证。另外，阳明病虽以热证、实证为主，但也有虚证、寒证，如阳明中寒证。阳明病还有湿热发黄、阳明蓄血、血热致衄等变证。

阳明病的治疗主要用清、下两法。阳明病热证治以清法，代表方为白虎汤及白虎加人参汤，以辛寒之剂大清气分热邪，或兼益气养阴。若邪热留扰胸膈，用栀子豉汤类清宣郁热；若为阴虚水热互结证，则用猪苓汤育阴润燥，清热利水。阳明病实证治用下法，代表方为大、小、调胃三承气汤，以攻下燥实，通腑泻热。脾约证或津竭便硬证则宜润下法或导下法，方药分别为麻子仁丸和蜜煎导等。湿热熏蒸发黄证，则清热利湿退黄，用茵陈蒿汤之类。阳明中寒证宜温中散寒，和胃降逆，方用吴茱萸汤。阳明蓄血则以抵当汤通下瘀热。血热致衄以清热凉血止血为法。总之，阳明实热证禁用发汗和利小便之法。

阳明病邪气盛实，正气不虚，邪正剧争，故病势急重而凶猛，但只要辨证准确，用药得当，治疗及时，则预后一般较好。其预后与津液的存亡关系密切，故有“脉弦者生、涩者死”之论，即留得一分津液，便有一分生机。另外，若阳明病过用清下，重伤阳气，可使邪气内陷太阴、少阴，尤以寒凉伤中内陷太阴为多见。

第一节　阳明病纲要

一、阳明病提纲

【原文】

陽明之爲病，胃家實是也。(180)

【提要】

阳明病提纲。

【释义】

阳明之为病，即阳明病。“胃家”泛指胃与大、小肠，如《灵枢·本输》所言：“大肠小肠，皆属于胃。”实，指邪气盛实，即《素问·通评虚实论》所云“邪气盛则实”之意。阳明为多气多血之经，主燥，故邪入阳明，多从燥化，胃肠燥热亢盛，津液耗伤，病变以里热实为特征，但依据燥热是否与肠中积滞结合，又有热证与实证之分。以无形邪热弥漫全身，见身热、汗自出、不恶寒、反恶热、大烦渴、脉洪大滑数等为主要表现者，为阳明热证；若燥热之邪与肠中糟粕相结形成燥屎阻滞肠道，以不大便、潮热、谵语、手足濈然汗出、脉沉实有力等为主症者，为阳明实证。但无论热证还是实证，均属燥热里实之证，皆为邪气盛实，故仲景以“胃家实”作为阳明病提纲。

《伤寒论》六经病提纲证中，其余五经病证皆以脉证为提纲，而阳明病以病机作为提纲。这是因为阳明热证和实证的证候表现差异较大，很难以几个主要症状和脉象来反映其临床表现，故以其共同的病机作为提纲；另一方面，“胃家实”揭示了阳明病里热实的病机实质，符合阳明主燥化的生理病理特征，故作为阳明病提纲。

二、阳明病病因病机

【原文】

問曰：病有太陽陽明，有正陽陽明，有少陽陽明，何謂也？答曰：太陽陽明者，脾約①是也；正陽陽明者，胃家實是也；少陽陽明者，發汗利小便已，胃中燥煩實，大便難是也。(179)

問曰：何緣得陽明病？答曰：太陽病，若發汗、若下、若利小便，此亡津液，胃中乾燥，因轉屬陽明。不更衣②，內實，大便難者，此名陽明也。(181)

本太陽初得病時，發其汗，汗先出不徹③，因轉屬陽明也。傷寒發熱無汗，嘔不能食，而反汗出濈濈然④者，是轉屬陽明也。(185)

【词解】

①脾约：证候名。指因胃热津亏，脾的转输功能被胃热所约束，不能为胃行津液而致的肠燥津亏便秘证。

②不更衣：更衣，古时对大小便之婉转称呼。不更衣，即不大便之婉辞。成无己云："古人登厕必更衣，不更衣者，通为不大便。"

③彻：透之意。

④汗出濈濈然：濈濈，水外流貌。汗出濈濈然，形容汗出连绵不断的样子。

【提要】

阳明病的成因及证候特点。

【释义】

第179条以问答形式从三阳角度论述了阳明病的成因有三：一是"太阳阳明"，即由太阳病发展而来的阳明病。太阳病失治或误治，损伤津液，邪气入里，化热化燥，胃热津亏，约束脾之转输功能，使其不能为胃行其津液，津液不能还入胃肠，以致肠燥便秘，则成阳明病。二是"正阳阳明"，属阳明本经受邪而发病。多因胃肠素有蕴热，或挟有宿食，外邪直侵阳明，化热化燥成实而形成阳明病。三是"少阳阳明"，即由少阳病发展而来的阳明病。少阳病为半表半里的热证，若误用发汗、利小便或吐下等法，则伤津助热，使邪热化燥而病转阳明。论中以"胃中燥烦实，大便难"概括其病机和证候特点。本条的主要精神在于说明阳明病的几种不同病因来路与形成机理，在文法上采用互文见义法，即阳明病不论从何经发展传变而成，均有形成"脾约"，或"胃家实"，或"大便难"之可能。故不能拘泥于条文字句，单从原因方面而限定证候。

第181条承上条进一步论述太阳病误治伤津转为阳明病的机理及临床表现。发汗为太阳病正治之法，但若汗不得法或汗出太过，或误用泻下、利小便等法，而伤耗津液，使胃肠干燥，外邪入里，化热化燥而转变为阳明病。由本条可见，误治虽有不同，而"亡津液，胃中干燥"转属阳明则同。故"亡津液"三字为辨证之关键。由于津伤与燥热的轻重程度不同及病机差异，可见"不更衣，内实，大便难"三种证候。第179条言"脾约""胃家实""大便难"分别来自太阳、阳明、少阳之误治，本条则言太阳病误治可有"不更衣"，"内实"，"大便难"，两条互文见义，应相互和参。

第185条可分作两段理解。"本太阳初得病时……因转属阳明也"为第一段，论述太阳病因发汗不彻而转属阳明。太阳病初起时虽发汗，但汗出不透彻，如汗出过少，或汗出为时过短等，则表邪不能随汗而宣散，而入里化热化燥病转阳明。第181条言太阳病因发汗太过而病转阳明，本条则因太阳病发汗不彻转属阳明，各讲了问题的一个方面，旨在说明证候的转变和治疗得当与否有着密切的关系。

“伤寒发热无汗……是转属阳明也”为第二段，谓患太阳伤寒证，虽未经误治，亦可因病情发展形成阳明病。伤寒发热无汗，为太阳伤寒表实证，若患者胃阳素旺或素蕴内热，则表邪易化热入里而转属阳明。呕不能食，是胃气上逆而不纳之故。由无汗“而反汗出濈濈然”，是病转属阳明的重要标志之一。“反”既有加强辨证的作用，又突出了病机转折，说明表证已罢，邪已入里，阳明里热炽盛，迫津外泄，见此症即“是转属阳明也”。

三、阳明病脉证

【原文】

問曰：陽明病外證云何？答曰：身熱，汗自出，不惡寒，反惡熱也。(182)

問曰：病有得之一日，不發熱而惡寒者，何也？答曰：雖得之一日，惡寒將自罷，即自汗出而惡熱也。(183)

問曰：惡寒何故自罷？答曰：陽明居中，主土也①，萬物所歸，無所復傳，始雖惡寒，二日自止，此爲陽明也。(184)

傷寒三日，陽明脈大。(186)

傷寒轉繫陽明者，其人濈然微汗出也。(188)

【词解】

①阳明居中，主土也：根据五行学说，土之方位为中央，而脾胃同居于中焦，故说“阳明居中，主土也”。

【提要】

阳明病的外证、主脉及阳明病恶寒自罢的机理。

【释义】

第182条论述了阳明病的外在表现。阳明病外证，即阳明里实热证反映于外的证候。邪入阳明化热化燥，阳明里热炽盛，蒸腾于外，故见身热。热盛迫津外泄则汗自出。太阳表证已罢，外邪悉入于里而化热，故不恶寒，反恶热。上述外证是阳明热证和实证共有的外在表现，为判断外感病是否转属阳明的主要标志，因而具有重要的辨证指导意义。

第182条指出阳明病发热的特点为“不恶寒，反恶热”，这是阳明病里热炽盛的典型表现。而第183条言“病有得之一日，不发热而恶寒者”，则为阳明病初起时的特殊表现，其非由太阳病传变所致，而是阳明本经自受邪而发病。由于阳明受邪之初，经气被遏，阳气内郁而不达，故不发热而恶寒。但阳明为多气多血之经，且阳明主燥，因此邪入阳明极易迅速化热化燥而成里热实证，故其恶寒程度轻、时间短，往往得之一日，恶寒便很快消失，而见“自汗出而恶热”等阳明病的外证。此为阳明病恶寒的特点，有别于太阳病之恶寒。

第 184 条紧承第 183 条阐述阳明病恶寒自罢的机理。指出“阳明居中，主土也，万物所归，无所复传”，这是以取类比象法说明阳明的生理、病理规律。在生理上，胃居于中焦，如同自然界中土居中央既能化生长养万物，又是万物之归宿一样；在病理上，阳明以燥为本，诸经病邪，无论表里寒热，皆可在一定条件下化燥成实传入阳明，犹如土生万物，万物最终又复归于土一样。当邪入阳明迅即化热化燥之后，恶寒必自罢，而见不恶寒反恶热，故该条称“始虽恶寒，二日自止，此为阳明也”。不过，对阳明“无所复传”当灵活看待，其是指阳明燥热结实形成之后，腑气不通，不用下法则实邪不得解除的病理趋势，而非泛指阳明病概不传变。如清、下太过而损伤阳气，或燥热亢极而劫夺真阴，均可发生传变而使病转三阴。

第 186 条指出了阳明病的主脉为大脉。“伤寒”为广义伤寒。“三日”为约略之数。“脉大”，是指脉体宽阔，搏指有力。就生理而言，阳明为水谷之海，又为多气多血之经，阳气最旺；从病理来说，邪入阳明，燥热亢盛，邪正剧争，气血奔腾，血脉充盈，故脉大而有力。大脉反映了阳明病邪正剧争的特征，亦说明邪热炽盛，病在发展。如《素问·脉要精微论》指出“大则病进”。一般来说，阳明热证常见脉洪大滑数，阳明实证常见脉沉实有力而大。

第 188 条为病邪初传阳明，阳明邪热尚轻，故“濈然微汗出也”，汗出虽微，却连续不断，是阳明病的特征之一，故断为转系阳明。本条与第 185 条所论邪热较重的阳明病“汗出濈濈然”，有汗出量的多少之异，但濈然汗出之势则同。本条寓有见微知著，早期诊断之意，即临证见有濈然微汗之症，说明已现阳明之兆，提早防治，而不必待濈然大汗出时才确诊为阳明病。

第二节　阳明病本证

一、阳明病热证

（一）栀子豉汤证

【原文】

陽明病，脈浮而緊，咽燥口苦，腹滿而喘，發熱汗出，不惡寒反惡熱，身重。若發汗則躁，心憒憒①，反譫語。若加溫針，必怵惕②煩躁不得眠。若下之，則胃中空虛，客氣③動膈，心中懊憹，舌上胎④者，梔子豉湯主之。(221)

陽明病，下之，其外有熱，手足溫，不結胸，心中懊憹，飢不能食⑤，但頭汗出者，梔子豉湯主之。(228)

【词解】

①心愦愦：愦（kuì），音溃。《集韵》：“心乱也。”心愦愦，形容心中烦乱不安。

②怵惕：怵（chù），音触。怵惕，即恐惧不安之状。

③客气：指邪气，此处指热邪。

④舌上胎：指舌上有黄色或黄白色相间的薄腻苔。胎，通苔。

⑤饥不能食：胃中嘈杂，似饥非饥，而又不能进食。

【提要】

论阳明热证误治后的变证及下后热郁胸膈的证治。

【释义】

第221条可分两段理解。从“阳明病”至“身重”为第一段，指出阳明热证的原有证候。脉浮而紧，似为太阳伤寒证，但下文“发热汗出，不恶寒反恶热”等阳明病外证可知，此脉并非太阳表邪不解，而是阳明里热的反映。里热炽盛，充斥内外则脉浮；邪实正不虚，邪正相搏有力则脉紧。热盛津伤，胃热上冲则咽燥口苦，热壅气滞则腹满，热壅肺气上逆则喘。由于此非阳明燥结腑实之证，故腹虽满，但无腹部硬痛拒按。阳明主肌肉，阳明热盛，耗气伤津，肌肉失养，加之邪热充斥，阳明经气运行不利，故身重。脉证合参，本证为无形邪热炽盛之阳明热证，治当用白虎汤类方药辛寒清热，禁用汗、下之法。

从“若发汗”至“栀子豉汤主之”为第二段，论述阳明热证误治后的几种变证及热郁胸膈的证治。如果将脉浮紧、身重、发热等误作太阳伤寒表实证，而妄用辛温发汗，则会进一步伤津助热，热扰心神，而见烦躁不安，心中烦乱，甚或谵语；若误用温针强发其汗，此以火治热，心神被扰而见惊恐不安、烦躁不得眠等变证；若误将“腹满而喘”作阳明腑实证而施以苦寒攻下，则下后伤及胃肠，邪热乘虚内陷郁于胸膈之间，而见心中懊侬、舌上黄苔或黄白色相间苔。证属热郁胸膈，治当清宣郁热，方用栀子豉汤。

第228条补充阳明病下后热郁胸膈的证治。阳明病腑实未成，而早用下法，或腑实已成，攻下后燥实虽去，而余热未尽，邪热乘虚郁留胸膈。下后无形邪热未尽而散漫于表，故见外有热，手足温。胸膈邻近胃脘，郁热留扰胸膈，胃气不和，难以消谷，故见嘈杂似饥而又不能进食。热郁阻碍气机，使热不得外散而蒸腾于上，故不见全身汗出而见“但头汗出”。不结胸，说明下后热邪未与胸中痰水相结，排除了水热互结的结胸证。本证虽系阳明病下后而成，但其病机为热郁胸膈，故治疗仍以栀子豉汤清宣郁热。

虽然“阳明病篇”栀子豉汤证与“太阳病篇”栀子豉汤证的病因来路不同，但其热郁胸膈的病机相同，故皆用栀子豉汤治之。

（二）白虎汤证

【原文】

傷寒脈浮滑，此以表有熱，裏有寒[①]，白虎湯主之。(176)

臣億等謹按前篇云，熱結在裏，表裏俱熱者，白虎湯主之。又云其表不解者，不可與白虎湯。此云脈浮滑，表有熱，裏有寒者，必表裏字差矣。又陽明一證云，脈浮遲，表熱裏寒，四逆湯主之。又少陰一證云，裏寒外熱，通脈四逆湯主之。以此表裏自差，明矣。《千金翼》云白通湯。非也。

三陽合病，腹滿身重，難以轉側，口不仁[②]，面垢[③]，讝語遺尿。發汗則讝語。下之則額上生汗，手足逆冷。若自汗出者，白虎湯主之。(219)

【词解】

①里有寒：当为里有热。

②口不仁：口中感觉失常，食不知味，言语不利。

③面垢：面部如蒙油垢。

【提要】

论阳明病胃热炽盛的证治。

【释义】

第176条举脉略症，脉浮滑反映了阳明胃热炽盛，无形热邪弥漫表里，充斥内外的基本病机。脉浮为热盛于外，是里热蒸腾外达之象；脉滑为里热炽盛，气血沸涌之征。据此阳明气分热邪充斥内外，表里俱热，当有身热、汗自出、不恶寒反恶热、心烦、口舌干燥而渴喜冷饮、小便黄赤、舌红苔黄燥等症。故用白虎汤清热除烦，生津止渴。

第219条论述三阳合病邪热偏重于阳明的证治及禁例。"若自汗出者，白虎汤主之"应接在"谵语遗尿"后，属倒装文法。本条虽以"三阳合病"冠首，但实为阳明邪热独盛。阳明热盛，气机壅滞则腹满；阳明主肌肉，热邪炽盛经气不通，又邪热耗气伤津，肌肉失养故身重，难以转侧。胃之窍出于口，胃热炽盛，浊热上蒸则口不仁。手足阳明经脉布于面，阳明热盛，邪热挟胃肠浊气上蒸则面垢。热扰心神则谵语；热盛神昏，膀胱失约则遗尿。此时，"若自汗出"，说明上述证候虽重，但仍为阳明气分热盛，津伤不甚，故仍以白虎汤辛寒大清气分之热。因此，"若自汗出"为本证的辨证要点。若把身重、难以转侧误作表证而用辛温发汗，则伤津助热，里热愈炽，故谵语加重；若将腹满、谵语等误作阳明燥结腑实证而妄用下法，则伤伐正气，使阴液耗竭于下，阳气无所依附而上越，故有额上生汗、手足逆冷之危重见证。

【病机】

阳明无形邪热炽盛，充斥内外。

【治法】

辛寒清热。

【方药】

白虎汤方

知母六兩　石膏一斤（碎）　甘草二兩（炙）　粳米六合

上四味，以水一斗，煮米熟湯成，去滓。溫服一升，日三服。

【方义】

本方由石膏、知母、粳米、炙甘草四味组成。方中重用生石膏，辛甘大寒以清热而为君；知母苦寒质润，清热养阴为臣，二药合用，能大清阳明独盛之热，且清热而不伤津，养阴而不恋邪；炙甘草、粳米益气和中养胃，又可防石膏、知母寒凉伤胃之弊。由于本方清热功效卓著，仲景以西方星宿白虎作为方名比喻之，取秋金得令，炎暑自消之意。

【病案】

吕某某，男，48岁，农民。初秋患外感，发热不止，体温高达39.8℃，到本村医务室注射"安基比林"等退热剂，旋退旋升。四五日后，发热升至40℃，大渴引饮，时有汗出，而手足却反厥冷，舌绛苔黄，脉滑而大。此乃阳明热盛于内，格阴于外，阴阳不相顺接的"热厥"之证。治当辛寒清热，生津止渴，以使阴阳之气互相顺接而不发生格拒。急疏白虎汤：生石膏 30 克，知母 9 克，炙甘草 6 克，粳米一大撮。仅服 2 剂，即热退厥回而病愈。（陈明，刘燕华，李芳．刘渡舟验案精选［M］．北京：学苑出版社，2007：5-6.）

（三）白虎加人参汤证

【原文】

傷寒若吐若下後，七八日不解，熱結在裏，表裏俱熱，時時惡風，大渴，舌上乾燥而煩，欲飲水數升者，白虎加人參湯主之。(168)

傷寒無大熱，口燥渴，心煩，背微惡寒者，白虎加人參湯主之。(169)

傷寒脈浮，發熱無汗，其表不解，不可與白虎湯。渴欲飲水，無表證者，白虎加人參湯主之。(170)

若渴欲飲水，口乾舌燥者，白虎加人參湯主之。(222)

【提要】

论述阳明热盛津气两伤的证治及白虎汤的禁忌证。

【释义】

第 168 条论述伤寒误用吐、下后，表邪入里化热化燥，阳明里热炽盛，津气两伤的证治。因阳明邪热充斥内外，弥漫周身，而见表里俱热之象。热盛伤津，胃中干燥，而见口大渴，舌上干燥而烦，欲饮水数升等阴津大伤之症。此证渴饮的特点是口渴特甚，喜冷饮，饮水量多，饮后仍口渴不止。因热极汗多，津气两伤，且汗出肌腠疏松，不胜风袭，而见“时时恶风”。治宜白虎加人参汤清热益气，生津止渴。

第 169 条所述之“无大热”，是指表无大热，并非里无大热。因热结在里，不能外达，故表无大热，实为大热证。口燥渴，心烦为热结在里，热盛伤津、热扰心神之症。背为阳之府，是阳气会聚的地方，热迫汗出津气两伤，卫阳失于固密，肌腠疏松，不胜风寒，则觉背微恶寒。此证恶寒程度较轻，范围仅局限于背部，伴见一系列燥热津伤之症。本证与上条病机相同，故也用白虎加人参汤治疗。

第 170 条指出表证未解禁用白虎汤。太阳伤寒表证未解，见脉浮，发热无汗，治当发汗解表。此时即或兼有里热，亦应表里两解，或先解表后清里，而不可先以白虎汤清其里热，否则极易造成变证，故前人云“无汗不得用白虎”。若表证已解，见渴欲饮水等热盛津气两伤症，才可用白虎加人参汤清热益气生津。

第 222 条承第 221 条论阳明热证误下后，不但燥热不解，而且伤津耗气，出现渴欲饮水，口干舌燥等症，以白虎加人参汤治之。

以上四条原文从不同角度论述阳明燥热炽盛，津气两伤证的证治，应前后互参。

白虎汤证与白虎加人参汤证均为阳明胃热炽盛，表里俱热，治法皆为辛寒清热，用药不同者，后方中加人参益气生津。不同之处在于白虎加人参汤证是在白虎汤证的基础上，出现了津气大伤之烦渴，大汗出，还可见时时恶风或背微恶寒，脉洪大而芤等症。

【病机】

阳明无形邪热炽盛，津气两伤。

【治法】

辛寒清热，益气生津。

【方药】

白虎加人参汤方

知母六兩　石膏一斤（碎）　甘草二兩（炙）　粳米六合　人參三兩

上五味，以水一斗，煮米熟，湯成，去滓，溫服一升，日三服。此方立夏後，立秋前乃可服。立秋後不可服。正月、二月、三月尚凜冷，亦不可與服之，與之則嘔利而腹痛。諸亡血虛家亦不可與，得之則腹痛利者，但可溫之，當愈。

【方义】

本方即白虎汤加人参而成。方以白虎汤辛寒清热，加人参大补元气，益气生津。“此方立夏后，……当愈”，《伤寒论》中其他有关白虎加人参汤条文的附方及《金匮要略》中白虎加人参汤后均无此62字，疑是后人所加。

【病案】

李某某，男，52岁。患者有糖尿病史，口燥渴多饮，饮水后复渴，有饮水不能解渴之势。虽多饮，但小便却黄，纳食减少，神疲体乏，大便正常。脉大而软，舌质红无苔。证属肺胃热盛，气阴两伤所致，治疗当以清上、中之热而滋气阴之虚为宜。生石膏40克，知母10克，炙甘草6克，粳米一大撮，人参10克，花粉10克。上方服5剂后，口渴大减，体力与精神均有好转。转用益胃阴法：沙参12克，玉竹12克，麦冬30克，花粉10克，知母6克，太子参15克，甘草6克等。连用10余剂，证情逐渐稳定，遂改用丸药巩固疗效。（刘渡舟．经方临证指南［M］．天津：天津科学技术出版社，1993：70-71.）

(四)猪苓汤证

【原文】

若脈浮發熱，渴欲飲水，小便不利者，猪苓湯主之。(223)

陽明病，汗出多而渴者，不可與猪苓湯，以汗多胃中燥，猪苓湯復利其小便故也。(224)

【提要】

论阳明阴虚水热互结的证治及禁例。

【释义】

第223条紧承第221、第222条，论述阳明热证误用汗、下后，可出现余热留扰胸膈的栀子豉汤证，胃热盛津气两伤的白虎加人参汤证，以及本条津伤热郁水停，水热互结的猪苓汤证，仲景意在示人以“观其脉证，知犯何逆，随证治之”之法。本条因阳明热证误下后，阴津耗伤，阳明热邪未除而入于下焦，水热互结，膀胱气化失常，则小便不利；阳明里热蒸腾于外，则见脉浮发热；热盛津伤，又因水热互结而津液不布，故渴欲饮水。小便不利则水液无下行之途，加之渴而饮水，饮入不化，必使水热互结愈来愈重。上述诸症中以“小便不利”为主症，亦为辨证之关键。病机为阴虚水热互结，治宜养阴润燥，清热利水，方用猪苓汤。

第224条提出猪苓汤的禁例。阳明里热炽盛，热迫津泄，津气耗伤，汗出多而口渴，治当清热益气生津，方用白虎加人参汤，此时汗多胃燥，化源不足，亦可出现小便短少。若将阳明热盛汗多津伤之口渴、小便短少误作阴虚水热互结之证，而用猪苓汤治疗，该方虽有养阴润燥清热作用，但以利小便为主，必将更伤其阴津而增其燥热。故本条指出该方禁用于阳明热盛汗多津伤之证。

本条与太阳病篇第 71 条“若脉浮，小便不利，微热消渴者，五苓散主之”证候相似，但病机、治法、方药不同。五苓散证与猪苓汤证皆属邪与水结，膀胱气化不利所致，临床皆有发热、渴欲饮水、小便不利、脉浮等症，治疗均用猪苓、泽泻、茯苓利水。但五苓散证病机为太阳表邪不解，循经入于下焦，膀胱气化不利，症见发热恶风寒，头痛，以及消渴，水入即吐，舌苔白等症；猪苓汤证为阳明热证误下伤津，热邪入于下焦，水热互结，症见发热不恶寒，心烦不得眠，小便短赤，舌红少苔或苔滑。五苓散证治以通阳化气利水，兼以解表，故配桂枝、白术；猪苓汤证治则育阴清热利水，故配阿胶、滑石。

本证与真武汤证皆为水停为患，均可见下利、小便不利、咳、呕等症，但两者病性有寒、热之不同，应注意鉴别。真武汤证为肾阳虚衰，气化失司，阳虚水泛，伴有畏寒怯冷，四肢沉重疼痛，腹痛，心下悸，头眩，身瞤动，振振欲擗地，舌淡胖苔白，脉沉等症，治用真武汤温阳利水。猪苓汤证为阴虚有热，水热互结于下焦，症见渴欲饮水，身热，心烦不得眠，小便短赤，舌红少苔或黄腻苔，脉细数，治用猪苓汤育阴清热利水。

【病机】

热盛阴伤，水热互结于下焦。

【治法】

养阴润燥，清热利水。

【方药】

猪苓汤方

猪苓（去皮）、茯苓、澤瀉、阿膠、滑石（碎）各一兩

上五味，以水四升，先煮四味，取二升，去滓，内阿膠烊消，溫服七合，日三服。

【方义】

该方由茯苓、猪苓、泽泻、阿胶、滑石组成。方中用猪苓、茯苓、泽泻甘淡渗湿以利水，滑石甘淡性寒清热利小便，阿胶甘平养阴润燥。诸药合用，养阴润燥、清热利水。

【病案】

高某某，女，干部。患慢性肾盂肾炎，腰酸腰痛、小便不利反复发作数年。因体质较弱，抗病机能减退，长期反复发作，经久治不愈。发作时有高热、头痛、腰酸、腰痛、食欲不振、尿意窘迫、排尿少，有不快与疼痛感。尿检查：混有脓球、上皮细胞、红细胞、白细胞等。尿培养：有大肠杆菌。中医诊断：属淋病范畴。此为湿热侵及下焦。治宜清利下焦湿热，选张仲景《伤寒论》猪苓汤：猪苓 12 克，茯苓 12 克，滑石 12 克，泽泻 18 克，阿胶 9 克（烊化兑服）。水煎服 6 剂后，诸症即消失。（中医研究院 . 岳美中医案集［M］. 北京：人民卫生出版社，1978：16.）

二、阳明病实证

(一)承气汤证

1. 调胃承气汤证

【原文】

陽明病，不吐不下，心煩者，可與調胃承氣湯。(207)

太陽病三日，發汗不解，蒸蒸發熱①者，屬胃②也，調胃承氣湯主之。(248)

傷寒吐後，腹脹滿者，與調胃承氣湯。(249)

【词解】

①蒸蒸发热：形容发热如热气蒸腾，由内达外。

②属胃：即转属阳明之意。

【提要】

论阳明腑实初结，燥实甚而痞满轻的证治。

【释义】

第207条论阳明燥结里实，实热心烦的证治。阳明病未曾用吐法或下法而见心烦等症，心烦一症，阳明热证、腑实证均可见之，从本条治用调胃承气汤分析，则是由于阳明燥热结于胃肠，“胃络上通于心”，胃中燥实，腑气不通，胃热上扰心神所致。尚应伴有发热汗出、不恶寒反恶热、腹胀满痛、不大便等症。此“心烦”属有形燥结里实所致，故为“实烦”，与误治后无形邪热留扰胸膈之“虚烦”病机、治法迥异，当注意辨别。

第248条论述太阳病汗后转属阳明胃肠燥结里实的证治。太阳病发汗不解，出现“蒸蒸发热”，此非表证不解，而是邪气由表入里，化热成实，阳明里热充斥于外，故曰“蒸蒸发热者，属胃也”。本条突出“蒸蒸发热”作为辨证要点，说明燥热初结胃肠。常伴有腹胀满、不大便、心烦或谵语等症。治以调胃承气汤泻热和胃。

第249条论述伤寒吐后转属阳明燥实腹满的证治。“伤寒吐后，腹胀满”，是指表证误吐伤津化燥，邪热入里，胃肠燥热，燥实阻结而成阳明燥实腹满之证。当伴腹痛拒按或按之则痛、不大便、发热、口渴、舌红苔黄燥、脉沉实有力等症，治当泻热和胃，润燥软坚，方用谓胃承气汤。

以上三条原文突出“心烦”“蒸蒸发热”“腹胀满”症状，是从神志、热型、腹征等不同侧面辨析调胃承气汤证，具有重要的临床指导意义。

【病机】

阳明腑实初结，燥实甚而痞满轻。

【治法】

泻热和胃，润燥软坚。

【方药】

调胃承气汤方

甘草二两（炙） 芒硝半升 大黄四两（清酒洗）

上三味，切，以水三升，煮二物至一升，去滓，内芒硝，更上微火一二沸，溫頓服之，以調胃氣。

【方义】

调胃承气汤由甘草、芒硝、大黄组成。方中大黄苦寒泻热，荡涤胃肠；芒硝咸寒，泻热通便，润燥软坚；炙甘草甘平和中，顾护胃气，且能缓硝、黄泻下峻猛之性，使其作用和缓，泻下而不伤正。三物相合，集苦寒、咸寒、甘平于一方，共奏泻热和胃，润燥软坚通便之功。本方的服用方法有两种，一是第207条的“温顿服之”，使药力集中，以泻热和胃，通下腑实；二是“太阳病篇”第29条，“少少温服之”，以泻热和胃，而不在于速下。

【病案】

王某，男，52岁，1976年9月就诊。头晕、头痛、血压高已2年。胃脘憋胀，纳呆，夜间及饭后脘胀较剧，经常服西药，血压稍降，停药后则血压复升，曾服“天麻钩藤饮”和“镇肝熄风汤”等疗效不著。血压25.3/16kPa（190/120mmHg），大便2日1次，稍干。舌苔黄，脉上关上滑。印象：眩晕。辨证：阳明腑实，胃热上蒸。治则：泻热通便。处方：大黄12克，芒硝6克，炙甘草6克，代赭石12克，钩藤24克。服3剂，大便通，日3次稀便，胃脘憋胀除，头晕大减，血压20/13.3kPa（150/100mmHg），脉上关上滑。上方略事加减，再服9剂，诸症消失，血压17.3/12kPa（130/90mmHg），追访2年无复发。（刘景祺．经验方［M］．北京：中医古籍出版社，1987：72-73.）

2. 小承气汤证

【原文】

陽明病，其人多汗，以津液外出，胃中燥，大便必鞕，鞕則讝語，小承氣湯主之。若一服讝語止者，更莫復服。(213)

陽明病，讝語發潮熱，脈滑而疾[①]者，小承氣湯主之。因與承氣湯一升，腹中轉氣[②]者，更服一升；若不轉氣者，勿更與之。明日又不大便，脈反微濇[③]者，裏虚也，爲難治，不可更與承氣湯也。(214)

太陽病，若吐若下若發汗後，微煩，小便數，大便因鞕者，與小承氣湯和之愈。(250)

【词解】

①脉滑而疾：脉象圆滑流利，搏动很快。

②转气：即转矢气，指肠腑有气从肛门排出，俗称放屁。

③脉反微涩：脉象微而无力，往来艰涩不流利。

【提要】津伤胃燥致阳明腑实证的证治及禁例。

【释义】

第213条阐明了汗多、津伤、胃燥、便硬和谵语之间的关系。阳明病里热炽盛，迫津外泄，故多汗。汗多津伤，胃肠干燥，失于濡润而传导不利，燥热与肠中糟粕相结，大便干硬难解。腑气不通，浊热上扰心神则谵语。正如柯琴《伤寒来苏集·伤寒论注·阳明脉证》所言“多汗是胃燥之因，便硬是谵语之根”。本证治用小承气汤泻热通便，消滞除满，使大便通利，腑气通畅，浊热得泻，则谵语自除。同时指出“若一服谵语止者，更莫复服”，寓有中病即止，以免过剂伤正。

第214条论阳明腑实轻证的辨治及注意事项。阳明病见谵语，发潮热，为里热炽盛，腑实已成，热扰神明所致，大、小承气汤证皆可见之，但主以小承气汤治疗，关键在于“脉滑而疾”，此脉说明燥热结实不甚，与脉沉实有力、手足濈然汗出的大承气汤证不同。但谵语、潮热已见，故小承气汤不按常法服六合，而是加服至一升。服小承气汤后，大约有三种不同反应：一是出现腹中转矢气现象，说明肠中燥屎被药力推动，气机运转，浊气下趋，可乘势复下，更服小承气汤一升以泻下燥屎；二是肠中无矢气转动，为肠中无燥屎阻结，浊热之气不甚，或大便初硬后溏，则不可再服小承气汤；三是服药后大便虽通，但次日又不大便，脉由滑疾变为“微涩”，乃气虚血少，正虚邪实之象，攻之伤正，补虚恋邪，攻补两难，故曰“难治”，不可单纯再用承气汤一类攻下之剂，而应采用攻补兼施之法，选用黄龙汤或新加黄龙汤一类方剂。

第250条论太阳病发汗不当或误治后，耗伤津液，邪气入里化热化燥而转属阳明。胃热亢盛，迫津偏渗膀胱则小便频数。本已伤津，加之津液偏渗膀胱而胃肠干燥，燥实内结则大便硬。大便硬结不通，腑气壅滞，浊热上扰神明则心烦。本证微烦、便硬，说明燥结尚轻，故仅用小承气汤泻热通便，使胃肠气机下行，腑气通畅则病愈。

【病机】

胃肠燥结成实，腑气不通，燥坚不著，痞满较甚。

【治法】

泻热通便，消滞除满。

【方药】

小承气汤方

大黄四兩　厚朴二兩（炙，去皮）　枳實三枚（大者，炙）

上三味，以水四升，煮取一升二合，去滓，分溫二服。初服湯當更衣，不爾者盡飲之，若更衣者，勿服之。

【方义】

小承气汤方中大黄苦寒，泻热去实，推陈致新；厚朴苦辛温行气除满，枳实苦微寒破气消痞，合为泻热通便，消痞除满之剂。本方即大承气汤去芒硝，减少枳实、厚朴用量而成，其泻热及攻下之力较大承气汤为弱，故名小承气。

【病案】

陈某，女，52岁，1983年8月初诊。呃逆频作，伴腹痛食少7天。素体尚健，于7日前自觉脘腹胀满，时时哕逆欲呕，偶尔嗳气、呃逆，饮食锐减，中西药治疗均乏效，症状逐渐加重。症见脘腹胀满较甚，不喜按揉，两胁亦撑胀不适，端坐，难以平卧，时时恶心干哕，呕而无物。大便秘结，已3日未解，小便色黄。诊脉沉缓，舌质红、苔心黄厚腻。据脉、舌、证分析，此属里有实邪阻滞之呕哕证，缘肠胃有积滞，郁而化热，阻结于内，胃气不降反挟浊气上逆而致。治法：攻下积滞邪热，理气和胃，拟小承气汤加味。处方：厚朴15克，枳实15克，大黄（后下）9克，杏仁9克，炒莱菔子15克，陈皮 9 克，紫苏梗 12 克，生姜 3 片。3 剂，每日 1 剂，水煎，分 2 次内服。复诊：服上药后大便通利，先干后软，脘腹胀满减轻约十分之六七，两胁已不觉撑胀，能平卧，呕显减，呃逆已止，饮食增加。舌苔黄腻退薄，余如前述。宗前法，用初诊方减去大黄 3 克，加麦芽 15 克。4 剂，每日 1 剂，水煎，分 2 次内服。三诊：服完上药之后诸症消除，唯饮食量仍未恢复正常。宗六君子汤加炒枳实、当归、白芍，以健脾开胃养阴。5 剂，每日 1 剂，水煎，早晚分服。服上药时并注意饮食调理，尽剂后病遂痊愈。（杜雨茂．杜雨茂奇难病临证指要［M］．北京：人民军医出版社，2011：132-133.）

3. 大承气汤证

【原文】

二陽併病，太陽證罷，但發潮熱，手足漐漐汗出，大便難而譫語者，下之則愈，宜大承氣湯。(220)

【提要】

二阳并病转属阳明腑实的证治。

【释义】

二阳并病是指太阳病未罢，阳明病继起。若太阳表证已罢，邪气悉入于里，出现潮热、谵语、手足漐漐汗出、大便难等症，为热结阳明，燥结成实之证。本条中"手足漐漐汗出"具有重要的辨证意义。阳明主四肢，燥实内结迫津外泄而见汗出，但阳明腑实重证胃肠干燥，津亏热结，不能周身汗出，仅见"手足漐漐汗出"。本证燥热结实较重，治宜大承气汤攻下实热，荡涤燥结。

【病机】

阳明燥热结实，腑气壅滞，痞满燥坚实俱甚。

【治法】

攻下实热，荡涤燥结。

【方药】

大承气汤方

大黄四兩（酒洗）　厚朴半斤（炙，去皮）　枳實五枚（炙）　芒硝三合

上四味，以水一斗，先煮二物，取五升，去滓，内大黄，更煮取二升，去滓，内芒硝，更上微火一兩沸，分溫再服，得下餘勿服。

【方义】

大承气汤由大黄、厚朴、枳实、芒硝组成。方中大黄苦寒泻热去实，荡涤胃肠；芒硝咸寒软坚润燥，泻热通便。枳实、厚朴辛散消痞，行气除满。四物相合，共奏峻下实热，荡涤燥结之功。方中厚朴用量是大黄的二倍，目的在于加强行气泄满消痞之力；大黄后下则通腑攻下之力尤强。本方量大力猛，作用快速，能承顺胃气舒转下行，适用于阳明腑实之重症，为峻下之剂，故名大承气汤。

【病案】

杨某，男，48 岁，1978 年 9 月初诊。腹胀满疼痛伴呕吐便闭 5 日。原患有十二指肠球部溃疡，于 3 年前行胃部分切除术，术后引起肠粘连，常易发生腹胀腹痛，但经揉

按、热敷及一般对症治疗可缓解。此次于5日前发生腹胀，愈来愈重，呕吐不食，大便已4日未解，中西医治疗无效。查患者腹部胀满拒按，脐周处膨隆，时而呕吐，进食甚少，大便不通，脉沉缓细，舌红不鲜、苔黄厚浊腻，语声较低，精神不振，面黄，体瘦。分析此患者久患胃病，加之术后正亏，一直未复，正虚明显，但从当前的整个病情来看又以里实腹满为主。缘其素本正虚，加之积滞内停郁而生热，积热阻滞胃肠，气机不得通降，形成虚实夹杂之证。前医虑其正虚不敢攻逐，使邪留不去，若再延误则难免邪实正衰，攻补两难。治拟速通里实，稍佐扶正，用大承气汤加味，待邪去之后再转机而专事调补。处方：大黄（后下）9克，玄明粉（后下）15克，厚朴12克，枳实9克，莱菔子15克，清半夏12克，党参15克。2剂，每日1剂，水煎，分2次内服。复诊：服上方1剂后大便即通，泻下粪便较多，先干后溏，服完2剂后胀痛俱消，呕吐亦止，能进饮食，唯觉气短乏力，舌苔退薄，脉细缓。遂用六君子汤合当归补血汤化裁。6剂，每日1剂，水煎，早晚分服，并嘱重视饮食调理而愈。（杜雨茂．杜雨茂奇难病临证指要［M］．北京：人民军医出版社，2011：147-148.）

【原文】

陽明病，下之，心中懊憹而煩，胃中[①]有燥屎者，可攻。腹微滿，初頭鞕，後必溏，不可攻之。若有燥屎者，宜大承氣湯。(238)

病人不大便五六日，繞臍痛，煩躁，發作有時者，此有燥屎，故使不大便也。(239)

陽明病，讝語有潮熱，反不能食者，胃中必有燥屎五六枚也；若能食者，但鞕耳。宜大承氣湯下之。(215)

大下後，六七日不大便，煩不解，腹滿痛者，此有燥屎也。所以然者，本有宿食[②]故也，宜大承氣湯。(241)

病人小便不利，大便乍[③]難乍易，時有微熱，喘冒[④]不能卧者，有燥屎也，宜大承氣湯。(242)

傷寒，若吐、若下後不解，不大便五六日，上至十餘日，日晡所發潮熱，不惡寒，獨語如見鬼狀。若劇者，發則不識人，循衣摸牀[⑤]，惕而不安，微喘直視，脈弦者生，濇者死。微者，但發热讝語者，大承氣湯主之。若一服利，則止後服。(212)

汗出讝語者，以有燥屎在胃中，此爲風也。須下者，過經乃可下之。下之若早，語言必亂，以表虚裏實故也。下之愈，宜大承氣湯。(217)

陽明少陽合病，必下利，其脈不負者，爲順也。負者，失也[⑥]，互相尅賊[⑦]，名爲負也。脈滑而數者，有宿食也，當下之，宜大承氣湯。(256)

【词解】

①胃中：此处胃中实为肠中之意。以下第215、第217条之“胃中”意同于此。

②宿食：食物经宿不消，停积于胃肠。

③乍：忽然。

④喘冒：气喘且头昏目眩。

⑤循衣摸床：同捻衣摸床。指患者神志不清时，两手不自觉地反复摸弄衣被床帐。

⑥其脉不负者，为顺也。负者，失也：这是根据五行生克制化理论，综合脉证来辨

析疾病的顺逆。如就少阳阳明合病下利而言，少阳属木，阳明属土，此时若见实大滑数之脉，为脉不负，脉证相合，说明木未乘土，其病为顺；若见胃土之气不足，受少阳胆木所克贼，其病为逆，即“负者，失也”。

⑦克贼：戕害，伤害。

【提要】

阳明燥实内结的辨治及预后判断。

【释义】

第238条辨阳明病下后可攻与不可攻的证治。“若有燥屎者，宜大承气汤”应接在“可攻”之后，为倒装文法。阳明腑实证下后见“心中懊侬而烦”，为下后邪热尚未尽除，热扰神明。“胃中有燥屎者，可攻”说明余热复与肠中糟粕结为燥屎，当伴有腹满硬痛、不大便、潮热、谵语、苔黄燥、脉沉有力等症，仍可用大承气汤攻下。若下后腹微满、大便初硬后溏，为胃热结滞不甚，腑未成实，故“不可攻之”。

第239条辨阳明腑实燥屎内结证。病人不大便五六日，是病变归于阳明。脐周皆肠管。今不大便五六日，伴有绕脐痛、烦躁，是邪热与糟粕相结成燥屎阻塞肠道，腑气不通，浊热上扰心神所致。又因燥屎内结不得下泄，肠中浊热之气时而攻冲，故绕脐痛、烦躁发作有时。承接第238条“若有燥屎者，宜大承气汤”，本证治疗亦宜用大承气汤攻下。

第215条以能食与否辨阳明腑实之轻重。“宜大承气汤下之”应接在“胃中必有燥屎五六枚也”句下，属倒装文法。阳明病见谵语、潮热，是阳明腑实已成的主要见症，但燥结的轻重程度如何，可根据病人的进食情况加以判断。一般而言，胃热盛当消谷善饥，今反不能食，是因胃肠燥热结实，腑气壅滞所致。此属燥结较重之候，宜用大承气汤攻下。若能食，说明燥结轻浅，气机阻滞不甚，大便虽硬而不甚，证情较轻，用小承气汤轻下即可。

第241条辨阳明病下后燥屎复结的证治。阳明腑实证经攻下之后，应便通热退、腹无满痛，疾病向愈。今大下后又六七天不大便，并伴见心烦不解、腹满痛等症，是燥屎复结，再次形成腑实证。“所以然者，本有宿食故也”，是对燥屎复结之自释。即下后邪热未尽，胃肠功能未复，复因饮食不节或调护不当，则数日所进之食物滞留肠腑而变为宿食，未尽之邪热与宿食相合，遂成燥屎复结之证。治疗再用大承气汤下其燥屎，通腑泻热。

第242条指出燥屎内结，喘冒不能卧者可用大承气汤攻下。阳明腑实证一般是小便利、大便硬；或津伤热结，二便皆不通利。本条“小便不利，大便乍难乍易”，是因燥屎内结，腑气不通，故大便乍难；又因小便不利，部分津液尚能还于肠中，部分燥屎得以稍润，则大便乍易。燥屎内结，邪热深伏于里，难以透发于外，故时有微热；肺与大肠相表里，肠府燥结，腑气不通，肺气上逆则喘；浊热上干清窍则头昏目眩；因喘冒俱甚故不得安卧。诸症合参，本证之病机为燥屎内结，腑气不通，故宜用大承气汤攻下。

第212条论阳明腑实重证的辨治及预后判断。本条可分作三段理解：自条首至“独语如见鬼状”为第一段，是论述阳明腑实重证的成因及证候表现。伤寒表证，误用吐下，津液大伤，表邪入里，化热化燥转属阳明，热结成实，肠中燥屎结滞，腑气壅滞，则见五六日甚至十余日不大便。多日不大便，说明燥结里实较重，必伴腹满硬痛拒按。日晡所发潮热是阳明腑实证典型的热型，是随阳明经气当旺之时发热定时增高。不恶寒说明表证已罢，里热亢盛而充斥内外。肠腑燥实，阳明浊热上扰，心神内乱则见谵语。此时燥结里实已甚，用大承气汤攻下燥实，通腑泄热，其病可愈。

“若剧者”至“涩者死”为第二段，指出上证失治而使病情进一步恶化及据脉辨预后。“若剧者”，是指上证延误失治，病证日重。燥热耗伤阴津，热极津竭，心神无所主持，则见神志昏糊，循衣摸床、惊惕不安等症。微喘，是呼吸急促而表浅，由于燥结里实，腑气不通，肺失清肃而气机上逆所致。肝肾阴津乏竭，目系失养则直视，即目瞪而转动不灵活，属动风见症之一。此时病情险恶，正虚邪实，可参照脉象以推断其预后。若脉弦长，为阴液未至全竭，胃气尚存，尚有生机，故曰生；若脉短涩者，是阴液已竭，胃气已亡，攻补两难，预后险恶，故曰死。此时救治之法，当急下救阴，可选用后世的黄龙汤、新加黄龙汤、增液承气汤等方剂。

“微者”至条文末尾为第三段，是遥承第一段重申大承气汤证，又紧接第二段文义，与“剧者”相对举，说明病不增剧，病情较轻者，仅见发潮热、谵语、不大便、腹满硬痛等腑实内结之证，是津伤而未竭，可用大承气汤攻下实热燥结。但也应中病即止，若一服而大便通利，则止后服，以免过下伤正。

第 217 条论太阳中风与阳明腑实并见的证治。“下之愈，宜大承气汤”应接在“过经乃可下之”句后，属倒装文法。汗出，是风邪在表不解，故曰“此为风也”，当见发热、恶风寒、头痛等症；谵语，是燥屎阻结在肠，胃肠浊热上扰神明所致，即“以有燥屎在胃中”，当见腹满痛而拒按、不大便等症。证属表里同病，治当先解表后攻里，故原文强调“须下者，过经乃可下之”，宜用大承气汤下之以泻热去实。若先行攻下，则致表邪入里，化热化燥，使阳明热实更重，而见神志昏迷、语言错乱等症。这是过早使用下法之过也。

第 256 条辨阳明少阳合病下利的证候顺逆与治法。阳明胃属土、主燥，少阳胆属木、主火。脾与胃相表里，肝与胆相表里。属木、土之脏腑，具有生理相克、病理相乘的关系。本条是从五行学说的生克制化角度出发，以脉象为依据推断阳明少阳合病下利的顺逆。阳明脉大，少阳脉弦。若脉象实大滑数，是阳明偏胜，中土尚旺，不受木乘，即为不负，其病为顺，预后良好；若见弦脉，则是阳明不足，少阳偏胜，木旺乘土，其病为逆，则为负、为失，属逆证，预后不良。“脉滑而数者，有宿食也”是遥承“其脉不负，为顺也”而来，即阳明少阳合病下利，是燥热与宿食结滞肠道，热结旁流之故。其下利量少而不爽、秽臭、灼肛，伴腹满疼痛、潮热、舌苔黄燥等症。治当通因通用，宜大承气汤。

以上原文，从辨热型、神志、汗出、腹征、有无燥屎、脉象等方面论述了大承气汤证的因、机、证、治，当相互参照理解。

大承气汤、小承气汤、调胃承气汤均为苦寒泻下之剂，都用于治疗阳明腑实证。其病机皆为燥热与糟粕结于肠，腑气不通，都以腹满疼痛、不大便、舌苔黄、脉实有力等为主证。但其燥结腑实程度有轻重之别，证情有缓急之分。调胃承气汤不用行气的枳实、厚朴，而芒硝在三方中用量最大，又配以甘缓的甘草，重在泻热和胃；小承气汤以大黄通便，配以行气的枳实、厚朴，而厚朴的用量仅为大承气汤的1/4，且不用芒硝，重在消痞除满，主治阳明腑实轻证痞满为主者；大承气汤大黄后下，且配芒硝软坚润燥，通便泻热之力更强，又用枳实五枚、厚朴八两行气破结，药味多且用量大而力猛，为峻下剂，适用于痞满燥坚实俱甚的阳明腑实重证。

【原文】

傷寒六七日，目中不了了①，睛不和②，無表裏證③，大便難，身微熱者，此爲實也，急下之，宜大承氣湯。(252)

陽明病，發熱汗多者，急下之，宜大承氣湯。(253)

發汗不解，腹滿痛者，急下之，宜大承氣湯。(254)

【词解】

①目中不了了：了了，清清楚楚之意。目中不了了，即视物不清。

②睛不和：眼珠转动不灵活。

③无表里证：指外无发热恶寒头痛等表证，内无潮热谵语等里证。

【提要】

论阳明三急下证。

【释义】

第252条论伤寒目中不了了、睛不和，治当急下存阴。外感病六七日，无发热恶寒等症，说明表证已罢，病邪入里而成阳明腑实之证。虽无潮热谵语等症，仅见大便难、身微热，病情似不急重，却用大承气汤急下，关键在于出现了“目中不了了，睛不和”。瞳仁为肾所主，肝开窍于目。《灵枢·大惑论》云：“五脏六腑之精气，皆上注于目而为之精。精之窠为眼，骨之精为瞳子……上属于脑……目者，五脏六腑之精也，营卫魂魄之所常营也，神气之所生也。”叶天士曰：“热邪不燥胃津，必耗肾液。”本证伤寒六七日即出现目中不了了、睛不和，是阳明病燥热极盛，燔灼脏腑精气，胃肾阴津欲竭之危重证候，且其病变发展迅速，故急用大承气汤峻下热结，釜底抽薪，以救欲竭之阴津。

第253条论阳明腑实，发热汗多者，治当急下存阴。发热、汗多，是阳明病热证和腑实证共有的症状。一般而言，阳明病热证多为大热、大汗，腑实证多为潮热、手足濈然汗出。本条以大承气汤急下，应具有腹满疼痛拒按、不大便等腑实证的表现。在阳明腑实的基础上，发热汗多，反映了邪热炽盛，充斥内外，燥结里实，阴津消耗迅速，有热极津竭之势，故宜以大承气汤急下存阴。

第254条论发汗后成阳明腑实重证，治当急下存阴。伤寒发汗不解，出现腹满痛者，可能因表证发汗太过，伤耗津液，邪从燥化而转属阳明内实，或为阳明热证误用汗法，津伤热炽而燥结成实。本证发汗后迅速出现腹满痛等症，示其津伤特甚，燥结里实较重，发展传变迅速，故当及早攻下，以泻下燥结而保存阴津。

上述三条为阳明三急下证，虽叙证不同，但皆具燥实内结，燥热亢极，阴津欲竭之特点，且病势快，病情急。欲挽将竭之阴津，必须釜底抽薪，急用峻下之法，直折燥热之锐势，才能达急下存阴之目的。三条中除第252条属危重证之外，后两条似不甚急重，但热盛燥结里实阴液消亡之势已经显露，故当急下。否则燥热燔灼，燎原莫制，真阴竭尽，病必不治。因此，这几条也体现了张仲景“治未病”、防微杜渐的治疗学思想。

【原文】

腹滿不減，減不足言，當下之，宜大承氣湯。(255)

【提要】

辨阳明腑实证腹满的特征与治疗。

【释义】

腹满一症，有虚寒与实热之分。虚寒性腹满，多由脾虚不运，寒凝气滞所致，其满常有减轻的时候，且喜温喜按，伴便溏、不发热、苔白、脉虚；实热性腹满，多由燥屎等有形之邪阻结，腑气不通而致，其满常呈持续性而无明显减轻之时，且按之则痛或痛剧，伴不大便、发热、苔黄燥、脉实有力。《金匮要略·腹满寒疝宿食病脉证治》篇指出“腹满时减，复如故，此为寒，当与温药”是言虚寒性腹满。本条“腹满不减，减不足言”，说明腹满严重，持续不减，即使有所减轻，但程度甚微，不足以言减，因阳明腑实，腑气不通，气机壅滞之故，此为热实腹满的特征。本条从腹满辨其为阳明腑实，当伴有腹痛拒按、不大便、潮热、心烦、舌苔黄厚干燥、脉沉实有力等症，宜大承气汤下其满实。

(二)润导法证

1. 麻子仁丸证

【原文】

趺陽脉①浮而濇，浮則胃氣强，濇則小便數，浮濇相搏，大便則鞕，其脾為約，麻子仁丸主之。(247)

【词解】

①趺阳脉：即足背动脉，在冲阳穴处，属足阳明胃经，古人常用趺阳脉诊察胃气盛衰。

【提要】

脾约的病机和证治。

【释义】

趺阳脉属足阳明胃经，可候胃气盛衰。胃有燥热，即“胃气强”，其脉因之浮，涩主脾运无力，趺阳脉象为浮象之中兼往来不流利，是谓浮而涩。《内经》曰：“饮入于胃，游溢精气，上输于脾，脾气散精，上归于肺，通调水道，下输膀胱，水精四布，五经并行。”脾为胃行其津液而灌溉四旁，今脾之转输功能受胃热之约束，不能为胃行其津液，致津液偏渗于膀胱，而肠道津少便燥，故见小便数，大便硬。治以麻子仁丸润肠泻热，缓通大便。

本证与小承气汤证皆可见小便数，大便秘结等症。但小承气汤证属阳明腑实，除不大便外，尚伴有潮热、谵语、腹满痛等症，治以通腑泻热，消滞除满。本证为脾约证，虽大便结硬，或数日不行，所排出之粪便多干燥坚硬，甚至屎黑而干小如羊粪状，但无腹无满痛之苦，第244条曰：“小便数者，大便必鞕，不更衣十日，无所苦也。”其病机为胃强脾弱，津液不布，肠燥便秘，故治以润肠滋燥通便。

【病机】

胃强脾弱便结。

【治法】

润肠滋燥，缓通大便。

【方药】

麻子仁丸方

麻子仁二升　芍藥半斤　枳實半斤（炙）　大黃一斤（去皮）　厚朴一尺（炙，去皮）　杏仁一升（去皮尖，熬，别作脂）

上六味，蜜和丸如梧桐子大，飲服十丸，日三服，漸加，以知為度。

【方义】

本方由小承气汤加麻子仁、杏仁、芍药、蜂蜜而成。方中麻子仁润肠滋燥、通利大便，用量最重，为君药。配以杏仁、芍药润脾燥、安脾阴，为臣药。大黄、枳实、厚朴泄热去实，行气导滞，共为佐药。蜂蜜润燥滑肠，为使药。以蜜和丸，服用时渐加，以知为度，乃缓缓润下之义。

【病案】

一豪子郭氏，得伤寒数日，身热头疼，恶风，大便不通，脐腹膨胀，易数医。一医欲用大承气，一医欲大柴胡，一医欲用蜜导，病家相知凡三五人，各主其说，纷然不定。最后请予至，问：小便如何？病家云：小便频数。乃诊六脉，下及趺阳脉浮且涩，予曰：脾约证也，此属太阳阳明。仲景云：太阳阳明者脾约也。仲景又曰：趺阳脉浮而涩，浮则胃气强，涩则小便数，浮涩相搏，大便则鞕，其脾为约者，大承气、大柴胡恐不当，仲景法中麻仁丸不可易也。主病亲戚尚尔纷纷。予曰：若不相信，恐别生他证，请辞，无庸召我。坐有一人，乃弟也，逡巡曰：诸君不须纷争，既有仲景证法相当，不同此说何据？某虽愚昧，请终其说，诸医若何，各请叙述。众医默默，纷争始定。予以麻仁丸百粒，分三服，食顷间尽。是夕大便通，中汗而解。（许叔微．许叔微伤寒论著三种·伤寒九十论［M］．商务印书馆，1956.）

2. 蜜煎导法及猪胆汁导法证

【原文】

陽明病，自汗出，若發汗，小便自利者，此為津液内竭，雖鞕不可攻之，當須自欲大便，宜蜜煎導①而通之。若土瓜根②及大豬膽汁，皆可為導。(233)

【词解】

①导：有因势利导之意。用润滑类药物纳入肛门，诱发排便的一种外治方法谓之导法。

②土瓜根：土瓜又名王瓜。土瓜苦寒无毒，其根富于汁液，将其捣汁灌肠可通便。

【提要】

论津竭便硬，大便欲解不得的证治。

【释义】

阳明病本自汗出，若再发汗则津液更伤，加之小便自利使津液从下而泄，众多伤津途径使津液内竭，大肠失于濡润而致大便结硬干涩难解。本证以局部症状为主，硬粪结于大肠末端，表现为肛门坠胀，便意频频而燥粪难以排出。与承气汤证之热结燥实不大便的病机和结滞的部位不同，无潮热、谵语、腹满硬痛等症，故“虽硬不可攻之”。当在病人有便意而难下之时因势利导，用蜜煎或土瓜根汁或猪胆汁纳入或注入肛门内，以润燥滑肠，导下通便。

本证与麻子仁丸证，均可见大便秘结。但麻子仁丸证为脾约便秘，胃热约束脾之转输功能，以致津亏肠燥便秘，症见大便干硬，不大便十余日无所苦，小便数，治以润肠泻热，缓通大便；本证为津竭肠燥，大肠失于濡润，大便硬结迫近肛门，治以因势利导，润燥滑肠，导下通便。

【病机】

津亏肠燥便秘。

【治法】

润燥滑肠，导下通便。

【方药】

蜜煎方

食蜜[①]七合

上一味，於銅器内，微火煎，當須凝如飴狀，攪之勿令焦著，欲可丸，併手捻作挺，令頭鋭，大如指，長二寸許。當熱時急作，冷則鞕。以内穀道[②]中，以手急抱，欲大便時乃去之。疑非仲景意，已试甚良。

又大豬膽一枚，瀉汁，和少許法醋[③]，以灌穀道内，如一食頃，當大便出宿食惡物，甚效。

【词解】

①食蜜：即蜂蜜。

②谷道：即肛门。

③法醋：即食醋。

【方义】

蜜煎方，仅蜂蜜一味药，其性味甘平，滋阴润燥，润肠通便，局部用药更有润滑作用。将蜂蜜微火煎，制成条状，于大便迫近肛门而干涩难出时，以蜜煎条纳入肛门，导下通便。灌肠法用土瓜根汁或猪胆汁。土瓜根原方已佚。土瓜苦寒，其根富于汁液，《肘后备急方》“治大便不通，采土瓜根捣汁，用唧筒射入肛门内，取通”。猪胆汁苦寒，清热润燥，其用法是取大猪胆汁一个，将汁泻出，和入少许食醋，灌入肛门中导便。三方皆可用作导便之剂。

【病案】

陈姓始病咯血，其色紫黑，经西医用止血针，血遂中止。翌日病者腹满，困顿日甚。延至半月，大便不行。始用蜜导不行，用灌肠法，又不行。复用一切通大便之西药，终不行。或告陈曰：同乡周某良医也。陈喜，使人延周，时不大便已一月矣。周至，察其脉无病，病独在肠。乃令病家觅得猪胆，倾于盂，调以醋，借西医灌肠器以灌之。甫灌入，转矢气不绝。不逾时，而大便出。凡三寸许，掷于地，有声，击以石，不稍损。乃浸以清水，半日许，盂水尽赤。乃知向日所吐之血，本为瘀血，因西医用针止住，反下结大肠，而为病也。越七日，又不大便，复用前法，下燥矢数枚，皆三寸许，病乃告痊。（曹颖甫．经方实验录［M］．学苑出版社，2012.）

（三）下法辨证

【原文】

陽明病，脉遲，雖汗出不惡寒者，其身必重，短氣腹滿而喘，有潮熱者，此外欲解，可攻裏也。手足濈然汗出者，此大便已鞕也，大承氣湯主之；若汗多，微發熱惡寒者，外未解也，其熱不潮，未可與承氣湯，若腹大滿不通者，可與小承氣湯，微和胃氣，勿令至大泄下。(208)

【提要】

论大小承气汤证的证治及兼表证时的处理原则。

【释义】

本条当分三段来理解。第一段从“阳明病”至“大承气汤主之”，论述大承气汤的证治。迟脉多主寒，但本条之脉迟，是因肠中燥屎阻结，腑气不通，脉道不利之故，必迟而有力。虽汗出却不恶寒，可知已无表证。肠中燥实内结，腑气壅滞，外则影响经脉气血运行而身重，内则阻滞气机，而见短气腹满；肺与大肠相表里，肠中有燥屎阻结，肺失宣降，故腹满而喘。如果再见到潮热，是阳明腑实已成，可用承气汤攻下里实。但是根据病症的轻重不同，攻下也当有所区别。若有潮热，又见手足濈然汗出，则说明“大便已硬也”。因四肢禀气于脾胃，阳明肠腑燥热迫津液外泄而津亏，故不能全身出汗而仅见手足濈然汗出，此时当用大承气汤峻泻里实。

第二段从“若汗多”至“未可与承气汤”，指出表证未解，腑实未成者，不可用承气汤攻下。阳明病虽见汗多，但有发热恶寒，可知表证未解，其无潮热，则腑实未成，不可用承气汤类攻下剂。

第三段从“若腹大满不通”至“勿令至大泄下”，论述小承气汤的证治。阳明腑实已成，而见腹大满不通，但无手足濈然汗出等症，是腑气壅滞较甚，痞满显著，燥结里实较轻，不可用大承气汤峻攻，只可用小承气汤轻下以和胃气，以免大泄下损伤胃气而出现变证。

【原文】

陽明病，潮熱，大便微鞕者，可與大承氣湯，不鞕者不可與之。若不大便六七日，恐有燥屎，欲知之法，少與小承氣湯，湯入腹中，轉失氣[①]者，此有燥屎也，乃可攻之。若不轉失氣者，此但初頭鞕，後必溏，不可攻之，攻之必脹滿不能食也。欲飲水者，與水則噦。其後發熱者，必大便復鞕而少也，以小承氣湯和之。不轉失氣者，慎不可攻也。(209)

【词解】

①失气：即肛门排出的臭气。“失”，《金匮玉函经》作“矢”，“矢”古同“屎”。

【提要】

辨大、小承气汤的证治及误下后的变证。

【释义】

本条可分三段理解：自“阳明病”至“不可与之”为第一段，指出大承气汤的宜忌。阳明病见潮热，大便硬可与大承气汤，不硬则不可用。潮热是阳明腑实燥结已成的标志，大便微鞕，“微”疑系衍文，如果肠中燥结不甚，则不可用大承气汤峻下。

从“若不大便六七日”至“与水则哕”为第二段，讨论以小承气汤试探燥屎之法，从而决定是否可攻，以及误攻后的变证。如果不大便六七日，但无潮热、谵语、腹满痛等症，此时难以确定燥屎是否形成，可用少量的小承气汤试探。如服小承气汤后失气转动，说明肠中有燥屎，得药力而浊气下趋，然病重药轻，小承气汤不能胜任，可用大承气汤攻下。如若服小承气汤后无失气转动，则燥屎未成，燥结不甚，大便只是初硬后溏，不可用大承气汤攻下。若误用攻下，必然损伤脾胃阳气，受纳运化失司而致胀满不能食，甚至饮水则哕。

从“其后发热者”至末尾为第三段，指出下后大便复硬的治法。攻下后又见大便硬而且发热，是下后邪热复聚，大便再次化燥成实，因已用大承气汤攻下，肠中燥结里实不甚，大便虽硬而量少，故以小承气汤泻热通便，调和胃气即可。

条文最后又再次强调大承气汤的禁例，不转失气是腑实未成，一定不可用大承气汤攻下。

【原文】

得病二三日，脉弱，無太陽、柴胡證，煩躁，心下鞕。至四五日，雖能食，以小承氣湯，少少與，微和之，令小安，至六日，與承氣湯一升。若不大便六七日，小便少者，雖不受食，但初頭鞕，後必溏，未定成鞕，攻之必溏；須小便利，屎定鞕，乃可攻之，宜大承氣湯。(251)

【提要】

论大小承气汤的使用方法兼脉弱的处理方法以及辨小便测大便的方法。

【释义】

本条可分两段理解。第一段从“得病二三日”到“与承气汤一升”，论述阳明腑实，证实脉虚的治法。得病二三日，病程虽短，却没有太阳病、少阳病的症状，而见烦躁、心下硬，知邪气不在太阳、少阳。其主症为烦躁、心下硬，则是阳明里热内实之征。烦躁为内有热扰，心下硬而非腹满硬痛，说明阳明燥结未甚。至四五日，病情持续发展，患者虽仍有烦躁、心下硬，但能食，且脉弱，则为腑中结实未甚，又兼正气不足之证。故用小承气汤少少与服以微和胃气，轻下通便，令患者得以小安，然后继续动态观察。至六日仍烦躁，心下硬，不大便，则应加大剂量，再与小承气汤一升以泻热通便。仲景审察证候、给药时间与剂量如此精细，因证实脉虚，燥结不甚故也。

第二段从“若不大便六七日”到“宜大承气汤”，从小便情况辨大便是否结硬以及可否用大承气汤。不大便六七日，又见不能食，当为燥屎阻滞严重，胃气不降，但若小便少，说明津液尚可还入肠中，大便未全结硬，如成无己云“小便少者，则胃中水谷不别，必初硬后溏”，故不可用承气汤攻下，否则必伤及脾胃阳气而至大便溏泄。在不大便六七日，不能食时，必须观察小便，若小便次频量多，是燥热逼迫津液偏渗膀胱，津亏肠燥，大便完全坚硬，方可用大承气汤攻下。

从本条仲景用小承气汤先小剂量再大剂量，以及观察能食不能食、小便的多少来定夺承气汤的使用，说明泻下法的使用要谨慎，既要把握是否有可下之证，又要把握攻下之度。

【原文】

陽明病，本自汗出，醫更重發汗，病已差，尚微煩不了了者，此必大便鞕故也。以亡津液，胃中乾燥，故令大便鞕。當問其小便日幾行，若本小便日三四行，今日再行，故知大便不久出。今為小便數少，以津液當還入胃中，故知不久必大便也。(203)

【提要】

论阳明病差后微烦的机理及预测大便不久自通的依据。

【释义】

阳明病胃热炽盛，迫津外泄，故自汗出，医生又曾重发其汗治之，虽阳明燥热邪气大势已去，病已瘥，但出现微烦不了了，这是由于津液内竭，肠中干燥，大便硬、腑气不通之故。此大便硬是津伤肠燥所致，燥热不甚，与肠中燥热内结的不大便不同，故有津复自愈的可能，而不必攻下。待其津液自和，大便得通可愈。此时应当问小便的情况，如若原来一日三四次而现在一日两次，小便次数减少，说明津液还入胃肠，肠道得润，大便不久即排出。

（四）下法禁例

【原文】

傷寒嘔多，雖有陽明證，不可攻之[①]。(204)

陽明病，心下鞕滿者，不可攻之，攻之利遂不止者死，利止者愈。(205)

陽明病，面合色赤[②]，不可攻之，必發熱。色黃者，小便不利也。(206)

陽明中風，口苦咽乾，腹滿微喘，發熱惡寒，脉浮而緊，若下之，則腹滿小便難也。(189)

陽明病，不能食，攻其熱必噦，所以然者，胃中虛冷故也。以其人本虛，攻其熱必噦。(194)

【词解】

①攻之：此处指用承气汤攻下而言。

②面合色赤：即满面通红。

【提要】

论阳明禁下证。

【释义】

第204条论伤寒呕多，病机向上者禁用攻下。呕多指呕吐频繁。阳明证呕多，若见于阳明腑实证，伴有腹满痛、不大便、潮热谵语等，自当攻下。若为阳明胃热，胃气上逆，气逆而呕，因为无形邪热内扰，病机向上，而非有形燥结里实阻滞，故不可逆其病机而妄用攻下之法。若为少阳兼阳明腑实，当以和解少阳为先或以大柴胡汤、柴胡加芒硝汤两解少阳阳明。后世医家对呕多有多种见解，如沈明宗曰：“恶寒发热之呕属太阳，寒热往来之呕属少阳，但恶热不恶寒之呕属阳明。然呕多则气已上逆，邪气偏侵于上脘，或带少阳，虽有阳明证，慎不可攻也。”

第 205 条论阳明病见心下硬满者禁用攻下及误下后的变证与预后。阳明病腹部硬满为肠中有燥屎内结，可用攻下之法。今见心下硬满，为病位偏于上部，阳明邪热壅聚心下，气机阻滞而成，尚未入腑化燥成实，故不可攻下。若误用攻下之法则会损伤脾胃，使邪气内陷而形成下利的变证。若下后利不止说明脾胃阳气衰败，预后不良；若下后利能自止，则伤中较轻，胃气有渐复之机，预后较好。也有认为心下硬满乃阳明中寒，属虚硬虚满，此处意在鉴别。

第 206 条论阳明病见满面通红禁用下法。阳明病见满面通红，是热郁于经，不能宣泄，而熏蒸于上所致。热郁于经，乃无形邪热，而尚未化燥成实，所以禁用攻下。若误用攻下，则怫郁之热不得解，反损伤脾胃之气，而致水湿不运，与内热相合，湿热郁蒸，身热发黄，此时湿邪没有出路，当小便不利。

第 189 条论阳明病腑实未成，且兼太阳少阳证时，禁用下法。口苦咽干为少阳胆火上炎；发热恶寒，脉浮而紧为太阳表邪未解；腹满微喘为阳明热壅气滞，热迫于肺。喘而微，当为阳明里热尚轻，又无潮热、谵语、烦躁、不大便等腑实之症。本条虽冠以阳明中风，实属三阳合病，且腑实未成，此时禁用下法。若误下则太阳少阳之邪入里，中焦气机不畅，腹满加重，误下伤津则小便难也。

第 194 条论胃中虚冷者禁用下法及误下后的变证。阳明病见不能食，有腑实燥结和胃中虚冷的不同。腑实燥结者，腑气壅滞胃气不降而致胃不能受纳，当伴有潮热、谵语、腹满痛、不大便等，可用大承气汤攻下。而本证不能食，是胃中虚冷，腐熟无权而胃不能受纳，自当温中和胃，而不可用采用下法治之。若误作阳明热实之证而误用攻下之法，则更损胃气，胃阳衰败，浊阴之气上逆，而发生呃逆。临证不可仅依据不能食一症判断虚实寒热，须结合其他脉证综合分析。

三、阳明病寒证

【原文】

陽明病，若能食，名中風；不能食，名中寒。(190)

【提要】

以能食、不能食辨阳明中风与阳明中寒。

【释义】

本条以能食、不能食判断胃阳盛衰，区别寒热属性。风为阳邪，阳能化谷，故能食者说明胃阳亢盛，名中风；寒属阴邪，阴不化谷，不能食则胃阳不足，故名为中寒。本条用能食、不能食来辨别寒热，具有一定的实际意义。但由于阳明腑实证燥屎阻滞肠道，胃气不降，也可见到不能食，故临证时还须结合其他脉证以及病程长短，综合细致分析为是。

【原文】

陽明病，若中寒者，不能食，小便不利，手足濈然汗出，此欲作固瘕①，必大便初鞕後溏。所以然者，以胃中冷，水穀不別②故也。(191)

陽明病，法多汗，反無汗，其身如蟲行皮中狀者，此以久虛故也。(196)

陽明病，反無汗，而小便利，二三日嘔而欬，手足厥者，必苦頭痛。若不欬不嘔，

手足不厥者，頭不痛。(197)

若胃中虛冷，不能食者，飲水則噦。(226)

【词解】

①固瘕：是因胃中虚冷，水谷不消而结积的疾病，其特征为大便初硬后溏。

②水谷不别：胃中虚冷，水湿停滞，不能从小便去，而与谷物相混杂。

【提要】

论阳明中寒的临床表现及阳明证见无汗的两种不同病理机制。

【释义】

第 191 条论阳明中寒欲作固瘕的证候及其病理机制。素体胃阳不足，复感寒邪；或过食生冷寒凉伤及中阳，均可致阳明中寒证。中焦阳虚，不能受纳、腐熟水谷，则不能食。中焦阳微湿胜，脾失运化转输，小肠泌别清浊功能失常，水湿之邪不能从小便下泄，故小便不利。寒性凝滞收敛，胃肠水谷不消而结积，但小便不利，津液将回流入肠，故大便初硬后溏，所谓欲作固瘕。手足濈然汗出，一则因中焦阳虚，不能外固；二则四肢禀气于脾胃，水湿不能从小便出，而外溢于四末，故汗出湿冷，有别于阳明燥实内结，迫津外泄之手足濈然汗出。条文最后“胃中冷，水谷不别”正是对固瘕发病机理的阐释。

第 196 条论阳明病久虚无汗身痒的机理。阳明病里热炽盛，迫津外泄，而见多汗。本条阳明病反见无汗，身如虫行皮中状，这是由于素体津气亏虚，虽有阳明燥热，但津亏气虚，汗液化源不足而无汗。由于无汗，邪热不能随汗液宣泄而郁于肌肤，则有“身如虫行皮中状”之身痒见症。如尤在泾说：“反无汗，其身如虫行皮中状者，气内蒸而津不从之也。”

第 197 条论阳明中寒寒饮上逆之证。本条有与第 196 条无汗对比之意，阐释阳明病无汗的又一种病因。阳明病，本汗多，若反无汗，上条是由于津气久虚虽热盛而不得汗，本条则属于阳明中寒，中阳不运，寒饮内停，水气不布，故反无汗。寒饮犯胃，胃失和降则呕，寒饮上逆犯肺则咳；中阳不足，四末失于温养，且寒饮中阻，阴阳气不相顺接，则手足厥冷。中焦寒饮上逆，直犯清阳，必会头痛。寒饮停于中焦，下焦气化功能正常故小便利。反之，若不咳、不呕、手足不厥者，则仅为胃阳虚衰，中焦寒饮不甚，寒饮未上逆，就不会出现头痛。

第 226 条论胃中虚冷饮水则哕之证。胃为阳土，主受纳腐熟水谷，饮食入胃，全赖胃中阳气以运化。若胃阳虚衰，不能腐熟水谷，则饮食减少，甚至竟不能食，此时如饮以水，难以温化，滞留于胃，与寒相搏，胃失和降，上逆而为哕。汪苓友说：“若胃中虚冷不能食，饮水则寒水相搏，气逆而为哕矣，法当大温。”

【原文】

食穀欲嘔，屬陽明也，吴茱萸湯主之。得湯反劇者，屬上焦也。(243)

【提要】

论阳明中寒食谷欲呕的证治及与上焦有热之呕逆证的鉴别。

【释义】

食谷欲呕病位有中焦上焦之分，病性亦有寒热之别。据第 190 条“阳明病，不能食者，名中寒”之说，本证之食谷欲呕当属阳明中寒证。因胃阳虚弱，受纳腐熟无权，食物积滞于中，或中阳亏虚，寒饮内停，使胃失和降，浊阴上逆，则食谷欲呕。本证之呕吐物多为清稀痰涎或杂有不消化的食物，无馊腐气味，伴纳差、胃脘隐痛、便溏、舌淡苔白、脉沉缓或沉迟无力等，治用吴茱萸汤温胃散寒，益气降逆止呕。如上焦有热，胃气上逆之食谷欲呕者，若服用辛温的吴茱萸汤，是以热治热，势必加重病情。呕逆之热证，呕吐物气味酸腐，伴口渴、舌红苔黄、脉数有力等症。临证当认真分析辨别。

【病机】

胃中虚寒，浊阴上逆。

【治法】

温中散寒，降逆止呕。

【方药】

吴茱萸湯方

吴茱萸一升（洗）　人参三兩　生薑六兩（切）　大棗十二枚（擘）

上四味，以水七升，煮取二升，去滓，溫服七合，日三服。

【方义】

吴茱萸汤由吴茱萸、人参、生姜、大枣组成。方中吴茱萸辛苦温为主药，温胃散寒，降逆止呕；重用辛温之生姜散寒止呕，增强吴茱萸温胃降逆止呕之力。人参、大枣补中益气、养津液。合为温中降逆，散寒止呕之剂。

【病案】

某女，32 岁。主诉胃脘疼痛，多吐涎水而心烦。舌质淡嫩、苔水滑，脉弦无力。初以为胃中有寒而心阳不足，投以桂枝甘草汤加木香、砂仁，无效。再询其证，有烦躁夜甚，涌吐清涎绵绵不绝，且头额作痛。辨为肝胃虚寒挟饮。吴茱萸 9 克，生姜 15 克，党参 12 克，大枣 12 枚。服 3 剂后诸症皆消。（刘渡舟．经方临证指南［M］．人民卫生出版社，2013.）

第三节　阳明病变证

一、发黄证

（一）湿热发黄证

1. 茵陈蒿汤证

【原文】

陽明病，發熱汗出者，此為熱越[①]，不能發黃也。但頭汗出，身無汗，劑頸而還，小便不利，渴引水漿者，此為瘀熱[②]在裏，身必發黃，茵蔯蒿湯主之。(236)

傷寒七八日，身黃如橘子色，小便不利，腹微滿者，茵蔯蒿湯主之。(260)

陽明病，無汗，小便不利，心中懊憹者，身必發黃。(199)

【词解】

①热越：越有外扬之义，热越即热邪向外发泄。

②瘀热："瘀"和"郁"可通用，瘀热即邪热郁滞。

【提要】

论阳明湿热蕴结发黄的证治。

【释义】

第236条主论阳明湿热蕴结发黄的病机与证治。阳明病里热炽盛故发热汗出，汗出可使里热宣达于外，热不内蕴则不能发黄。若见但头汗出、周身无汗，则里热难以宣达于外；小便不利则里湿无出路而蓄积于内。湿与热相合，湿热内郁，气化受阻，津不上承，故渴饮水浆。湿热郁遏，热不得越而熏蒸于上则见但头汗出，身无汗。湿阻气机，水道不通，则小便不利。湿热郁遏中焦，熏蒸肝胆，胆汁外溢，则身必发黄。无汗或汗出不畅，小便不利是湿热内郁的常见症状；同时，又因无汗或汗出不畅致里热不能发散于外而热愈盛，小便不利使湿浊无下泄之途而湿更甚，则进一步加重了湿热内郁的程度，促进了发黄证的形成，故无汗、小便不利又是致黄的重要因素。治疗当用茵陈蒿汤清利湿热以退黄。

第260条补充湿热发黄的证候特点。身黄如橘子色，即色泽鲜明而润泽，当属阳黄，为湿热发黄的特点。湿热蕴结，腑气壅滞，故腹满。湿热交阻，湿不得下泄，所以小便不利。当用茵陈蒿汤清利湿热退黄。

第199条再论阳明湿热发黄的病因病机。阳明热与湿合，热因湿滞不得外越而无汗，湿因热阻不得下泄而小便不利。湿热蕴蒸，上扰心胸则心烦懊憹。湿热蕴结，熏蒸肝胆，胆热液泄，而见身黄、目黄、小便黄等黄疸症状。

【病机】

湿热郁结，熏蒸肝胆，腑气壅滞。

【治法】

清热利湿，导滞退黄。

【方药】

茵蔯蒿湯方

茵蔯蒿六兩　梔子十四枚（擘）　大黄二兩（去皮）

上三味，以水一斗二升，先煮茵蔯減六升，內二味，煮取三升，去滓，分三服。小便當利，尿如皂莢汁狀，色正赤，一宿腹減，黃從小便去也。

【方义】

茵陈蒿汤是治疗湿热发黄的代表方。方中三味药皆为苦寒之品，苦能燥湿，寒能清热。其中茵陈蒿清热利湿，疏利肝胆，为清热除湿退黄的主药；栀子清热除烦，清泄三焦湿热而通调水道；大黄导热下行，以泄湿热郁结之毒邪，兼可化瘀。方后述及服药后的变化情况："小便当利，尿如皂荚汁状，色正赤，一宿腹减，黄从小便去也。"由小便不利转为小便通利，使湿热之邪从小便排泄以退黄。"一宿腹减"，亦说明原有腹满症状，服药后大小便通利，腑气壅滞有所改善，故腹满亦减。

【病案】

孙某某，男，55 岁。1992 年 4 月 21 日初诊。三年前，洗浴之后汗出为多，吃了两个橘子，突感胸腹之中灼热不堪，从此不能吃面食及鸡鸭鱼肉等荤菜，甚则也不能饮热水，如有触犯，则胸腹之中顿发灼热，令人烦扰为苦，必须饮进冷水则得安，虽属数九隆冬，只能饮凉水而不能饮热水。去医院检查，各项指标未见异常，多方医治无效，专程由东北来京请刘老诊治。经询问，患者素日口干咽燥，腹胀，小便短黄，大便干，数日一行。视其舌质红绛、苔白腻，切其脉弦而滑。据脉证特点，辨为“瘅热”之病，《金匮》则谓“谷疸”。乃脾胃湿热蕴郁，影响肝胆疏通代谢之功能为病。治法：清热利湿，以通六腑，疏利肝胆，以助疏泄。疏方：柴胡茵陈蒿汤。柴胡 15 克，黄芩 10 克，茵陈 15 克，栀子 10 克，大黄 4 克。服药 7 剂，自觉胃中舒适，大便所下秽浊为多，腹中胀满减半。口渴欲饮冷水，舌红、苔白腻，脉滑数等症未去，此乃湿热交蒸之邪，仍未驱尽，转方用芳香化浊，苦寒清热之法：佩兰 12 克，黄芩 10 克，黄连 10 克，黄柏 10 克，栀子 10 克。连服 7 剂，口渴饮冷已解，舌脉恢复正常，胃开能食，食后不作胸腹灼热和烦闷，瘅病从此而愈。（陈明，刘燕华，李芳. 刘渡舟临证验案精选［M］. 学苑出版社，1996.）

2. 栀子柏皮汤证

【原文】

傷寒身黄發熱，梔子蘗皮湯主之。(261)

【提要】

热重于湿的发黄证治。

【释义】

全身发黄又伴有发热，当属阳黄，为湿热郁遏于里，熏蒸肝胆而发黄，当见目黄、尿黄，黄色鲜明。以方测证，为湿热内盛，热重于湿，故除发热外，还应有心烦懊憹、口渴、苔黄、脉数等症。治宜清解里热，除湿退黄，方用栀子柏皮汤。

【病机】

湿热发黄，热重于湿。

【治法】

清解里热，除湿退黄。

【方药】

梔子蘗皮湯方

肥梔子（擘） 甘草一兩（炙） 黄蘗二兩

上三味，以水四升，煮取一升半，去滓，分溫再服。

【方义】

方中栀子清热除烦，能泄三焦之热从小便而出以退黄；黄柏清热燥湿；炙甘草甘缓和中，以防栀、柏苦寒损伤脾胃。三药相合，使热清湿除而黄退，适用于湿热发黄而热重于湿者。

【病案】

唐某，男，17 岁。患亚急性重型肝炎，住传染病医院已 3 个月，周身发黄如烟熏，两足发热，伸于被外方快，小便深黄而赤，脘腹微胀，脉弦而舌绛。西医为注射大黄注射液兼输血抢救。总胆红素：21.2mg，直接胆红素：16mg，其他指标从略。此证为湿热久蕴，伏于阴分，故两足发热，肤色黄如烟熏。因无明显的表里证，则汗下之法难施。处方：黄柏三钱，栀子三钱，炙甘草二钱。医院主治医生见余只开三味药，颇露有怀疑之态。然服了六帖药以后，总胆红素降至 18.9mg，病情开始好转。患者夜间口咽甚干，舌绛而无苔，脉弦细数，此阴分受伤之象，拟大甘露饮加减。转方：茵陈一两，枳壳三钱，枇杷叶三钱，黄芩一钱，丹皮三钱，石斛三钱，麦冬三钱，赤芍三钱，栀子一钱，黄柏一钱。上方服 6 剂，总胆红素降至 10mg。效不更方，又照服 6 剂，总胆红素降至 7.4mg。从此，周身黄疸变浅，面色已透明润。后以和胃健脾、化湿解毒等法调治达半年之久始起。（刘渡舟，聂惠民，傅世垣．伤寒挈要［M］．北京：人民卫生出版社，2006.）

3. 麻黄连轺赤小豆汤证

【原文】

傷寒瘀熱在裏，身必黄，麻黄連軺①赤小豆湯主之。(262)

【词解】

①连轺：即连翘根。现均用连翘。

【提要】

论湿热发黄兼表的证治。

【释义】

本条叙证简略，结合以方测证，当属湿热发黄兼表之证。伤寒，指太阳表邪未解，风寒束表，腠理闭塞，当有发热恶寒、无汗等症状。“瘀热在里”即湿热邪气郁滞于里。寒邪束表，湿热之邪难以外越，湿热内蕴亦有碍表邪宣散，二者相互影响，使湿热郁结日甚，熏蒸肝胆而发黄。其黄亦为身黄、目黄、尿黄，属阳黄范畴。本证在治疗上单纯清利或单纯解表均非所宜，故用麻黄连轺赤小豆汤清热利湿退黄，解表散邪。

阳明湿热发黄有茵陈蒿汤证、栀子柏皮汤证、麻黄连轺赤小豆汤证三个方证。三方证的共同病机均为湿热蕴结，熏蒸肝胆，胆汁外溢肌肤而发黄。其证均为阳黄，以身黄、目黄、小便不利而黄，黄色鲜明如橘子色等为临床特征。其中茵陈蒿汤证湿热俱重兼腑气壅滞，见腹微满、大便秘结或不爽，苔黄腻等，治以清热利湿退黄兼通便泻热；栀子柏皮汤证为湿热发黄较轻，且热重于湿，以发热、心烦、口渴较著，治以清热为主兼除湿退黄；麻黄连轺赤小豆汤证是湿热发黄兼表邪未解，症见发热恶寒、无汗、身痒等，治以表里双解，解表散邪，清热利湿退黄。

【病机】

湿热蕴结发黄，风寒束表。

【治法】

清热利湿退黄，兼解表散邪。

【方药】

麻黄連軺赤小豆湯方

麻黄二兩（去節）　連軺二兩（连翘根是）　杏仁四十個（去皮尖）　赤小豆一升　大棗十二枚（擘）　生梓白皮一升（切）　生薑二兩（切）　甘草二兩（炙）

上八味，以潦水①一斗，先煮麻黄再沸，去上沫，內諸藥，煮取三升，去滓，分溫三服，半日服盡。

【词解】

①潦水：即地面流动之雨水。李时珍云："降注雨水谓之潦，又淫雨为潦。韩退之诗云：'横潦无根源，朝灌夕已除'是矣。"

【方义】

方中麻黄、杏仁、生姜辛温宣发，解表散邪。连轺、生梓白皮苦寒，能清热利湿退黄。赤小豆甘酸性平，利湿清热。炙甘草、大枣甘平和中。诸药合用，使表里宣通，湿热得以清利而黄自除，表解里和，其病可愈。潦水，地面流动的雨水。李时珍"降注雨水谓之潦，又淫雨为潦"，谓其甘、平、微寒、无毒，成无已认为此方用潦水煎是取其味薄则不助湿气，现多用清水代之。方中生梓白皮药房不备，一般代以桑白皮。《医宗金鉴》说："用麻黄汤以开其表，使黄从外而散。去桂枝者，避其热也；佐姜枣者，和其营卫也；加连轺、梓皮以泻其热，赤小豆以利其湿，共成治表实发黄之效也。连轺，即连翘根。无梓皮以茵陈代之。"

【病案】

高某某，男，20 岁。周身泛起皮疹，色红成片，奇痒难忍，用手搔之而画缕成痕而高出皮面。举凡疏风清热利湿之药尝之殆遍而不效。微恶风寒，小便短赤不利，舌苔白而略腻，切其脉浮弦。辨为风湿客表，阳气拂郁而有郁热成疸之机。疏方：麻黄 9 克，连翘 9 克，杏仁 9 克，桑白皮 9 克，赤小豆 30 克，生姜 12 克，炙甘草 3 克，大枣 7 枚。仅服 2 剂，微见汗出而瘥。（陈明，刘燕华，李芳．刘渡舟临证验案精选．北京：学苑出版社，1996.）

（二）寒湿发黄证

【原文】

陽明病，脉遲，食難用飽，飽則微煩頭眩，必小便難，此欲作穀癉①。雖下之，腹滿如故，所以然者，脉遲故也。（195）

傷寒發汗已，身目為黄，所以然者，以寒濕在裏不解故也。以為不可下也，於寒濕中求之。（259）

【词解】

①谷瘅："瘅"同"疸"。因水谷不化，湿郁而发为黄疸。黄疸有湿热和寒湿之分，本证之谷疸，当属于后者，即寒湿发黄。

【提要】

论寒湿发黄的证治及禁例。

【释义】

第 195 条论阳明中寒欲作谷疸的证治及禁例。阳明病见脉迟，有寒热虚实之别。若脉迟有力，伴潮热、谵语、腹满硬痛、不大便等症，则为阳明腑实证。本条脉迟，伴食难用饱（纳差食少），则为阳明中寒证。脾胃阳虚，受纳运化无力，则纳差食少而难以饱食；寒湿中阻，故脉迟缓而无力。若强食求饱，则水谷不化，湿浊内生，郁于中焦，气机升降不利，清阳不升则头晕目眩；寒湿阻滞，气机不畅则心烦、腹满。寒湿中阻，气化失司，水道不利，故小便难。此时，若不及时治疗，必因水谷不消，寒湿中阻，土壅木郁，久则发黄而成谷疸之证。治当温运中阳，散寒除湿。若误用下法，则中阳更虚，寒湿胶结愈甚，腹满不减甚或加重。条文最后再次指出“脉迟故也”，意在强调中焦虚寒是本条病理机转及不可用下法的根本原因。

第 259 条论述寒湿发黄的病机与治法、禁忌。伤寒发汗太过，损伤中阳，脾胃运化失职，寒湿内生；或素体脾虚寒湿内生，或阳明里热实证清、下太过伤及脾胃阳气，以致寒湿中阻，肝胆疏泄不利而身目发黄。“以寒湿在里不解故也”，点明了本证的病机关键为寒湿中阻。此种因寒湿而致的发黄证为阴黄，与湿热发黄的阳黄不同。寒湿皆为阴邪，故其黄色晦暗如烟熏而无光泽。从病机分析和临床实践来看，因寒湿中阻，脾胃运化失职，气机不利，尚见神疲乏力、畏寒肢冷、口不渴、食欲不振、脘腹痞满、大便稀溏、舌淡苔白腻，脉多沉迟或沉缓无力等症。寒湿发黄的治疗，条文中仅指出“于寒湿中求之”，即温中散寒除湿退黄，但没有具体方药，后世医家提出可用茵陈五苓散、茵陈四逆汤、茵陈术附汤等方剂。下法损伤中阳，则寒湿更盛，加重病情，故曰“以为不可下也”。

二、血热证

（一）衄血证

【原文】

陽明病，口燥，但欲漱水，不欲嚥者，此必衄。(202)

脉浮發熱，口乾鼻燥，能食者則衄。(227)

【提要】

论阳明热在血分衄血证。

【释义】

第 202 条辨阳明热在血分的证候。阳明病热盛于气分，燥热亢盛灼津，当有口渴引饮，甚至口大渴“欲饮水数升”。若见口燥仅欲以水漱口而不想咽下，则与热在气分不同，这是热入血分的特征。由于热在血分，营血属阴，其性濡润，血被热蒸，营阴上潮，故但欲漱水不欲咽。热入血分，迫血妄行，而足阳明胃经起于鼻旁，故可见鼻衄，“必”当是推测之词。后世吴鞠通的《温病条辨》中有“太阴温病，舌绛而干，法当渴，今反不渴者，热在荣中也”，可互参。热在血分，治当清热凉血，仲景并未给出治疗阳明衄血证的方药，可选用后世温病学之犀角地黄汤类凉血止血剂。

第 227 条论阳明气分热盛迫血致衄。脉浮发热，口干鼻燥皆是阳明气分热盛的表现，阳明里热鼓动气血，气血壅盛则脉浮，里热蒸腾于外则发热；足阳明之脉起于鼻翼旁，邪热循经上扰则见口干鼻燥；胃热壅盛，消谷善饥，故能食，诸症皆示阳明气分热盛。热郁阳明不得外泄，由气分波及血分，迫血妄行，可致鼻衄。

（二）蓄血证

【原文】

陽明證，其人喜忘[①]者，必有畜血[②]。所以然者，本有久瘀血，故令喜忘。屎雖鞕，大便反易，其色必黑者，宜抵當湯下之。（237）

病人無表裏證，發熱七八日，雖脉浮數者，可下之。假令已下，脉數不解，合熱則消穀善饑，至六七日不大便者，有瘀血，宜抵當湯。（257）

若脉數不解，而下不止，必協熱便膿血也。（258）

【词解】

①喜忘：喜，作“善”字解。喜忘即健忘之意。

②畜血：“畜”同“蓄”，瘀血停留叫蓄血。

【提要】

论阳明蓄血证。

【释义】

第 237 条论阳明蓄血的成因与证治。阳明蓄血证是阳明邪热与宿有的瘀血相结而成。阳明证，即病在阳明，若又见喜忘，则为阳明蓄血证。因心主血脉，又主神明，阳明邪热与宿瘀相合，心神被扰；加之瘀血久积，血滞于下，下实上虚，心神失养，而见喜忘。正如《素问·调经论》中云：“血气未并，五脏安定”，“血并于下，气并于上，乱而喜忘。”阳明热盛津伤则大便燥结，而血属阴，其性濡润，肠中旧有的离经之瘀血，与硬粪相混杂，故大便虽硬却排出反易，所排之便色黑亮如胶漆，此为阳明蓄血的特征之一。阳明蓄血证的成因和证候表现虽与太阳蓄血证不同，但热与血结的病机相同，故治疗仍用泻热逐瘀之法，用抵当汤下之。

第 257 条辨阳明腑实与阳明蓄血的证治。病人发热七八日不除，既无头痛恶寒等太阳表证，亦无潮热、谵语、腹满硬痛等典型的阳明里证。其脉浮数，又无表证，说明为阳明里热炽盛，从“可下之”推测可能有大便数日不通，可以用下法以泻其热。若下之后脉浮已去而脉数不解，当是气分之热已去，而血分之热未除。此时虽有不大便，但消谷善饥，说明并非阳明腑实证，若为阳明腑实证则当不能食而非消谷善饥。此为热在血分，阳明热邪与瘀血相结之蓄血证。治疗宜用抵当汤以破血逐瘀泻热。

第 258 条承上条言下后若脉数不解，又见下利不止，为热邪下迫大肠，灼伤阴络，甚至血热相蒸，肉腐成脓而出现便脓血的变证。

第四节 阳明病预后

【原文】

夫實則譫語，虛則鄭聲[①]。鄭聲者，重語也。直視讝語，喘滿者死，下利者亦死。（210）

發汗多，若重發汗者，亡其陽，讝語。脉短者死，脉自和者不死。（211）

【词解】

①郑声：指语言重复，声音低微，多见于虚寒重症的后期阶段。

【提要】

辨谵语与郑声及对谵语预后的判断。

【释义】

第 210 条辨谵语和郑声及谵语危候。谵语和郑声，都是病重而神志不清时的胡言乱语，均属语言错乱的病态语言，《素问·通评虚实论》曰："邪气盛则实，精气夺则虚。"谵语多属热属实，由邪热亢盛扰乱神明所致，表现为声高气粗，胡言乱语，语无伦次，多见于阳明里热实证。郑声多属虚属寒，多由精气内夺心神失荣所致，表现为声音低微，语言重复，时断时续，此与《素问·脉要精微论》中"言而微，终日乃复言者，此夺气也"近似。多见于三阴病里虚寒证。

谵语若见直视，是盛极之邪热耗伤阴津，阴津将竭不能上注于目，已属危候。如果再见喘满，为阴竭而阳无所依附，正气欲脱于上，故主死。若见下利，是中气衰败，阴从下竭，也主死。

第 211 条论亡阳谵语以及凭脉判断其预后。上条言谵语多见于实证，但也可见于虚证。本条所述谵语即属虚证。汗为心之液，必得阳气蒸腾而始出，发汗过多致阳气外亡，心气散乱，神明无主而发谵语。此时当凭脉象以判断预后。若脉短，是气血津液虚竭，故主危候。若脉不短而自和，是病虽重而阴阳之气尚未衰竭，仍有生机，应当积极施治，故曰"不死"。

本章小结

本章共介绍了 74 条原文，16 个方证，系统地讲述了阳明病及其变证的辨证论治。阳明病以"胃家实"为提纲，揭示了阳明病里热实证的病机实质。阳明病的主要脉证是身热，汗自出，不恶寒，反恶热，脉大。阳明病本证根据邪热是否与肠中糟粕相结而分为阳明热证、阳明实证。热证宜清，实证宜下。阳明热证包括热郁胸膈之栀子豉汤证、胃热炽盛之白虎汤证、热盛津气两伤之白虎加人参汤证、阴虚水热互结之猪苓汤证，治则分别是清宣郁热、辛寒清热、清热益气，生津止渴以及育阴清热利水。腑实证治当苦寒攻下，方以三承气汤为代表。其共同表现有腹部胀满，大便秘结，舌红苔黄燥，脉沉有力等，但由于燥结里实的程度有轻有重，病势有缓有急，故攻下药力有大有小。调胃承气汤证以燥实为主，痞满不甚，重在泻热和胃；小承气汤证痞满较重，燥实不甚，治以泻热通便，消痞除满；大承气汤为痞满燥坚实俱甚的腑实重证，治以峻下实热，荡涤燥结。腑实重证更甚者，出现燥热亢极，真阴欲竭之证，当用大承气汤急下存阴，力挽危局。脾约证治宜润下，方用麻子仁丸。津竭便硬证以蜜煎或猪胆汁或土瓜根汁纳入肛门因其势而导下通便。

阳明病变证主要有发黄证和血热证。发黄证包括阳明湿热发黄、寒湿发黄。湿热发黄证中，若湿热俱重兼里实者，治以茵陈蒿汤清热利湿退黄兼通便泻热；若热重于湿者，治用栀子柏皮汤清热为主兼除湿退黄；若兼表邪未解者，表里双解，方用麻黄连轺赤小豆汤解表散邪，清热利湿退黄。寒湿发黄治疗当"于寒湿中求之"，即温中散寒，除湿退黄。阳明气分邪热不解，深入血分，可致多种血分热证。若热与血（宿瘀）结形成蓄血证，以喜忘、大便硬色黑易解为主证，治以抵当汤破血逐瘀。阳明病还有中风、中寒之辨，能食为中风，不能食为中寒。阳明中寒证治用吴茱萸汤证温中和胃，降逆止呕。

参考条文

陽明病，初欲食，小便反不利，大便自調，其人骨節疼，翕翕如有熱狀，奄然發狂，濈然汗出而解者，此水不勝穀氣，與汗共幷，脉緊則愈。(192)

陽明病，但頭眩，不惡寒，故能食而欬，其人咽必痛，若不欬者，咽不痛。(198)

陽明病，脉浮而緊者，必潮熱，發作有時。但浮者，必盗汗出。(201)

傷寒四五日，脉沉而喘滿，沉為在裏，而反發其汗，津液越出，大便為難，表虛裏實，久則讝語。(218)

脉浮而遲，表熱裏寒，下利清穀者，四逆湯主之。(225)

陽明中風，脉弦浮大而短氣，腹都滿，脅下及心痛，久按之氣不通，鼻乾，不得汗，嗜卧，一身及目悉黃，小便難，有潮熱，時時噦，耳前後腫，刺之小差，外不解，病過十日，脉續浮者，與小柴胡湯。(231)

脉但浮，無餘證者，與麻黃湯。若不尿，腹滿加噦者，不治。(232)

陽明病，脉遲，汗出多，微惡寒者，表未解也，可發汗，宜桂枝湯。(234)

陽明病，脉浮，無汗而喘者，發汗則愈，宜麻黃湯。(235)

病人煩熱，汗出則解，又如瘧狀，日晡所發熱者，屬陽明也。脉實者，宜下之；脉浮虛者，宜發汗。下之與大承氣湯，發汗宜桂枝湯。(240)

太陽病，寸緩關浮尺弱，其人發熱汗出，復惡寒，不嘔，但心下痞者，此以醫下之也。如其不下者，病人不惡寒而渴者，此轉屬陽明也。小便數者，大便必鞕，不更衣十日，無所苦也。渴欲飲水，少少與之，但以法救之。渴者，宜五苓散。(244)

第三章　辨少阳病脉证并治

概　　要

少阳病是邪犯少阳，胆火内郁，枢机不利所致的疾病，是外感热病发展过程中病邪由表入里的中间阶段。少阳病病性属热，病位在半表半里，故少阳病的性质为半表半里的热证。

少阳包括手少阳三焦、足少阳胆，并分别与手厥阴心包、足厥阴肝相表里。足少阳胆经之脉，起于目锐眦，上抵头角，下耳后，入耳中，至肩入缺盆，下胸贯膈，络肝属胆，行人身之侧；手少阳三焦经之脉，起于无名指末端，行上臂外侧，至肩入缺盆，布于胸中，散络心包，下贯膈属三焦。

少阳的生理功能特点可以概括为三方面：其一，阳气始生，正气较弱。少阳又称“一阳”“稚阳”“小阳”。少阳乃阳气初生，虽生机勃发，应春生之气，然初生者阳气必少，其气尚微，抗病能力较弱。其二，疏利气机，通调水道。胆性正直，善于决断与人体情志有关，三焦则主疏通水道。胆与三焦经脉相连，功能相关，胆腑疏泄正常，则枢机运转，三焦通利，水火气机得以升降自如，可使上焦如雾，中焦如沤，下焦如渎，各有所司。其三，三阳离合，少阳为枢。太阳主表，是敷布阳气以卫于外故为开；阳明主里，受纳阳气以支援内脏故为阖；少阳居于半表半里之间，转枢内外故为枢。这三经开阖枢的作用，是相互为用，调和统一而不能相失。所以少阳为枢，居半表半里之位，为人身阴阳气机升降出入开阖的枢纽。

少阳病成因：有两个来路，一者，本经受邪，多因素体虚弱，抗邪无力，外邪侵袭，直犯少阳；二者，他经传入，或因太阳失治误治，邪传少阳；或因三阴正气来复转出少阳。

少阳病以“口苦，咽干，目眩”为提纲，虽反映少阳火邪为病的特点，然邪入少阳尚有枢机不利，正邪分争，影响脾胃功能一面，如往来寒热，胸胁苦满，默默不欲饮食，心烦喜呕，脉弦等症。

少阳外邻太阳，内近阳明，病邪每多传变，则证情常有兼挟。若少阳兼太阳表证，可见发热微恶寒，肢节烦疼，微呕，心下支结等；治宜和解发表之法并用，方用柴胡桂枝汤。若兼阳明里实证，则见呕不止，心下急，郁郁微烦，或兼潮热，大便硬等；治宜和解兼通下之法，方用大柴胡汤。若兼水饮内停，证见胸胁满微结，小便不利，渴而不呕，但头汗出，往来寒热，心烦者；治宜和解与温化水饮并行，方用柴胡桂枝干姜汤。更有少阳病因误治失治，导致病邪弥漫，表里俱病，虚实兼见，因而出现胸满、烦惊、小便不利、谵语、身重等证；治法宜于和解少阳中，并用重镇安神、通阳和表、泻热去实之法，方用柴胡加龙骨牡蛎汤。

少阳病治疗原则以和解为主。小柴胡汤是其主方，汗、吐、下三法均属禁忌之例。但因病情有变化，证候有兼挟，故于和解中仍有兼汗兼下等不同治法。

少阳病大致有三种转归：一是少阳病虽正气不足，抗邪无力，但邪亦不甚，若治疗得法，多能表解里和而愈。二是失治、误治，每多转变，或伤津化燥邪入阳明；或误下伤阳传入太阴；或表里相传而入厥阴。三是误治邪陷，热与痰水相结而成结胸；或误治伤正，热与气相结而成痞证；或用吐下，耗伤气血，以致心失所养，胆气虚损，而出现心悸烦惊等变证。

第一节　少阳病纲要

一、少阳病提纲

【原文】

少陽之為病，口苦，咽乾，目眩①也。(263)

【词解】

①目眩：头晕目眩。

【提要】

少阳病提纲。

【释义】

邪犯少阳，邪在半表半里，枢机不利，胆火上炎则口苦；灼伤津液则咽干；足少阳之脉起于目锐眦，且肝胆相为表里，内有经络相连，因肝开窍于目，胆热内郁，火热循经上扰，必头目昏眩。

因口苦、咽干、目眩三症已充分反映了少阳病胆火上炎，灼伤津液，火气为病的特点，故可以作为少阳病的辨证提纲。临证之时，见此三症，即可确认为病在少阳。

此外，少阳病除火气为病，胆热内郁，损伤津液的病机之外，尚有正邪分争，枢机不利，疏泄失职，胆木横逆，木邪犯土，脾胃受害的一面，故本条又应与第96条所述之往来寒热，胸胁苦满，默默不欲饮食，心烦喜呕等症互相合参，临床辨证方能比较全面。

二、少阳病治禁

【原文】

少陽中風，兩耳無所聞，目赤，胸中滿而煩者，不可吐下，吐下則悸而驚。(264)

【提要】

少阳中风证治与禁忌及误治后变证。

【释义】

少阳中风，是风邪侵入少阳之经。足少阳经脉起于目锐眦，走于耳中，下胸中，贯膈；手少阳之脉上耳后，入耳中，出耳前，止于目锐眦；其支者布胸中，络心包，下膈。少阳中风，为风邪侵袭少阳之经，少阳主相火，又为风邪所犯，风火循经上扰，清窍不利，故耳聋，目赤；邪结少阳经脉，胆火上炎，枢机不利则胸中满而烦。治以和解枢机，清降胆火。若将胸满而烦误认为胃肠实邪阻滞，而用吐下之法，势必耗伤气血，以致胆气内虚，心失所养，而出现心悸、惊惕等变证，故少阳病禁用吐下之法。

【原文】

傷寒，脉弦細，頭痛發熱者，屬少陽。少陽不可發汗，發汗則譫語，此屬胃。胃和則愈，胃不和，煩而悸。（265）

【提要】

少阳伤寒禁汗及误汗后的变证与转归。

【释义】

头痛发热者，三阳病皆有：若头痛连及项背，发热恶寒，脉浮是病在太阳之表，治宜汗解。若头痛多在前额，发热而脉大，是病在阳明之里，治宜清下。伤寒，脉弦细是邪犯少阳，胆热内郁，疏泄不利，加之正气不足，抗邪乏力所致。头痛发热多因胆火上扰，清窍不利。

邪在少阳，治宜和解，不可发汗，误汗则津液外泄，胃中干燥，促使邪气内传阳明，邪热上扰心神则谵语，治法当和胃泄热。误治变证，宜看胃气调和与否。若胃气和，实邪去，则谵语止而疾病愈。若胃气不和，热盛津伤，阴血不足，心失所养，故见烦、悸之症。此为少阳误汗所致，故少阳病禁用汗法。

第二节　少阳病本证

一、小柴胡汤证

【原文】

傷寒五六日，中風，往來寒熱①，胸脇苦滿②，嘿嘿③不欲飲食，心煩喜嘔，或胸中煩而不嘔，或渴，或腹中痛，或脇下痞鞕，或心下悸、小便不利，或不渴、身有微熱，或欬者，小柴胡湯主之。（96）

【词解】

①往来寒热：即恶寒与发热交替出现。

②胸胁苦满：即病人苦于胸胁满闷不适。苦，作动词用。

③嘿嘿：形容词，即表情沉默，不欲言语。嘿同默。

【提要】

少阳病的证治。

【释义】

伤寒或中风，过了五六日之后，出现往来寒热，胸胁苦满，嘿嘿不欲饮食，心烦喜呕等症，这说明太阳表证已罢，邪入少阳。少阳位于太阳和阳明之间，太阳为表，阳明为里，故少阳称半表半里。因少阳受邪，枢机不利，正邪分争，进退于表里之间，正胜则发热，邪胜则恶寒，邪正交争，互有胜负，呈现寒去热来，热去寒来，寒热交替，休作有时，故称为往来寒热。往来寒热是少阳病主要热型，也是少阳病主症之一，它既与太阳病发热恶寒并见者有异，亦与疟疾之寒热间日或一日一作、发有定时者有别，更与阳明病身热汗出、不恶寒、反恶热者不同。此种热型为少阳病所独有。邪犯少阳，经气不利，故见胸胁苦满。肝胆气郁，疏泄失职，故神情默默而寡言。胆热内郁，影响脾胃，脾失健运则不欲饮食。胆火内郁，上扰心神则心烦，胃失和降则喜呕。以上四症充分反映少阳病胆热内郁，枢机不利，脾胃失和的病理特点，治当和解少阳，畅达气机，使邪去病解。方用小柴胡汤。

少阳手足两经，络属胆与三焦，少阳之位，在表里之间，邪犯少阳，胆火内郁，三焦不利，内外失和，故其病变可及表里内外、上下三焦。加之邪正交争，互有胜负，故少阳病势不定，变化多端，因此少阳病多见或然之症。如邪郁胸胁，未犯胃腑，则胸中烦而不呕；邪热伤津则口渴；肝胆气逆，横逆犯脾则腹中痛；邪郁少阳较甚则胸胁苦满；邪犯少阳，影响水液运行，水停心下则心下悸；水停下焦，膀胱气化不行则小便不利；表邪未解，津液未伤则不渴，身有微热；寒饮犯肺，肺气上逆则咳。以上诸症，虽症状各异，但总的病机仍是胆热内郁，枢机不利，故仍当以小柴胡汤加减化裁治之。

【病机】

邪犯少阳，胆火内郁，枢机不利。

【治法】

和解少阳，调达枢机。

【方药】

小柴胡汤方

柴胡半斤　黄芩三兩　人參三兩　半夏半斤（洗）　甘草三兩（炙）　生薑三兩（切）　大棗十二枚（擘）

上七味，以水一斗二升，煮取六升，去滓，再煎取三升，温服一升，日三服。若胸中煩而不嘔者，去半夏、人參，加栝樓實一枚；若渴，去半夏，加人參合前成四兩半、栝樓根四兩；若腹中痛者，去黄芩，加芍藥三兩；若脇下痞鞕，去大棗，加牡蠣四兩；若心下悸、小便不利者，去黄芩，加茯苓四兩；若不渴，外有微熱者，去人參，加桂枝三兩，温覆微汗愈；若欬者，去人參、大棗、生薑，加五味子半升、乾薑二兩。

【方义】

小柴胡汤为和解少阳之主方。柴胡气质轻清，味苦微寒，可疏解少阳郁滞；黄芩苦寒，气味较重，清泄邪热，可使少阳胆腑邪热内消。柴芩合用，外透内泄，疏解少阳半表半里之邪。半夏、生姜调和胃气，降逆止呕。人参、炙甘草、大枣益气和中，扶正祛邪，使中土健旺，不受木邪之害。本方寒温并用，升降协调，攻补兼施，有疏利三焦，调达上下，宣通内外，和畅气机之作用，故为和解之良方。

本方用去滓再煎之法，乃因方中药性有寒温之差，味有苦、辛、甘之异，功用又有祛邪扶正之别，去滓再煎可使诸药气味醇和，从而发挥和解之功。

因证加减：如胸中烦而不呕，是邪气扰心，胃气尚和，故去甘壅之人参以免留邪；不呕去半夏，加瓜蒌以清心除烦；如渴是邪热伤津，故去温燥之半夏，加重人参用量以益气生津，并伍用天花粉清热生津；如腹中痛是土被木乘，脾络失和，故去黄芩之苦寒，加芍药于土中泻木，和络缓急以止痛；如胁下痞硬，是邪气郁遏少阳较甚，去大枣甘能壅满，加牡蛎软坚散结，消滞除痞；如心下悸，小便不利，是三焦决渎失职，水饮内停，以水饮得冷则停，得淡则利，故去苦寒之黄芩，加淡渗之茯苓；如不渴，外有微热，是太阳表邪未除，无里热伤津之象，去人参壅补，加桂枝以解外；如咳者，属寒饮犯肺，去人参、大枣甘温壅气，生姜辛温之品，加干姜温中化饮，加五味子敛肺止咳。

【病案】

孙某，女，47 岁。从小咳嗽至今，历 40 年，每年秋末发作，冬季较甚，夏季自愈。在发作期间，昼轻夜重，甚则难以入眠，痰多而稀，喉咙发痒。从其神色形态来看，无明显的病容表现。1970 年来诊。窃思此病已数十年，患者服药较多，不见效果，一般治咳之剂，已经用过，若不另想方药，恐难取效。忆起陈修园《医学实在易》治咳论中有云："胸中支饮咳源头，方外奇方勿漫求，更有小柴加减法，通调津液治优优。"考虑用此方较为合适，遂欣然疏方，以观其效。柴胡 9 克，半夏 9 克，黄芩 9 克，党参 9 克，五味子 9 克，甘草 6 克，生姜 9 克，大枣 4 枚，水煎服。上方服 1 剂后即能安然入眠。服 4 剂后咳嗽已去大半。继服数剂而咳止。[张磊．略谈小柴胡汤桂枝汤方证及其在临床上的运用．河南中医，1979，3（23）：1-4.]

【原文】

血弱氣盡，腠理開，邪氣因入，與正氣相搏，結於脇下。正邪分爭，往來寒熱，休作有時，嘿嘿不欲飲食。藏府相連，其痛必下，邪高痛下，故使嘔也，小柴胡湯主之。服柴胡湯已，渴者，屬陽明，以法治之。(97)

【提要】

少阳病的病理与转属阳明的证治。

【释义】

本条与上条相互发挥，上条详述小柴胡汤证之证候，本条着重阐述其病因病机及转属阳明之证治。可分四段来理解：

自"血弱气尽"至"结于胁下"为第一段，主要解析胸胁苦满及邪犯少阳的病因病机。所谓"血弱气尽，腠理开"是言气血虚弱之人，营卫失和，卫气不固，腠理疏松，邪气乘虚侵入，与正气相搏结于胁下。胁下为少阳经循行部位，邪犯少阳，枢机不利，故见胸胁苦满。

自"正邪分争"至"嘿嘿不欲饮食"为第二段，解析往来寒热，嘿嘿不欲饮食的病机。少阳属半表半里之位，邪入少阳，邪正处于相持局面，邪正交争，正胜则热，邪胜则寒，互有胜负，相争不已，故见往来寒热，休作有时；又因胆热内郁，疏泄不利，故见嘿嘿不欲饮食。

自“脏腑相连”至“小柴胡汤主之”为第三段，解析少阳病腹痛，胁下痛，呕吐的机理及少阳病的治法。肝胆相连，脾胃相关，少阳受邪，脾胃多受影响。邪滞经脉则胁下痛；胆热内郁，疏泄失职，木逆克土则腹痛；胆热犯胃，胃气上逆则呕逆。从部位而言，胆与两胁部位较高，邪从少阳而来，故云邪高；腹痛部位偏下，故称痛下。无论是往来寒热，胸胁苦满，嘿嘿不欲饮食，还是呕逆，胁腹疼痛，总由邪结少阳所致，治宜和解，方用小柴胡汤。

自“服柴胡汤已”至“以法治之”为第四段，主言转属阳明的证治。病在少阳，用小柴胡汤应和解祛邪而病愈；若服后反见渴甚者，乃平素胃阳素旺之人，邪气深入，化燥伤津，邪入阳明，病已传变，当审证察因，对症治疗，大法只在清下之中明矣。

【原文】

本太陽病不解，轉入少陽者，脇下鞕滿，乾嘔不能食，往來寒熱，尚未吐下。脉沉緊者，與小柴胡湯。(266)

【提要】

太阳病转入少阳的脉证治法。

【释义】

“本太阳病不解。”非太阳病仍在而不解，而是邪入少阳，疾病未能痊愈。说明少阳病既有本经受邪而发者，也有太阳传入者。胁下硬满即胸胁苦满之甚，由少阳受邪，经气不利所致；干呕不能食与心烦喜呕，默默不欲饮食同义，由胆热内郁，木横克土，疏泄失职所致；往来寒热是典型的少阳热象，乃正邪交争所致。尚未吐下，自是未经误治，正气未伤，故无邪陷三阴之势。脉沉紧，是病已去表而转入少阳之象。太阳主表其脉浮，若脉由浮而转见为沉知疾病已发生了变化；紧，非少阳主脉，然弦之甚者，类似紧，故合称沉紧，此言脉象变化，再见胁下硬满，干呕不能食，往来寒热者，知病转属少阳，当和解枢机，故与小柴胡汤。

【原文】

傷寒中風，有柴胡證，但見一證便是，不必悉具。凡柴胡湯病證而下之，若柴胡證不罷者，復與柴胡湯，必蒸蒸而振①，却復發熱汗出而解。(101)

【词解】

①蒸蒸而振：周身震栗颤抖，战汗前的状态。蒸蒸，内热貌。振，战栗。

【提要】

柴胡汤的使用法及误下后服柴胡汤的机转。

【释义】

不论伤寒，还是中风，只要见到邪犯少阳的一部分主证，即可应用小柴胡汤，不必主证悉备，以免贻误病情。文中“有柴胡证，但见一证便是，不必悉具”。所谓一证，当指少阳主证之一而言，即口苦、咽干、目眩、往来寒热、胸胁苦满、默默不欲饮食、心烦喜呕、脉弦等症状。临证之时，宜察证审因，详加辨析，虽见部分主证，但反映少阳枢机不利，胆火上炎的病机特点，确认为少阳病，即可应用和解之法，投以小柴胡汤治疗。不必等到所有症状都具备，以免耽误治疗。

病在少阳，见柴胡证，当用和解之法，不可攻下。若误用下法，当属误治，易使邪气内陷，产生变证；若下之后柴胡证仍在者，则知邪气未陷，仍可再用柴胡汤。唯误下之后正气受损，抗邪无力，服汤后正气得药力之助与邪抗争，正邪交争较为剧烈，必见蒸蒸发热，周身振抖，乃至正胜邪却之时，遂发热汗出而解。此种病解的机转过程，后世称为战汗。

【原文】

傷寒，陽脉[①]濇，陰脉[②]弦，法當腹中急痛，先與小建中湯，不差[③]者，小柴胡湯主之。(100)

【词解】

①阳脉：指浮取。

②阴脉：指沉取。

③不差：谓病不愈。差同“瘥”。

【提要】

少阳兼里虚寒证，治用先补后和之法。

【释义】

伤寒，阳脉涩，是脉浮取而涩，为本虚，为脾胃虚弱，气血不足。阴脉弦，是脉沉取而弦，邪入少阳，木郁乘土之象。因邪郁少阳，脾气虚弱，气血俱亏，加之木邪乘土，筋脉失养，应见腹中拘急疼痛症状。此为少阳兼里虚之证，先与小建中汤，调和气血，建运中州，缓急止痛，扶正祛邪。若服汤后，脉弦不解，痛犹未止者，知少阳之邪未除，可投以小柴胡汤，和解少阳，运转枢机，使邪去痛止，为泄木和中之法。

本条与第96条均有腹痛。第96条腹痛，乃胆木内郁，横逆犯及脾胃，以少阳为主，脾虚次之，故以小柴胡汤去黄芩，加芍药，和解少阳兼以和络止痛；本条腹痛，以中焦虚寒为主，少阳之邪次之，故先宜小建中汤，温中补虚，固其根本，再投以小柴胡汤，和解少阳治其标。二者证情略似而治法不同，可以明确证候与治法之主从关系，显示仲景辨证论治精细之处。

【原文】

傷寒四五日，身熱惡風，頸項强，脇下滿，手足温而渴者，小柴胡湯主之。(99)

【提要】

三阳证见，治从少阳以和解为主。

【释义】

伤寒四五日，身热，恶风，乃邪郁太阳之表；胁下满为邪犯少阳，枢机不利；手足温而渴为阳明里热及耗伤津液所致。颈项强为三阳兼有之证。因是太阳之脉循头下项行身之后；足阳明之脉下颈而行人身之前；足少阳之脉从耳后，下颈行人身之侧。合而言之，则颈项强属三阳。故三阳证见，邪气由表入里，表邪已微，里热未盛，邪郁少阳，汗吐下三法皆非所宜，治从少阳，法宜和解，主用小柴胡汤。使枢机运转，上下宣通，内外畅达，则三阳之邪，均可得解。但在运用小柴胡汤时，应根据表里轻重，详细分析，参照少阳或然证之例，治法于和解之小柴胡汤中，再根据表里证候之孰轻孰重，而适当加减治之。

【原文】

陽明病，發潮熱，大便溏，小便自可，胸脇滿不去者，與小柴胡湯。(229)

【提要】

阳明病柴胡证未去的治法。

【释义】

阳明病，发潮热，潮热为阳明腑实特征，多为腑实已成之征，当伴有小便数，大便硬，腹部胀满疼痛等证。今虽见潮热，但无腹满硬痛，烦躁谵语之证，且大便溏泄，小便自调，是病及阳明，燥热未实，阳明腑证并未形成，再结合胸胁满不去，知少阳主证未解。邪在少阳半表半里之位，当从少阳论治，宜用小柴胡汤。

本条从病机而论，是少阳阳明同病，以少阳为主，不宜汗下，故以和解之法。若阳明燥结较甚，亦可和解兼以通下，取大柴胡汤之意灵活运用。

【原文】

陽明病，脇下鞕滿，不大便而嘔，舌上白胎者，可與小柴胡湯，上焦得通，津液得下，胃氣因和，身濈然汗出而解。(230)

【提要】

论阳明病柴胡证未罢的治法及小柴胡汤的作用机理。

【释义】

本条是承接上条而来，与上条同属阳明病，但少阳柴胡证未罢，故主用和解法，从少阳论治。阳明病，不大便，若伴有腹满硬痛，潮热谵语等，则为阳明腑实证已成。今虽不大便，然硬满不在腹，而在胁下，舌苔不黄不燥，而为白色，知阳明腑实证未成，燥热尚轻，可见不大便，乃邪气壅滞，三焦不利，津液不布，胃肠失润所致。况且胁下硬满为邪在少阳，经气不利；呕又为胆热内郁，横逆犯胃，胃失和降所致；舌上白苔为热入未深，邪在半表半里之位。总之，胁下硬满而呕、舌上白苔，皆为少阳经病，虽不大便，不可攻下，故治从少阳，可与小柴胡汤加减化裁。

小柴胡汤为和解之剂，有疏利三焦、调达上下、宣通内外、和畅气机的作用。如上焦气机宣通，则胁下硬满可去；津液布达，胃肠得以润泽，则大便自调；胃气和降，则呕逆自除。俾三焦通畅，气机无阻，则周身濈然汗出而解。

【原文】

傷寒五六日，頭汗出，微惡寒，手足冷，心下滿，口不欲食，大便鞕，脉細者，此為陽微結①，必有表，復有裏也。脉沉，亦在裏也，汗出為陽微，假令純陰結②，不得復有外證，悉入在裏，此為半在裏半在外也。脉雖沉緊，不得為少陰病，所以然者，陰不得有汗，今頭汗出，故知非少陰也，可與小柴胡湯。設不了了者，得屎而解。(148)

【词解】

①阳微结：因热结于里而大便秘结，叫作“阳结”，热结的程度轻，叫作“阳微结”。

②纯阴结：因脾肾阳虚，阴寒凝结，温运无力所致的大便秘结，叫作“阴结”。没有兼夹证的阴结，叫作“纯阴结”。

【提要】

阳微结的脉证治法及与纯阴结的鉴别。

【释义】

自“伤寒五六日”至“必有表，复有里也”为第一段，论阳微结的脉证。伤寒五六日，头汗出，为阳郁于里，不得宣发，但蒸于上所致；微恶寒，是表证尚在，不言发热，当是省文；手足冷是阳郁于里不达于四末；脉细（结合前后文当为脉沉紧而细），是阳郁于里，脉道滞塞所致；心下满，口不欲食，大便硬是热郁于里，气机不利，津液不下，胃气失和所致。较之阳明里实燥结之证，热结尚浅，且表证未解，故称阳微结。本证既有微恶寒发热之表证；又有心下满，口不欲食，大便硬等里证。故云：必有表，复有里也。

自“脉沉，亦在里也”至“故知非少阴也”为第二段，论述阳微结与纯阴结的鉴别要点。因阳微结有脉细（实为沉紧）、手足冷、微恶寒等证类似少阴病纯阴结，故应加以鉴别。第一，少阴病不得有外证，因少阴病是脏气衰微，阴寒内盛的里虚寒证，邪入于里，外无表证；而阳微结则是既有表证，复有里证，所谓“半在里半在外也”。第二，少阴病阴寒内盛，不得有汗（虽有亡阳而见汗出者，但必伴有虚阳外越之危重证候），本条阳微结是阳热内郁，不得外越，熏蒸于上而见头汗出。所以根据上述两点，虽脉亦见沉紧，不得认为是少阴病。

自“可与小柴胡汤”至“得屎而解”为第三段，论阳微结的治法。因本证半在里半在外，阳邪微结，枢机不利所致，故宜用小柴胡汤，和解枢机，宣通内外，既能透达在外之表邪，又能清解在里之郁热，尚可调和胃气以通大便。使郁热得泄，则表里之证随之而解。假若里气未和，大便尚未通畅者，自当微通其便，得屎而解。

二、小柴胡汤禁例

【原文】

得病六七日，脉遲浮弱，惡風寒，手足温。醫二三下之，不能食，而脇下滿痛，面目及身黄，頸項强，小便難者，與柴胡湯，後必下重①。本渴飲水而嘔者，柴胡湯不中與也，食穀者噦②。(98)

【词解】

①下重：指大便时肛门有重坠感。

②哕：呃逆。

【提要】

里虚兼表误治后的变证及中虚饮停的柴胡疑似证。

【释义】

得病六七日而见脉浮弱而恶寒，知表证未解。表证不当脉迟，今脉迟且手足温，则非纯属在表，而是兼太阴之里。因脉迟虽为三阴共有，但手足温则为太阴独有，若少阴、厥阴之脉迟，则应手足厥冷。由此看来本证乃脾阳素虚，感受风寒，表里兼病，治宜温中解表。若医者不能详察病机，辨证施治。误以手足温为阳明病，屡用攻下，以致诛伐太过，中气大伤，脾阳受损，寒湿内生。脾失健运，受纳无权则不能食；脾虚不运，寒湿郁滞，气机不利则胁下满痛；寒湿内郁，则面目及身黄；脾失转输，水不下行则小便难。其颈项强，乃是表证未解，邪郁经脉所致。此时治疗，应以温中散寒除湿为主。若因胁下满痛，误认为邪犯少阳，胆火内郁，枢机不利，投以小柴胡汤，则苦寒伤中，必致脾气虚弱，中气下陷则见泄利下重之证。

“本渴饮水而呕者”并非承上文，而是另指脾虚饮停证而言。在柴胡证或然证中可见“或渴”，乃指木火内郁，燥热气盛，津液受损，可治从少阳，与小柴胡汤。而本证之渴则因脾虚失运，寒饮内停，气不化津，津不上奉所致；因饮邪犯胃，胃气上逆则呕。其治宜温阳化气，健脾利水为宜。若误以寒饮之呕为少阳胆木横逆犯胃之呕，妄投小柴胡汤，苦寒伤阳，必致胃气衰败，则见食谷者哕。

总之，小柴胡汤虽有“但见一证便是，不必悉具”之明训，然而症情有似是而非，病机有不涉少阳，或寒热虚实属性截然相反者，如本条所述脾阳不足，健运失职，中虚不足者，即非本方所宜，故当列为小柴胡汤之禁例。

第三节　少阳病兼变证

一、变证治则

【原文】

若已吐下發汗温針，譫語，柴胡湯證罷，此為坏病，知犯何逆，以法治之。（267）

【提要】

论少阳病误治后变证的治则。

【释义】

本条承接第266条太阳病不解，转入少阳，治当以和解为主。若误用涌吐、攻下、发汗、温针等治法，小柴胡汤证已不存在，出现谵语，此为误治的结果。此时病情恶化，证候复杂，脱离了六经病证的演变规律，故云“此为坏病”。此时的救治原则，应当四诊合参，审辨误治之逆，综合脉证，随证施治。本条提出对坏病的治疗原则“知犯何逆，以法治之”与第16条太阳病变证治则“观其脉证，知犯何逆，随证治之”前后呼应，体现了中医辨证论治的精神。

二、柴胡桂枝汤证

【原文】

傷寒六七日，發熱，微惡寒，支節①煩疼，微嘔，心下支結②，外證未去者，柴胡桂枝湯主之。（146）

【词解】

①支节：指四肢关节。支，通肢。

②心下支结：指患者感觉心下有物支撑结聚。支，支撑；结，结聚。

【提要】

论少阳兼太阳表证的证治。

【释义】

伤寒六七日，为病邪传变之际，若见发热、微恶寒、四肢关节疼痛而烦，则为太阳表证未解，风寒邪气仍稽留于表；微呕、心下支撑结聚，为邪传少阳，枢机不利，胆热犯胃。综上所述，本证为太阳表证未解，邪传少阳，属于太阳少阳并病。“微恶寒”说明太阳表邪已微；“微呕”提示少阳病亦不重。因太阳、少阳之证俱轻，故用桂枝汤与小柴胡汤之合方减半投之，取名柴胡桂枝汤，以调和营卫，和解少阳。

【病机】

少阳枢机不利，太阳营卫不和。

【治法】

和解少阳，调和营卫。

【方药】

柴胡桂枝湯方

桂枝一兩半（去皮）　黄芩一兩半　人參一兩半　甘草一兩（炙）　半夏二合半（洗）　芍藥一兩半　大棗六枚（擘）　生薑一兩半（切）　柴胡四兩

上九味，以水七升，煮取三升，去滓，温服一升。本雲人參湯，作桂枝法，加半夏、柴胡、黄芩，復如柴胡法。今用人參作半劑。

【方义】

本方由桂枝汤、小柴胡汤各半量，合剂而成。用桂枝汤调和营卫，解肌祛风，以治太阳表邪；用小柴胡汤和解少阳，宣达枢机，以解少阳之邪。本方为太少双解之轻剂。

【病案】

王某，女，27岁，本市火柴厂工人。1963年8月1日，忽而恶寒发热，日轻夜重，无汗，头痛，不咳，右胁下痛，食欲减退，经在厂服药片及注射链霉素无效，8月8日乃住院治疗。无伤寒、疟疾、肺结核史，青年女性，发热面容，发育营养良好，检查合作，心肺正常，迭经血常规培养、疟原虫、肥达氏反应、肝功能等实验室检查，均属阴性。住院八天，体温持续在37~40℃，一直未能稳定，先后以氯化奎宁、合霉素、青霉素、土霉素、葡萄糖盐水等治疗，均少显著效果。16日延中医会诊，当时中医诊断，脉弦浮，苔薄黄，每日下午发热，热高时则右胁下疼痛尤甚，此太少二阳并病之候，予柴胡桂枝汤加减。处方：软柴胡，淡黄芩，法半夏，鲜生姜，肥大枣，炙甘草，桂枝，炒白芍，青蒿梗。8月17日复诊，服药一帖，得畅汗，发热渐退，肢体较为舒适，刻唯神疲手心略热而已。脉浮弦无力，苔薄黄，体温37~38.5℃，面黄色略带暗滞者，发热十多天，缠绕不去，正气渐虚故也。效不更方，原方加入党参三钱，以增强扶正祛邪作用，再服二帖又得汗，体温继续下降为37.2℃，从此发热大减，唯午后略有微热而已，脉转浮濡，舌苔薄黄，仍感右胸胁疼痛者，太阳之邪虽渐外解，而少阳之经气仍未能和，原方再服二帖，所以转少阳之枢，解太阳之余邪，正胜邪自易却，参固不可少，如法服之，果热退而体温趋于正常。[陈伯涛．柴胡桂枝汤对表证发热待查临床运用的

初步体会．江苏中医，1964（10）：15.］

三、大柴胡汤证

【原文】

太陽病，過經[1]十餘日，反二三下之，後四五日，柴胡證仍在者，先與小柴胡湯；嘔不止，心下急[2]，鬱鬱微煩者，爲未解也，與大柴胡湯，下之則愈。（103）

傷寒發熱，汗出不解，心中痞鞕，嘔吐而下利者，大柴胡湯主之。（165）

【词解】

①过经：指邪气离开本经而传入另一经。

②心下急：指胃脘部有拘急不舒或疼痛的感觉。心下，指胃脘部。急，拘急、窘迫之意。

【提要】

论少阳兼阳明里实的证治。

【释义】

本条可分两段理解。第一段："太阳病……先与小柴胡汤"，论述太阳病内传少阳，误治后少阳病仍在的证治。太阳经邪气内传少阳，而太阳病证已罢，谓之"过经"。邪入少阳，治当和解，不得妄用攻下，今"反二三下之"，此为误治。所幸患者正气尚旺，未造成变证。后四五日，柴胡证仍在，故仍可用小柴胡汤以和解少阳。

第二段："呕不止……下之则愈"，论述少阳兼里实的证治。若服用小柴胡汤后，见呕止烦除，则疾病向愈；若由"喜呕"变为"呕不止"，由"心烦"变为"郁郁微烦"，由"胸胁苦满"变为"心下急"等，此为屡用下法，病邪兼入阳明，化燥成实之故。证属少阳阳明并病之重证，故治疗当和解少阳与通下里实并用，方用大柴胡汤，下之则愈。

第165条补充了少阳兼里实另一证型的治法。伤寒之发热，多能随汗出而解，今虽汗出而热不解，更见心中痞硬，呕吐而下利者，为太阳表邪已罢，内传少阳，兼阳明里实之证。阳明邪热内盛，迫津外泄，则汗出而热不解；邪入少阳、阳明，枢机不利，腑气壅滞，则心下痞硬；少阳胆热内郁，上犯于胃则呕吐，下迫大肠则下利，此下利属于热性下利，以臭秽不爽、里急后重、肛门灼热为特点。本证虽下利而里实仍在，故用大柴胡汤，和解少阳枢机，兼攻下里实。

大、小柴胡汤皆属和解少阳之方，但有是否兼有下法之别。本方用大黄、枳实、芍药，而无人参、炙甘草，故其清热泻火、疏通破结之力远胜于小柴胡汤。

【病机】

少阳胆火内郁，兼阳明燥热里实。

【治法】

和解少阳，通下里实。

【方药】

大柴胡湯方

柴胡半斤　黄芩三兩　芍藥三兩　半夏半升（洗）　生薑五兩（切）　枳實四枚

（炙） 大棗十二枚（擘）

上七味，以水一斗二升，煮取六升，去滓，再煎，温服一升，日三服。一方加大黄二兩，若不加，恐不爲大柴胡湯。

【方义】

本方由小柴胡汤去人参、炙甘草，加芍药、枳实、大黄而成。方中柴胡配黄芩，和解少阳枢机，清泄胆火郁热；半夏、生姜、大枣和胃降逆止呕；大黄、枳实通下里实，荡涤阳明燥热；芍药和营缓急止痛；去人参、甘草防止甘缓敛邪。诸药合用，共奏和解少阳、通下里实之功，为少阳阳明双解之剂。

原文所载本方无大黄。但方后注云："一方加大黄，若不加，恐不为大柴胡汤。"考《金匮要略》《肘后备急方》《备急千金要方》《外台秘要》诸书，大柴胡汤均有大黄，故当从之。唯从大柴胡汤临床应用进行分析，大柴胡汤具有一方两法，其大黄之取舍，应根据里实程度之轻重而定。

【病案】

贾某，男，60 岁。患胃溃疡已多年不愈，近因气恼，又复发作。胃脘痛剧，呕吐酸苦，夹有咖啡色物，不能进食，大便已五天未解。西医诊为胃溃疡有穿孔可能，劝动手术治疗，其子不肯。脉弦滑有力，舌苔黄腻。辨证：肝火郁于胃，灼伤阴络则吐血如咖啡色物，火自肝灼胃，则呕吐酸苦；火结气郁，则腑气不通而大便不下。疏方：柴胡 12 克，黄芩 9 克，半夏 9 克，大黄 6 克，白芍 9 克，枳实 9 克，生姜 12 克，大枣 4 枚。服 1 剂，大便畅行三次，排出黑色物与黏液甚多，而胃脘之痛，为之大减，其呕吐停止，但觉体力疲倦。后以调养胃气之剂收功。[刘渡舟．大柴胡汤治验五例．陕西中医，1980，1（3）：39.]

四、柴胡加芒硝汤证

【原文】

傷寒十三日不解，胸脇滿而嘔，日晡所發潮熱，已而微利。此本柴胡證，下之以不得利，今反利者，知醫以丸藥下之，此非其治也。潮熱者，實也。先宜服小柴胡湯以解外，後以柴胡加芒硝湯主之。（104）

【提要】

论少阳兼阳明里实误下后的证治。

【释义】

本条可分三段理解。第一段："伤寒十三日不解……已而微利"，论太阳病日久，转属少阳兼阳明里实的证候。"伤寒十三日不解"，表明太阳病迁延日久，病症犹未解除，有向里传变之势。证见"胸胁满而呕"，为邪入少阳，枢机不利；"日晡所发潮热"为邪传阳明，化燥成实之象。综上所述，证属少阳兼阳明里实证，治当和解少阳兼通下里实，当用大柴胡汤治疗，则诸证可愈。何以见大便"微利"，必有缘故。

第二段："此本柴胡证……此非其治也"，论大便"微利"的原因。少阳兼阳明里实之证，应见大便秘结，今反下利，此为误用丸药攻下所致。考汉代攻下丸药，有以大黄为主的寒性泻下剂和以巴豆为代表的热性泻下剂两类。丸药性缓，不能荡涤胃肠之燥实，药力反稽留不去，虽有微利而病不解，或用温药下之，肠腑虽通，但燥热未除，故曰“非其治也”。

第三段：“潮热者……后以柴胡加芒硝汤主之”，论本证的处理方法。本段言误治以后，潮热里实未去者，又因少阳病证未解，加之误用攻下，损伤正气，故先用小柴胡汤以和解少阳，扶正祛邪；若阳明燥热较重，再用柴胡加芒硝汤以和解枢机，泻热润燥。

本方与大柴胡汤皆可以治疗少阳兼阳明里实证，但病机、主治及治则各有侧重。大柴胡汤的病机为少阳兼阳明腑实证，主证为呕不止、心下急、郁郁微烦、心中痞硬、大便秘结等，治疗当和解少阳，攻下里实；本证之病机为少阳兼阳明燥结误用攻下，正气已虚，里实不甚，燥热较重，主证为胸胁满而呕、日晡所发潮热、伴有下利等，治疗当和解少阳，泻热润燥。可见大柴胡汤为少阳兼阳明里实重证而设，本方为少阳兼阳明里实轻证而设。

【病机】

少阳兼阳明里实轻证。

【治法】

和解少阳，泻热润燥。

【方药】

柴胡加芒硝湯方

柴胡二兩十六銖　黄芩一兩　人參一兩　甘草一兩（炙）　生薑一兩（切）　半夏二十銖（本雲五枚，洗）　大棗四枚（擘）　芒硝二兩

上八味，以水四升，煮取二升，去滓，內芒硝，更煮微沸，分溫再服，不解更作。

臣億等謹按：《金匱玉函》方中無芒硝。別一方雲，以水七升，下芒硝二合，大黄四兩，桑螵蛸五枚，煮取一升半，服五合，微下即愈。本雲，柴胡再服，以解其外，餘二升加芒硝、大黄、桑螵蛸也。

【方义】

本方为小柴胡汤加芒硝而成。方用小柴胡汤和解少阳，加芒硝咸寒以泻热润燥，软坚通便。因正气较虚，里实不甚，较之大柴胡汤，不取大黄、枳实荡涤实热，而用人参、炙甘草益气和中，且仅取小柴胡汤原方三分之一，加芒硝二两，其和解泻热之功均轻，为和解少阳、泻热通便之轻剂。

【病案】

郑某，女，29岁，工人。患者因月经来潮忽然中止，初起发热恶寒，续即寒热往来，傍晚发热更甚，并自言乱语，天亮时出汗，汗后热退，又复恶寒。神倦，目赤，口苦，目眩，胸胁苦满，心烦喜呕，不欲饮食，九天不大便，脉弦数，舌苔白。经某医疗室血液检查疟原虫阳性，诊断为疟疾，按照疟疾治疗无效。追寻病史，据云：结婚已多年，未曾生育。过去月经不正常，一般都是推迟三四个月来潮一次，经期甚短，数量又少，续即恶寒发热，虽经服药治疗，但未能根治。此次也是月经来潮后发生恶寒的。处方：柴胡、黄芩、半夏、党参、生姜各三钱，炙草二钱，大枣六枚，芒硝三钱（另

冲)。加清水二杯，煎取八分杯，一次服。当日上午 10 时服药后，下午 4 时许通下燥屎，所有症状解除。后嘱购买当归流浸膏常服，月经即恢复正常。至今四年未见复发，并生育两个女孩。[陈全忠．热入血室．福建中医药，1964（1）：43.]

五、柴胡桂枝干姜汤证

【原文】

傷寒五六日，已發汗而復下之，胸脇滿微結，小便不利，渴而不嘔，但頭汗出，往來寒熱，心煩者，此爲未解也，柴胡桂枝乾姜湯主之。(147)

【提要】

论少阳兼水饮内结的证治。

【释义】

伤寒五六日，经过汗下之法，证见往来寒热、胸胁满微结、心烦等症，为邪传少阳之证。但又见小便不利，渴而不呕，但头汗出，知非纯属少阳，而是少阳兼水饮内结之证。少阳包括手足两经及胆与三焦两腑，少阳枢机不利，三焦决渎失司，则水饮内停。三焦水道不畅，水液内停，阳不化气，则小便不利；气化不利，津不上承则口渴；饮停三焦，未犯胃腑，故不呕；三焦失畅，水饮内结，阳气内郁不得外越，蒸腾于上，则见但头汗出而身无汗。治当和解少阳枢机，温阳化饮散结，方用柴胡桂枝干姜汤。

【病机】

少阳枢机不利，兼水饮内结。

【治法】

和解少阳，温阳化饮。

【方药】

柴胡桂枝乾姜湯方

柴胡半斤　桂枝三兩（去皮）　乾薑二兩　栝樓根四兩　黄芩三兩　牡蠣二兩（熬）　甘草二兩（炙）

上七味，以水一斗二升，煮取六升，去滓，再煎取三升，温服一升，日三服，初服微煩，復服汗出便愈。

【方义】

本方由小柴胡汤加减而成。柴胡配黄芩，和解少阳枢机；桂枝配干姜通阳化气，温化水饮；牡蛎、栝楼根软坚散结，生津止渴；炙甘草调和诸药。诸药合用，既可疏解少阳枢机，又可温化水饮。初服本方，正邪交争，则微烦，连续服药后少阳郁火得清，枢机得展，三焦畅达，表里通畅，汗出便愈。

【病案】

刘某，男，35 岁。缘患肝炎住某传染病医院。突出的症状是腹胀殊甚，尤以午后为重，坐卧不安，无法可解，遂邀余会诊。切其脉弦缓而软，视其舌质淡嫩而苔白滑。问其大便情况，则每日两三行，溏薄而不成形，小便反少，且有口渴之证。辨证：肝病及脾，中气虚寒，故大便虽溏，而腹反胀。此病单纯治肝、治脾则无效。治法：疏理肝胆，兼温脾寒。处方：柴胡 10 克、黄芩 6 克、炙甘草 6 克、桂枝 6 克、干姜 6 克、花粉 12 克、牡蛎 12 克。连服 5 剂而腹胀痊愈，大便亦转正常。后用调肝和胃之药而善后。（刘渡舟．伤寒论十四讲．天津科学技术出版社，1982.）

六、柴胡加龙骨牡蛎汤证

【原文】

傷寒八九日，下之，胸滿煩驚，小便不利，譫語，一身盡重，不可轉側者，柴胡加龍骨牡蠣湯主之。（107）

【提要】

论少阳邪气弥漫，烦惊谵语的证治。

【释义】

伤寒八九日，误用攻下，损伤正气。致使邪入少阳，三焦不畅，枢机不利，邪气弥散。少阳之经循胸胁布季肋，邪入少阳，经气不利则胸胁满闷；胆火上炎，兼胃热上蒸，轻者心烦，重则谵语；少阳枢机不利，胆火内郁，决断失司，心神逆乱，则惊恐不安；三焦决渎失职，水道不畅，则小便不利；阳气内郁，三阳经气不利，气血运行不畅，则一身尽重，不可转侧。总之，本证属于伤寒误下，以邪入少阳，弥漫三焦，心神逆乱为基本病机，以烦惊谵语的临床表现为重点，治疗当和解少阳，通阳泻热，重镇安神，方用柴胡加龙骨牡蛎汤。

【病机】

少阳枢机不利，邪气弥散，心神逆乱。

【治法】

和解少阳，通阳泻热，重镇安神。

【方药】

柴胡加龍骨牡蠣湯方

柴胡四兩　龍骨　黄芩　生薑（切）　鉛丹　人參　桂枝（去皮）　茯苓各一兩半　半夏二合半（洗）　大黄二兩　牡蠣一兩半（熬）　大棗六枚（擘）

上十二味，以水八升，煮取四升，內大黄，切入碁子，更煮一兩沸，去滓，溫服一升。本雲，柴胡湯今加龍骨等。

【方义】

本方取小柴胡汤半量，去掉甘草，加龙骨、牡蛎、桂枝、茯苓、大黄、铅丹而成。方以小柴胡汤和解少阳枢机，清泄胆火，畅达三焦；加桂枝辛温以通达郁阳；加大黄泻热和胃；加茯苓淡渗利水，宁心安神；加龙骨、牡蛎、铅丹重镇安神。诸药合用，寒温并用，攻补兼施，共奏和解少阳，通阳泻热，重镇安神之功。

【病案】

彭某，女，26 岁，未婚，职工。1975 年 3 月来诊，主症：头痛，昼夜不眠，精神恍惚，语无伦次，惊惧避人，独居暗处，郁郁悲愁，遇事多猜疑，口干苦，大便燥结数年，2~4 日一行，舌质微红，苔薄黄而腻，脉弦而数（西医诊断：精神分裂症），余以本方加胆星、菖蒲并仿甘麦大枣意，处方：柴胡五钱、黄芩四钱、法夏三钱、党参八钱、生姜三钱、大枣五钱、茯苓四钱、桂枝二钱、生白芍八钱、龙牡（先煎）八钱、赭石（先煎）八钱、大黄一钱、胆星三钱、菖蒲三钱、甘草炙三钱、小麦一两。二十余服而瘳。[夏睿明．柴胡加龙骨牡蛎汤临床运用的体验．重庆医学院学报，1976（2）：103.]

第四节　少阳病传变与预后

【原文】

傷寒六七日，無大熱，其人躁煩者，此爲陽去入陰[①]故也。(269)

【词解】

①阳去入阴：即由表入里之意。

【提要】

论伤寒表病入里之证。

【释义】

伤寒六七日，按照一般规律，疾病处于自愈或传变之期。身无大热，即表无大热，指邪气由表入里了；又增躁烦一证，阴证阳证皆可出现，若伴见口渴、汗出、腹胀便秘、谵语、脉沉实等，则为邪入阳明，阳热亢盛，上扰心神所致；若伴见呕吐、下利清谷、恶寒倦怠、四肢不温、脉微等，则为邪入三阴，阴盛阳衰，浮阳外越之躁烦。但无论内传阳明，还是内陷三阴，均是表病入里，即“阳去入阴”。本条提示，病情是否发生传变，应根据现有的脉证进行判断。

【原文】

傷寒三日，三陽爲盡，三陰當受邪，其人反能食而不嘔，此爲三陰不受邪也。(270)

【提要】

论三阳不传三阴之征。

【释义】

《素问·热论》有“一日太阳，二日阳明，三日少阳，四日太阴，五日少阴，六日厥阴”的传经之说。“伤寒三日”，三阴是否受邪，临床判断不能单凭日数，应以脉证为准。故病程虽已三日，若正气不虚，脾胃气和，饮食如故，未见太阴病之腹满而吐、食不下，少阴病之欲吐不吐，厥阴病之饥不欲食、食则吐蛔等，表明邪气未传至三阴经，故曰“其人反能食而不呕，此为三阴不受邪也”。

【原文】

傷寒三日，少阳脉小者，欲已[①]也。(271)

【词解】

①已：病愈。

【提要】

论少阳病欲愈的脉象。

【释义】

伤寒三日，邪入少阳之日，其脉当弦，而见脉小，《素问·离合真邪论》曰："大则邪至，小则平"，脉小为脉象渐趋平和，提示少阳病邪渐衰而欲愈。本条以脉统证，揭示病机，判断预后。

附：热入血室

【原文】

婦人中風，發熱惡寒，經水適來，得之七八日，熱除而脈遲身涼。胸脇下滿如結胸[①]狀，譫語者，此爲熱入血室[②]也，當刺期門[③]，隨其實而取之。(143)

婦人中風，七八日續得寒熱，發作有時，經水適斷者，此爲熱入血室。其血必結，故使如瘧狀，發作有時，小柴胡湯主之。(144)

婦人傷寒，發熱，經水適來，晝日明了，暮則譫語，如見鬼狀者，此爲熱入血室，無犯胃氣及上二焦[④]，必自愈。(145)

【词解】

①结胸：病证名，为痰水有形之实邪与邪热结于胸膈胃脘，以胸脘疼痛为主要临床表现的病证。

②血室：指胞宫，即子宫。

③期门：肝的募穴，在乳中线上，乳头下二肋，当第六肋间隙取之。

④上二焦：即上焦与中焦。

【提要】

论热入血室的成因、证候、治法及禁忌。

【释义】

第143条论热入血室的针刺治法。妇人中风，发热恶寒，泛指妇人外感，此时恰逢月经来潮，血室空虚，外邪乘虚化热入里，内陷胞宫，而成热入血室之证。七八日以后，表证已罢，故热除身凉。但邪气已入里化热，与血相结，热与血结，气血涩滞，流通不畅，则脉来迟涩；肝主疏泄，经脉布胸胁，为胞宫所隶属，与冲任关系密切，热入血室，必使肝脉受阻，气血失和，则见胸胁下满，甚至疼痛，如结胸状；心主血脉，主神志，血室之热循经上扰心神，则发谵语。此乃热入血室证，治疗当针刺期门，以疏肝泻热，畅达气机，使血室之邪热得以外泄，其病可愈。

第144条论热入血室寒热如疟的证治。妇人中风之初，当有恶寒发热之表证，迨至七八日后，才续得寒热，发作有时，若恰逢经水适断，此为热入血室证。考其病史，当为外感之初，月经已来，至七八日，月经适断而现寒热发作有时，此为邪热乘虚内陷血室，与血相结，气血流通不畅，正邪分争，故寒热如疟状。治当因势利导，用小柴胡汤和解枢机，畅达气血，使血室之热有外达之机。

第145条论热入血室证的治法及禁忌。妇人伤寒发热之时，经水适来，此时血室空虚，表邪化热乘虚入里，内陷胞宫，与血相结，而成热入血室证。热入血室，则病在血分，白昼属阳而夜幕属阴，并且阳气昼行于阳，夜行于阴，血分之热与夜行于阴的阳相合，邪热增剧而上扰心神，故白天患者神志尚可，傍晚开始神志不清，甚至妄言谵语，如见鬼状。"无犯胃气及上二焦"指此证之谵语非阳明病的胃热扰心及上焦膈热扰神所致，病位不在中焦与上焦，不可妄用吐下之法攻伐胃气。若热入血室，尚未与血相结，且经血未断，则热随血泄，尚有外出之机，其病可愈。反之，若经血已止，病证仍在，则可酌情选择刺期门、小柴胡汤治疗。

本章小结

本篇分四节讲述了少阳病的概说、少阳病本证、少阳病兼变证、少阳病传变及预后，并附热入血室证治。少阳处于半表半里之阶段，内寓相火，主枢机。邪入少阳，枢机不利，胆火内郁是其主要病理特点，以口苦、咽干、目眩为临床辨证要点。然欲全面掌握少阳病主证，必须与第 96 条的小柴胡汤证合参。

少阳病的治疗当以和解为主，禁用汗法、吐法和下法，主方为小柴胡汤。但小柴胡汤的临床应用，既要掌握其主治证候，即“往来寒热、胸胁苦满、默默不欲饮食、心烦喜呕”等症状，还要懂得其灵活使用方法。论中特别提出“伤寒中风，有柴胡证，但见一证便是，不必悉具”，就体现了辨证论治的精髓。三阳症见或阳明兼见少阳之证，治疗原则均以和解为主。又如“设胸胁满痛者”“胸胁满而不去者”“呕而发热者”“续得寒热发作有时者”，均与小柴胡汤，然有类似少阳病而禁用小柴胡汤者，第 98 条即是柴胡汤禁例。

少阳病除主证以外，还有兼证，亦有误治以后而形成的变证。治法虽以和解为主，然兼治之法各有不同。若少阳兼太阳表证，用柴胡桂枝汤，以和解少阳，调和营卫；若少阳兼有阳明里实证，主用大柴胡汤，和解少阳，攻下里实；对于里实不甚，正气较虚者，又主以柴胡加芒硝汤；若少阳兼三焦决渎失司，水饮内停，用柴胡桂枝干姜汤，以和解少阳，温阳化饮；若少阳兼表里俱病虚实互见，邪气弥散，心神逆乱，用柴胡加龙骨牡蛎汤，以和解少阳，通阳泄热，重镇安神。

少阳病有从太阳表证而来，有自发于少阳者，亦有里病向外，而从枢而外转者。病入少阳，阳盛则易入阳明之腑，阴盛易入三阴之脏。亦有病虽多日，而柴胡证仍在者，若患者正气尚旺，脾胃气和，亦不传变。更有少阳病经过误治，变为坏证，当随症治之。

热入血室证，为妇人感受外邪之机，而恰逢月经来潮，表邪化热入里，内陷胞宫，与血相结所致的一种病证。主证为胸胁下满，甚至疼痛，或寒热往来，发作有时，或昼日明了，暮则谵语，如见鬼状，脉迟。治法或刺期门，以泻其实，或用小柴胡汤，因势利导，从枢而解，或因经水适来，邪有出路，而自愈者，亦寓活血祛瘀使血行结散之意。

第四章　辨太阴病脉证并治

概　　要

太阴为三阴之始，其阴气较多。太阴包括手、足太阴二经和肺、脾二脏。足太阴脾经起于足大指内侧端，上行过内踝前缘，沿小腿内侧，交厥阴经脉前，沿大腿内前侧上行，入腹，属脾络胃，沟通了太阴与阳明的表里关系。足太阴脾脏主运化升清，主肌肉四肢，脾与胃相表里，经脉互相络属。脾主运化，胃主受纳，纳化相依；脾主升清，胃主降浊，升降相因；脾主湿，胃主燥，燥湿相济。相互配合，共同完成人体的消化吸收、营养输布和糟粕排泄，为人体后天之本，气血生化之源。

太阴病是三阴病的初始阶段，主要病机为脾阳虚馁，运化失司，寒湿内盛，升降紊乱，以腹满而吐，食不下，自利益甚，时腹自痛等为主要表现，属于里证、虚证、寒证。

太阴病的成因有二：一是脾阳素虚，外邪直接侵犯中焦，或忧思、饮食、劳倦所致，使脾胃虚弱，运化失职而发病；二是三阳病失治误治，损伤脾阳，而转为太阴病。

太阴病在三阴病中病情较轻，若治疗及时得当，一般预后较好。

第一节　太阴病纲要

【原文】

太陰之為病，腹滿而吐，食不下，自利①益甚，時腹自痛。若下之，必胸下結鞕②。(273)

【词解】

①自利：不因攻下而自泻利。

②胸下结鞕：胃脘部痞结胀硬。

【提要】

太阴病的提纲证及治禁。

【释义】

太阴病为脾胃虚寒、寒湿内聚之病。脾土虚寒，中阳不足，脾失健运，寒湿内生，气机不畅则腹满；脾胃升降失职，浊阴上逆，则呕吐；脾胃虚弱，运化失职，则食不下；中阳不振，寒湿下注，则腹泻便溏，甚则下利清谷；寒邪内阻，气血运行不畅，故腹痛阵发。此病有腹胀满和疼痛，如果误以为是实证而予泻下之药，则脾阳更虚，寒湿凝结，出现胃脘部结硬。

本条所述诸症，反映了中阳不足，脾胃虚弱，寒湿内盛，升降失常的太阴病本质，故为太阴病提纲。

第二节　太阴病证

【原文】

自利不渴者，屬太陰，以其臟有寒①故也。當溫之，宜服四逆輩②。(277)

【词解】

①脏有寒：太阴脾脏虚寒。

②四逆辈：四逆汤一类的方药，包括理中汤在内。

【提要】

太阴病的主证、病机、治法及方药。

【释义】

太阴病中阳不振，寒湿下注，则下利；太阴脾阳虚弱，寒湿之气弥漫，故口不渴。故自利不渴乃太阴虚寒下利的特点。下利的原因是“脏有寒”，“当温之”即言治法要用温药来温太阴脾脏，“宜服四逆辈”即言应该服用理中汤、四逆汤一类的方药。如果太阴病的中焦虚寒尚未导致肾阳虚衰，则应治以理中汤。若脾病及肾，出现脾肾阳虚而见下利清谷等症，则应治以四逆汤等。体现了仲景随机应变，灵活遣方用药，以及既病防变的学术思想。

第三节　太阴病兼变证

一、太阴兼表证

【原文】

太陰病，脈浮者，可發汗，宜桂枝湯。(276)

【提要】

太阴病兼表证的证治。

【释义】

太阴病为脾胃虚弱，寒湿内盛，故治疗一般不用汗法。本条“脉浮”，提示太阴病兼有恶寒、发热、汗出等表证。此时下利并不严重，根据标本缓急的治疗原则，可以先治其表，可用发汗解表、调和营卫的桂枝汤治之。且桂枝汤既能调和营卫，又可调补中焦，在解表的同时，扶助脾胃，可谓一举两得。

二、太阴腹痛证

【原文】

本太陽病，醫反下之，因爾腹滿時痛①者，屬太陰也，桂枝加芍藥湯主之。大實痛②者，桂枝加大黃湯主之。(279)

太陰為病，脈弱，其人续自便利，設當行大黃、芍藥者，宜減之，以其人胃氣弱，易動故也。(280)

【词解】

①腹满时痛：腹满疼痛，时轻时重，时作时止。

②大实痛：疼痛剧烈。

【提要】

太阳病误下邪陷太阴的证治。

【释义】

太阳病表邪不解，当用汗法解之。医者误用下法，以致邪气内陷于太阴。脾失运化，气机壅滞，则腹满；气血不和，太阴络脉瘀阻拘急，则腹痛阵作。本条“腹满时痛”既不伴呕吐又不伴下利，自与太阴病提纲之“时腹自痛”有异，乃脾伤气滞络阻所致。此时寒湿内盛并不严重，故不用温中散寒、健脾除湿之法，而予桂枝加芍药汤以通阳益脾、活络止痛、调和气血。

“大实痛”则为疼痛剧烈，持续不减，其病势较“腹满时痛”为重。但此时并无潮热、谵语等阳明见症，说明其不为阳明病，而是邪陷太阴，太阴络脉瘀阻较甚，经络不通所致，故在上方的基础上酌加大黄以宣通中阳，兼以活血逐瘀、通络止痛。

第280条紧承上条补充论述脏气虚弱者当慎用攻伐之品。太阴病脉弱，为中气虚弱之象，连续不断地下利为脾虚寒湿内盛的表现。此时即使有腹满时痛或大实痛而需要使用大黄、芍药，亦必须减轻其用量。因大黄、芍药属于寒性攻伐之药，用量过大必致中气更虚而致下利不止。本条举例说明临床用药必须注意患者体质，体质弱者，攻伐药物应当慎用或减量用之。

【病机】

脾虚气滞络瘀（桂枝加芍药汤证）；

脾虚气滞络瘀，兼有腐秽实邪（桂枝加大黄汤证）。

【治法】

通阳益脾，活络止痛。

通阳益脾，活络止痛，导滞泻实。

【方药】

桂枝加芍藥湯方

桂枝三兩（去皮）　芍藥六兩　甘草二兩（炙）　大棗十二枚（擘）　生薑三兩（切）

上五味，以水七升，煮取三升，去滓，溫分三服。本雲桂枝湯，今加芍藥。

桂枝加大黃湯方

桂枝三兩（去皮） 大黃二兩 芍藥六兩 生薑三兩（切） 甘草二兩（炙） 大棗十二枚（擘）

上六味，以水七升，煮取三升，去滓，溫服一升，日三服。

【方义】

桂枝加芍药汤由桂枝汤倍用芍药而成。方中重用芍药以活血和络，冀脾络通而腹痛止。桂枝温阳通络，生姜温阳散寒，甘草、大枣和中缓急。

桂枝加大黄汤，即桂枝加芍药汤再加大黄而成。大黄活血破瘀，并助芍药通络止痛，以治邪陷太阴，络脉瘀阻重证。

【病案】

王某，男，46岁。大便下利达一年之久，每日3~6次，呈水样便，并夹有少量脓血，伴里急后重。腹部压痛，以左下腹为甚，畏寒，发热（37.5℃），舌红，苔白，脉沉弦。粪便镜检有红、白细胞及少量吞噬细胞，西医诊为"慢性菌痢"。辨为脾脏气血凝滞，木郁中土，治以调理脾家阴阳，疏通气血，并于土中伐木。方药：桂枝10克，白芍30克，炙甘草10克，生姜10克，大枣12枚。上方服用2剂，下利次数显著减少，腹中颇觉轻松。3剂后则大便成形，少腹里急消失，服至4剂则诸症霍然而愈。（陈明，刘燕华，李芳．刘渡舟临证验案精选［M］．北京：学苑出版社，1996.）

第四节 太阴病预后

一、太阴中风欲愈候

【原文】

太陰中風，四肢煩疼，脈陽微陰澀而長者，為欲愈。（274）

【提要】

太阴中风欲愈的脉证特点。

【释义】

太阴属脾，脾主四肢，风中太阴，则四肢疼痛剧烈。脉浮取而微，为风邪不盛；沉取而涩，乃里虚湿滞。此为邪入太阴，太阴中风之证。"阳微"虽预示邪微，但"阴涩"为脾气不足。脾气不足无力驱邪外出，故欲解而不得。此时若涩脉转长，则为正气来复之征。正气来复即能驱邪外出，所以知为欲愈。

二、太阴阳复自愈证

【原文】

傷寒，脈浮而緩，手足自溫者，繫在太陰[①]。太陰當發身黃，若小便自利者，不能

發黄。至七八日，雖暴煩下利，日十餘行，必自止，以脾家實[②]，腐穢當去故也。(278)

【词解】

①系在太阴：属于太阴。

②脾家实：此处“实”字非指邪实，乃脾阳恢复之意。

【提要】

太阴病湿郁发黄和阳复自愈的两种转归。

【释义】

病初为太阳病，见有脉浮，还当有发热、恶寒、头痛等见证。今脉由浮脉变为缓脉，即变为缓弱之脉象，说明病证由实转虚，由太阳内传。而手足自温，知病不在少阴和厥阴，因少阴、厥阴阳气虚甚，当见四肢厥逆。之所以手足自温，是因脾主四肢，邪入太阴，太阴虽虚，但未若少阴、厥阴之虚甚，阳气仍可达四末之故。

太阴病如果寒湿郁滞，湿无出路，影响肝胆疏泄功能，可导致寒湿发黄；如果小便通利，湿有出路，湿邪得以下泄，则不会出现寒湿发黄。

太阴病得之七八日，脾气恢复，肠中腐秽之物受到脾气充实的影响，以下利的形式，得以排泄而出，则太阴病痊愈。此时的骤然烦乱，是正复邪却、正邪剧争的反应。下利一日达十多次，是脾阳恢复，清阳能升，浊阴得降，肠中宿积的腐败秽浊向外排出的表现。腐秽尽去，则下利自止。在此烦、利的同时，当见精神爽慧、食欲转佳、手足温和、苔腻渐化、下利渐止，才能判定为脾阳恢复，寒湿渐尽。假如出现手足厥冷、精神困顿、不欲食加重甚至呕吐、苔腻不化，则是寒湿未除，阳虚转甚，此时下利为病情恶化，决不会自止，须不失时机进行治疗。

三、太阴转属阳明证

【原文】

傷寒脈浮而緩，手足自溫者，是為繫在太陰。太陰者，身當發黄，若小便自利者，不能發黄。至七八日，大便鞕者，為陽明病也。(187)

【提要】

太阴病转属阳明的临床特征。

【释义】

本条前半部分病变机理同第278条。太阴病得之七八日，脾阳恢复，病邪可由湿化燥，由寒化热，表现为大便由溏为硬，病证由虚转为实，从而演变为阳明病。

本章小结

太阴病分为本证和兼变证。太阴本证即太阴脾脏虚寒证，乃脾阳虚衰，运化失职，寒湿内聚所致，以腹满而吐、食不下、下利、时腹自痛、舌淡苔白、脉缓弱等为主要表现，以温中散寒，健脾燥湿为治法，方以理中、四逆汤等。太阴病兼表证为素体脾阳虚弱，复感外邪，里虚不重，以表证为主，症见四肢疼痛、脉浮等，治当解肌发表，疏通经脉，方用桂枝汤。太阴病变证即太阴脾络不和证，症见腹满时痛或大实痛，治当温阳益脾，通络止痛，方用桂枝加芍药汤或桂枝加大黄汤。

太阴病的转归主要有三个方面：一是经过恰当治疗或自身阳气恢复，其病得愈。二是太阴之邪入腑，由太阴转出阳明；或太阴病寒湿郁滞，影响肝胆疏泄功能，从而导致寒湿发黄。三是由于失治误治，病邪内传，转入少阴或厥阴。

第五章　辨少阴病脉证并治

概　　要

少阴包括手、足少阴二经和心、肾两脏，并分别与手、足太阳相表里。从经络而言，足少阴肾经，起于足小趾之下，斜走足心，循内踝之后，以上腨内，贯脊，属肾，络膀胱；其直行者，由肾上贯肝、膈，入肺中，循喉咙，夹舌本；其支者，从肺出，络心，注胸中，沟通了心肾相交的关系。手少阴心经，起于心中，出属心系，下膈，络小肠；其支者，上夹咽，连目系。由于经络的相互络属，使少阴与太阳构成了相互的紧密联系。从脏腑而言，少阴的脏腑包括心、肾两脏。心居上焦，五行属火，为火脏；主血脉，主神明，为君主之官。肾居下焦，五行属水，为水脏；主藏精，内寓元阴元阳，先天真气之所系，为人体五脏六腑阴阳之根本。生理情况下，心火下交于肾，温煦肾水使其不寒；肾水上济心阴，制约心火使其不亢。如此心肾相交、水火既济，以维持人体上下的阴阳平衡。

少阴病的成因有二：一是外邪直中少阴，多见于年高体弱，少阴正气素虚之人，外邪直中少阴而发病。二是传经，多由三阳病或太阴病发展而来，其中尤以太阳、太阴失治或误治，传入者居多。

少阴心肾为水火之脏。故邪入少阴，随邪气性质和患者体质的不同，而有寒化证和热化证之异。寒化证的主要病机是心肾阳虚寒盛，其证以但欲寐、恶寒、蜷卧、小便清长、手足厥冷、下利清谷、脉微等一派虚寒脉证为其特点。热化证的主要病机是心肾阴虚有热，其证以心烦不寐、口燥咽干、舌红少苔、脉象细数等一派阴虚火旺脉证为其特点。少阴本身阴阳俱虚，当土燥水竭时，又能发生少阴三急下证。

少阴阳虚，复感寒邪，则成为太少两感证；少阴与太阳互为表里，少阴脏热移于膀胱则致尿血；少阴病误汗，可致下厥上竭等，均属少阴病兼变证。

由于足少阴肾的经脉从肺出络心，注胸中，循喉咙，系舌本，所以当阴寒或热邪循经结于咽部时，又有少阴咽痛证，以咽喉肿痛为主症。

少阴病涉及人体根本，病多危重，复杂多变，在病变过程中，虽见有类似于少阴症状，但病机则异，又称少阴病疑似证。包括四逆散证、吴茱萸汤证。

少阴病总属心肾虚衰的病变，或为阳虚阴盛，或为阴虚火旺，治疗只宜温补或清补。寒化证治宜回阳救逆，以四逆汤类方为代表方剂；少阴热化证治宜育阴清热，以黄连阿胶汤为代表方剂；少阴急下证用大承气汤急下存阴。其兼变证则根据兼夹病机的不同，选用表里双解之麻黄细辛附子汤、麻黄附子甘草汤等随证施治。少阴病禁用发汗、攻下等法。

少阴病的主要证候为阴阳气血俱虚的全身衰竭性证候，多属危重病证，治疗及时病可转危为安，但由于本病涉及人体根本，与他经病相比，预后多不良。少阴寒化证，阳气的存亡，常常是决定预后的关键，故阳回则生、阳亡则死。少阴热化证虽预后不太严重，但也有阴竭而亡的危险，不可忽视。

第一节　少阴病纲要

一、少阴病提纲

【原文】

少陰之為病，脉微細，但欲寐①也。(281)

【词解】

①但欲寐：精神萎靡，呈似睡非睡状态。

【提要】

少阴病提纲脉证。

【释义】

少阴属心肾两脏，心主血，属火；肾藏精，主水。病及少阴，心肾虚衰，水火两虚。阳气衰微，鼓脉无力，故脉微；阴血不足，脉道不充，则脉细。此处脉微细并提，其重点在于脉微，因微脉必兼细象，细脉不一定兼微。脉微细反映了少阴心肾阳虚的本质。《素问·生气通天论》“阳气者，精则养神”。心肾虚衰，神失所养，故患者精神萎靡不振，神志恍惚，呈似睡非睡的神衰状态。以上脉证，反映了少阴病，阴阳俱虚，尤以阳气虚衰为主的病理特点，揭示了全身性虚衰的病理本质。

二、少阴寒化证辨证要点

【原文】

少陰病，欲吐不吐①，心煩，但欲寐。五六日自利而渴者，屬少陰也，虚故引水自救，若小便色白②者，少陰病形悉具，小便白者，以下焦虚有寒，不能制水，故令色白也。(282)

【词解】

①欲吐不吐：想吐而无物吐出。

②小便色白：即小便清长。

【提要】

论少阴寒化证的病机及辨证要点。

【释义】

病至少阴，下焦阳气虚衰，阴寒上逆，则欲吐，复因胃肠空虚，故不能吐；阴寒盛于下，虚阳上扰，心神不宁，则心烦；心肾阳虚，神失所养，神疲不支，故但欲寐；此时肾阳虚衰之证已现，当以温阳之剂早做救治。若失治迁延至五六日，肾阳虚衰，火不暖土，水谷不化，则见自利；阳虚不能蒸化津液，更加利多耗液，故口渴，即“自利而渴者，属少阴也”，指明少阴虚寒的本质。“虚故饮水自救”，是对口渴机制的补充说明，意为口渴乃肾阳虚衰所致。然口渴有寒热虚实之别，故又提出“小便色白”为少阴阳虚寒盛的辨证依据，此正如《素问·至真要大论》所云：“诸病水液，澄澈清冷，皆属于寒”，其机制是“以下焦虚有寒，不能制水”所致。本条揭示了少阴寒化证肾阳虚衰，阴寒内盛的病机，所述症状对少阴寒化证辨证价值极高。

【原文】

病人脉陰陽俱緊，反汗出者，亡陽也，此屬少陰，法當咽痛而復吐利。(283)

【提要】

论少阴亡阳的脉证。

【释义】

本条以“脉阴阳俱紧，反汗出”为辨证要点。此脉阴阳俱紧，颇似太阳伤寒证，但外无表证，而言“此属少阴”，故当属少阴寒化证里寒较重所致。寒证不应有汗，今见汗出，故曰“反”。知此汗出乃阳衰寒盛所致，故曰“亡阳也”。虚阳循经上扰，结于咽部，故咽痛。肾阳虚衰，中焦失于温煦，寒湿下注则下利，浊阴上逆则呕吐。以上诸症，揭示了阳衰阴盛，阳气外亡的病理机转。

三、少阴病治禁

【原文】

少陰病，脉細沉數，病為在裏，不可發汗。(285)

【提要】

论少阴病禁汗。

【释义】

本条以脉代证，提示少阴里证不可发汗。少阴病脉沉细数，均可见于少阴寒化与少阴热化证之中。少阴热化证，脉沉主里，细属阴虚，数为有热，其证属里虚热证，治宜育阴清热，不可发汗，误汗可竭其阴，动其血；若少阴寒化证，脉沉主里，沉细中而见数，是为心肾俱虚，阴阳气血大衰之象，虚极血脉无所主持，故脉数，按之无力而散，治宜回阳抑阴，亦不可发汗，误汗可致亡阳之变。

【原文】

少陰病，脉微，不可發汗，亡陽故也；陽已虚，尺脉弱濇者，復不可下之。(286)

【提要】

论少阴病禁汗下。

【释义】

少阴病脉微，则阳虚已显而易见，故不可用汗法重伤其阳，遂成亡阳。若“阳已虚，迟脉弱涩者”，表明不但阳衰，且阴血亦虚，既不可汗，亦不可下，发汗亡阳，下之亡阴，故曰“复不可下之”。

第二节　少阴病本证

一、少阴寒化证

（一）四逆汤证

【原文】

少陰病，脉沉者，急温之，宜四逆湯。(323)

【提要】

论少阴阳衰阴盛的证治。

【释义】

本条以脉代证，提出“脉沉”作为“急温之”的依据，示人见微知著，防微杜渐。其证虽未至厥逆下利之甚，但脉沉已显示少阴虚寒之本质，故宜急温，以防亡阳之变，提示少阴之治，贵在及早。本条体现了中医“治未病”的预防医学思想，值得重视。

【病机】

肾阳虚衰，阴寒内盛。

【治法】

回阳救逆。

【方药】

四逆湯方

甘草二兩（炙）　乾薑一兩半　附子一枚（生用，去皮，破八片）

上三味，以水三升，煮取一升二合，去滓。分温再服。強人可大附子一枚，乾薑三兩。

【方义】

四逆汤由干姜、附子、甘草组成。方中附子大辛大热，温肾回阳，干姜辛热，温中散寒，两药合用，增强回阳之力，炙甘草温补调中，既可降低附子毒性，又能加强姜附温阳之效，三药相须为用，为回阳救逆之代表方。因本方主治少阴寒化证阴盛阳虚而致的四肢逆冷，故方名四逆。

【病案】

罗某，女，30 岁，于 1976 年 8 月 6 日就诊。自述两天前因在水沟长时间劳动，回家后即感全身不适，继则恶寒、身痛等症。服解热止痛药后，出汗较多，但更感全身怕冷，手足发凉，肢体关节冷痛，乏力欲睡，时而神志模糊。舌淡苔白，脉微细而沉。此乃阳虚阴盛，阴阳之气不相顺接所致的寒厥证。急用四逆汤以回阳救逆，即炙甘草 27 克，干姜 21 克，附片 24 克（先煎）。日尽一剂。药后自觉全身痛减，二剂则手足转温，

脉回神复而愈。[邱德文．四逆汤的临床运用与作用机理．贵州医药，1979（6）：39.]

【原文】

少陰病，飲食入口則吐，心中温温[①]欲吐，復不能吐。始得之，手足寒，脉弦遲者，此胸中實，不可下也，當吐之。若膈上有寒飲，乾嘔者，不可吐也，當温之，宜四逆湯。(324)

【词解】

①温温（yùn，音运）：温，同愠，心中自觉蕴结不舒。

【提要】

论少阴寒化阳虚寒饮内生与胸中实邪阻滞辨治。

【释义】

少阴阳虚，失于气化，浊阴上逆与实邪阻滞，胸膈不利，气机上逆，均可出现饮食入口则吐，心中温温欲吐复不能吐及手足寒，脉弦迟等脉证，应予以鉴别。如新发卒病，病程较短，一般正气不虚，痰涎等实邪阻于胸膈，气机上逆，故饮食入口则吐。不进食时亦常常自觉心中蕴结不舒，泛泛欲吐，但因实邪阻滞不行又不能吐出；实邪内阻，胸阳不布故手足寒；实邪内阻，脉道不利，脉则弦迟但有力。邪结在上，治当因势利导。“其高者，因而越之。”故治宜吐，不可下。可选用瓜蒂散一类的涌吐剂。若久病痼疾，属少阴阳虚阴盛，以致寒饮不化，停于膈上。证虽和实邪阻滞于胸的症状类同，但少阴为病，阳虚为本，寒饮为标，脉弦迟必无力，全身亦当表现为一派阳虚征象。因此决不能用吐法，如误用吐法则更伤正气，致虚虚之变。故当温之，可选用四逆汤等方温阳化饮，阳复饮去则病愈。

（二）通脉四逆汤证

【原文】

少陰病，下利清穀，裏寒外熱，手足厥逆，脉微欲絕，身反不惡寒，其人面色赤，或腹痛，或乾嘔，或咽痛，或利止脉不出者，通脉四逆湯主之。(317)

【提要】

论少阴病阴盛格阳的证治。

【释义】

下利清谷、手足厥逆、脉微欲绝为少阴阳气大衰，阴寒内盛之象，此属真阳衰竭之危候，易发生格拒之变。阴盛格阳，虚阳外浮，则身反不恶寒；虚阳被格拒于上，则面色赤，论中所云“里寒外热”实指内真寒外假热。本证病情危重，变化亦较多，故可见诸多或然证，脾肾阳虚，阴寒凝结，脾络不通则腹痛；阴寒上逆犯胃则干呕；虚阳上浮则咽痛；阳绝阴竭，无物可下，则利止脉不出。此证较四逆汤证危重，如进一步发展则会阴阳离决，已非四逆汤所能胜任，需大力破阴回阳，通达内外。

通脉四逆汤证和四逆汤证均为少阴阳衰阴盛之寒化证而设。但两方的药量不同，作用强弱各异，故治证亦有轻重之别。通脉四逆汤证病情、病势均较四逆汤证更加危重，且有阴寒内盛格阳于外的病机特点以及身反不恶寒等假热症状。

【病机】

阴寒内盛，格阳于外。

【治法】

破阴回阳，通达内外。

【方药】

通脉四逆湯方

甘草二兩（炙） 附子大者一枚（生用，去皮，破八片） 乾薑三兩（强人可四兩）

上三味，以水三升，煮取一升二合，去滓，分溫再服，其脉即出者愈。面色赤者，加葱九莖；腹中痛者，去葱，加芍藥二兩；嘔者，加生薑二兩；咽痛者，去芍藥，加桔梗一兩；利止脉不出者，去桔梗，加人參二兩。病皆與方相應者，乃服之。

【方义】

通脉四逆汤与四逆汤药味相同，但重用附子，倍用干姜，以大辛大热之药，急驱内寒，破阴回阳，通达内外，使微而欲绝之脉逐渐恢复，四肢厥逆诸症得以改善，故名通脉四逆汤。面赤，加葱白宣通上下阳气；腹痛，加芍药缓急止痛；干呕，加生姜温胃降逆；咽痛，加桔梗利咽止痛；利止脉不出，加人参大补气阴，以救阴竭。

【病案】

张某，男，42 岁。忽发腹胀泄泻，下利清谷，呕吐频作，气促喘满，面赤烦躁，四肢厥逆，脉沉细而弱。父诊后急书：附子 25 克，干姜 15 克，炙甘草 21 克，加水煎至 200 毫升，两次温服。一服安，二服厥复阳回，呕停泻止；复诊再进二剂而痊愈。按语：先父戴鉴周为河南省已故名老中医，常用通脉四逆汤治疗急症。此案为泄泻不止。少阴肾者，胃之关也，前阴利水，后阴利谷，其输泄有常度者，原赖肾脏司开阖之权耳，肾受寒侵则开阖失职，胃气告止。此案有开无阖，故利不止。以通脉四逆汤急温为要。[戴干臣．通脉四逆汤治疗急症三则．国医论坛，1989（1）：21.]

（三）白通汤证

【原文】

少陰病，下利，白通湯主之。(314)

【提要】

论述少阴阴盛戴阳的证治。

【释义】

本条叙证简略，当与第 315 条合参。两条合参，可知其主证当有下利，脉沉微。下利为脾肾阳虚，阴寒内盛，水谷不化所致；脉沉微由肾阳虚衰，不能鼓动气血而成。阳虚如此，必见但欲寐、四肢厥冷等症。以方测证，白通汤证必有面赤，此为阴盛于下，格阳于上的表现，故称此为戴阳证。

白通汤证与四逆汤证同为少阴寒化证，病机都为阳虚阴盛，都有下利证，但四逆汤证无阳浮之征，症见下利清谷，手足厥逆，畏寒蜷卧，脉沉微细，但欲寐，四逆汤功在回阳救逆；白通汤证则必见虚阳上浮为之征，症见下利脉微，恶寒厥逆，面色赤，白通汤功在破阴回阳，交通上下。

【病机】

阴寒内盛，虚阳上浮。

【治法】

破阴回阳，通达上下。

【方药】

白通汤方

葱白四莖　乾薑一兩　附子一枚（生，去皮，破八片）

上三味，以水三升，煮取一升，去滓，分溫再服。

【方义】

本方即四逆汤去甘草加葱白而成。方用附子、干姜破阴回阳，葱白辛滑通利，宣通上下，以解阴阳格拒。

【病案】

林某，60岁。因食冷物病泄泻，每日四五次，腹中冷痛幽幽，脉沉伏而极不易辨，兼有手足厥冷之证。辨其病属于少阴下利，予四逆汤。服汤后，腹痛似少减，而脉仍不起，泄亦未止。因思仲景有“少阴病，下利，白通汤主之”文，似为此证而设。乃用附子15克，干姜10克，葱白5茎，服一剂即脉起手温，再服一剂则泄止而病愈。［刘渡舟．四逆汤类概说．陕西中医，1982，3（5）：8-10.］

（四）白通加猪胆汁汤证

【原文】

少陰病，下利脉微者，與白通湯。利不止，厥逆無脉，乾嘔煩者，白通加猪膽汁湯主之。服湯脉暴出①者死，微續②者生。(315)

【词解】

①脉暴出：脉搏突然浮大。

②微续：指脉搏由小到大，逐渐浮起。

【提要】

论少阴病阴盛戴阳证服热药发生格拒的证治与预后。

【释义】

本条分三段理解。第一段：自“少阴病……与白通汤”。阐述了白通汤证（详见第314条），且补述了脉微，使白通汤证更加完备。

第二段：自“利不止……白通加猪胆汁汤主之”。论戴阳证服白通汤后发生格拒的证治。阴盛戴阳证，给予白通汤，应证情有减，现不但下利不止，反而出现四肢厥逆，无脉，干呕，心烦等症，是病情加重的征象。服汤后，下利不止，此真阳衰微，不能固摄；厥逆无脉，为阳亡阴竭之象；干呕、烦为阴寒极盛格拒热药，逆于胃脘，阴不系阳，虚阳上扰所致。本证阴寒太盛，拒阳药而不纳，导致阴阳格拒加剧。此时，应遵《内经》“甚则从之”之法，于白通汤中加入咸寒苦降之人尿、猪胆汁以为反佐，使之引阳入阴，庶可避免再致格拒，从而达到破阴回阳的目的。

第三段：“服汤……微续者生。”阐述了服白通加猪胆汁汤后两种不同的转归。服药后，脉暴出，是阴液枯竭，孤阳外脱之死候；若脉微续者，是阴液尚未涸竭，阳气渐复之佳兆。

白通汤证与白通加猪胆汁汤证均为阴盛格阳于上证，比较而言，白通汤证轻，主治阴盛戴阳证，症见下利脉微，恶寒厥逆，面色赤，白通汤功在破阴回阳，交通上下；而白通加猪胆汁汤证重，且有阴寒盛而格拒阳药，阴不系阳之机，主治阴寒太盛，与阳药格拒，症见下利不止，厥逆无脉，干呕心烦，白通加猪胆汁汤功在破阴回阳，交通上下，咸寒苦降，兼滋阴液。

【病机】

阳脱阴竭，寒热格拒。

【治法】

破阴回阳，宣通上下，反佐咸寒，滋阴养液。

【方药】

白通加猪膽汁湯方

葱白四莖　乾薑一兩　附子一枚（生，去皮，破八片）　人尿五合　猪膽汁一合

上五味，以水三升，煮取一升，去滓，内膽汁、人尿，和令相得，分溫再服。若無膽，亦可用。

【方义】

白通加猪胆汁汤是白通汤原方加入人尿、猪胆汁组成，方中用白通汤破阴回阳，猪胆汁与人尿咸寒苦降，能引阳药入阴中，以解阴阳格拒之势，利于白通汤发挥破阴回阳救逆之功。方中用人尿、猪胆汁除有解格拒之效，尚有滋阴养液之用。方后“若无胆，亦可用”，是说此证病重势急，猪胆汁难以迅速找到时，也可迅速加入人尿服之以救急。

【病案】

杨某，男，48 岁。患虚寒下利，初起由于饮食不节，发生泄泻，后则由泻转痢，前医用苦寒化滞之品，服多剂，不见效果。后乃病势转剧，烦满腹痛，饮食不思，目赤唇焦而面色反清白，昼夜下痢五十余次。神志昏沉，默默不语，病延 20 余日。病势垂危，时有烦躁不安。诊其脉寸关豁大无力，两尺沉微。脉证合参是阴盛格阳证。……为今之治应采取回阳正治之法，用白通汤以回阳纳火为主，佐人尿、猪胆汁清上焦浮热以育阴止烦。处方：干姜 15 克，黑附子 10 克，炙甘草 12 克，葱白 15 克，人尿半茶杯，猪胆汁 3 克，水煎凉服。一剂后，夜间便数顿减，只泄四五次。连服三剂，则下痢已减至三四次，略思饮食。脉搏已变为沉缓无力，是气血虚损之候。因与健脾补气、利尿化滞之法，调理二十余日而愈。（邢锡波．伤寒论临床实验录［M］．天津：天津科学技术出版社，1984.）

（五）真武汤证

【原文】

少陰病，二三日不已，至四五日，腹痛，小便不利，四肢沉重疼痛，自下利者，此為有水氣。其人或欬，或小便利，或下利，或嘔者，真武湯主之。（316）

真武湯方

茯苓三两　芍藥三两　白术二兩　生薑三兩（切）　附子一枚（炮，去皮，破八片）

上五味，以水八升，煮取三升，去滓，溫服七合，日三服。若欬者，加五味子半升、細辛一兩、乾薑一兩；若小便利者，去茯苓；若下利者，去芍藥，加乾薑二兩；若嘔者，去附子，加生薑，足前為半斤。

【提要】

论少阴阳虚水泛的证治。

【释义】

本证为少阴病，二三日不已，至四五日，病已迁延，邪气渐深，损伤肾阳，阳虚水气不化，泛滥为患。水湿浸渍肢体，故四肢沉重疼痛；浸渍胃肠，则腹痛下利；阳虚气化不行，故小便不利。若水饮随气机升降，游动不居，上逆犯肺，肺气不利则咳，水气犯胃，胃气上逆则呕。肾主二便，肾阳亏虚，失于固摄则下利加重，不能制水则小便清长。见症虽多，但总属肾阳虚衰兼水气为患，故用真武汤主治。

本条应与“太阳病篇”第 82 条互参，前者是太阳病过汗损伤少阴之阳而成，本条是少阴病邪气渐深，肾阳日衰所致，病史虽异，然病机皆属阳虚水泛，故均主以真武汤。方解见“太阳病篇”。加减法：若咳，加干姜、细辛温肺散寒化饮，五味子敛肺止咳；小便利，减茯苓以渗利；下利甚，去芍药苦泄，加干姜温阳；呕者，加重生姜用量，温胃降逆。

（六）附子汤证

【原文】

少陰病，得之一二日，口中和[①]，其背惡寒者，當灸之，附子湯主之。（304）

少陰病，身體痛，手足寒，骨節痛，脉沉者，附子湯主之。（305）

【词解】

①口中和：指口中不苦、不燥、不渴。

【提要】

此两条论少阴寒湿身痛证。

【释义】

第 304 条，督脉循行于背，统督诸阳。少阴病阳虚，背部失于温煦，故见背恶寒。其辨证要点是口中和，是即口中不苦、不燥、不渴，内无邪热，是少阴阳虚寒湿的本质反应。治当灸、药并用，方用附子汤。可灸关元、气海、丹田、大椎、膈俞等穴。

第 305 条重点在少阴阳虚，水寒不化，寒湿留着于筋骨节肌肉，经脉受阻，经气不利，故身体痛，骨节痛；肾阳虚衰，四末失于温养，故手足寒；阳虚湿遏，故脉沉。

真武汤和附子汤在药物组成上只有一药之差，两方皆有附子、白术、茯苓、芍药，主治之证均为肾阳虚衰，水邪或寒湿停滞为患。但真武汤主治以少阴阳气不足，在里之水邪泛滥为主，症见头眩，心下悸，身瞤动，振振欲擗地，四肢沉重疼痛，下利或呕，或咳，小便不利或小便清长，真武汤功在温阳化气治在里之水饮，所以用生姜配附子温阳宣散水邪；附子汤主治以少阴阳气不足，在外之寒湿凝滞于肌肤骨节为主，症见身体痛，骨节痛，手足寒，背恶寒，附子汤功在补元阳，益元气，祛在外之寒湿，止身痛，所以用人参配附子，且附子用量倍于真武汤。

身痛一症，《伤寒论》中有多处论及，如麻黄汤证、桂枝新加汤证以及附子汤证，临证需鉴别。麻黄汤证的身痛为风寒之邪闭郁肌表，营阴郁滞，伴有发热，脉浮，治当辛温发汗，汗出邪去则身痛自除；桂枝新加汤证的身痛为汗后营气被伤，肌肤失养，不荣则痛所致，其脉当见沉迟，这里的迟脉，主营血虚少。

【病机】

肾阳虚衰，寒湿内盛。

【治法】

温阳化湿，镇痛祛寒。

【方药】

附子湯方

附子二枚（炮，去皮，破八片）　茯苓三兩　人參二兩　白朮四兩　芍藥三兩

上五味，以水八升，煮取三升，去滓，溫服一升，日三服。

【方义】

附子汤温阳化湿祛寒，重用炮附子扶真阳之虚，温经回阳，祛湿止痛；与人参相伍，温补元阳以扶正祛邪；配白术茯苓健脾除湿，佐芍药活血通络止痛，制术、附之温燥而护阴。诸药合用，共奏补阳化湿、温经止痛之功。

【病案】

谢某，女，38岁。产后下血不止，继之四肢厥逆，头上凉汗出，面如白纸，心神恍惚，两目䀮䀮，视物不清，脉似有似无，舌、唇色淡。此乃脾肾气衰，不能摄血缩阴，而为崩漏之证。乃急用热醋熏鼻以敛神气。继用：红人参30克，炮附子20克，白术15克，茯苓10克，白芍6克，龙骨15克，牡蛎15克。服一剂而汗止厥回，又一剂血止神安，转方用“双和饮”加减而痊。［刘渡舟．四逆汤类概说．陕西中医，1982，3（5）：8-10.］

（七）桃花汤证

【原文】

少陰病，下利便膿血者，桃花湯主之。(306)

少陰病，二三日至四五日，腹痛，小便不利，下利不止，便膿血者，桃花湯主之。(307)

【提要】

此两条论少阴虚寒滑脱不禁，便脓血的证治。

【释义】

第306条叙证简略，主症是下利便脓血。第307条叙证指出：少阴病二三日至四五日，虚寒更甚，故见滑脱不禁的“下利不止，便脓血”。两条结合运用以方药测证分析法分析。少阴病下利多属阳气虚衰，阴寒内盛，以下利清谷为主。本证下利便脓血，仍

属脾肾阳虚，一则阳虚失于固摄，滑脱不禁，二则气不摄血，脉络不固，血液外渗，故下利不止，便脓血，色暗淡，味腥不臭；寒湿凝滞故腹痛，因证属虚寒故必腹痛绵绵；阳虚气化不行，故小便不利。两条皆以“少阴病”冠首，必伴见畏寒怯冷、精神不振、但欲卧寐、脉沉微细等少阴寒化证的一般征象。

【病机】

脾肾阳虚，寒湿凝滞，滑脱不禁。

【治法】

温涩固脱。

【方药】

桃花湯方

赤石脂一斤（一半全用，一半篩末）　乾薑一兩　粳米一升

上三味，以水七升，煮米令熟，去滓，溫服七合，內赤石脂末方寸匕，日三服。若一服愈，餘勿服。

【方义】

桃花汤重用赤石脂温阳涩肠，固脱止利；干姜温中散寒，佐以粳米补益脾胃。三药合用，共奏温阳涩肠固脱之效。因赤石脂又名桃花石，故名桃花汤。方中赤石脂一半全用煮服，取其温涩之气；一半为末，并以小量冲服，直接留于肠中，取其收敛涩肠之效。这种用药法对滑脱不禁者尤有重要意义。

【病案】

李某，女，40 岁，1976 年 5 月初诊。自诉自六个月前患急性痢疾，经服用四环素、黄连素等，断续便脓血不愈，每日可达 3~10 次不等。观其体瘦、面黄、神萎，舌苔薄腻，脉象细弱无力，恶寒偏甚。遂给予桃花汤加味：赤石脂 25 克，干姜 9 克，粳米 10 克，太子参 10 克，每日煎服 1 剂，服用 3 剂后脓血便明显好转，连服 10 剂而愈。（王占玺．伤寒论临床研究．北京：科学技术文献出版社，1983.）

二、少阴热化证

（一）黄连阿胶汤证

【原文】

少陰病，得之二三日以上，心中煩，不得臥，黃連阿膠湯主之。(303)

【提要】

论述阴虚火亢，心烦不寐的证治。

【释义】

少阴心肾，一水一火，正常情况下，心火下降，肾水上济，呈水火既济之象。本条所述病证病在少阴，邪从热化，心火亢盛，不能下降，肾水亏虚，不能上济，而成水火失济，心肾不交的格局，故而心中烦是主要症状，不得卧乃心中烦所导致。需要注意的是，本证病机的一个方面是真阴虚，另一个方面壮爁，而不是虚火；脉象细数，舌质红绛，甚则呈草莓舌，苔少甚至苔净而光是诊断本方证的重要佐证。

本方证须与栀子豉汤证相鉴别，两者均有心烦不得眠的症状，但栀子豉汤证的病机为无形邪热留扰胸膈，扰乱心神，阻滞气机，无阴伤之象，故可兼有胸中窒，心中结痛等，舌质红、苔薄黄有津或偏腻，脉数是其特点，与前所述黄连阿胶汤证的病机及舌脉表现有显著不同。

【病机】

阴虚火旺，心肾不交。

【治法】

滋阴清火。

【方药】

黄連阿膠湯方

黄連四兩　黄芩二兩　芍藥二兩　雞子黄二枚　阿膠三兩（一作三挺）

上五味，以水六升，先煮三物，取二升，去滓，內膠烊盡，小冷，內雞子黄，攪令相得，溫服七合，日三服。

【方义】

方中黄连、黄芩苦寒直折心火，阿胶、鸡子黄、芍药滋补真阴，芍药配芩连酸苦泄热，芍药配鸡子黄、阿胶酸甘化阴。需要注意的是芩连苦燥伤阴，本不适于真阴不足之证，但本方证心火亢盛，故用之苦寒直折心火，以免灼伤阴津。本方的煎服法亦值得注意：先用先水煮黄芩、黄连、芍药三味，去滓，纳入阿胶烊化，将药液离火稍冷后，再放入鸡子黄搅拌。

【病案】

张某某，男，25 岁。心烦少寐，尤以入夜为甚。自觉居室狭小，憋闷不堪，心烦意乱，常欲奔赴室外。脉数，舌光红无苔，舌尖宛如草莓之状。此乃火旺水亏，心肾不交所致。治法当以下滋肾水，上清心火，使水火既济，心肾交通。黄连 12 克，黄芩 6 克，阿胶 10 克（烊化），白芍 12 克，鸡子黄 2 枚。此方服 1 剂，心烦减轻，再 1 剂即可入睡。（刘渡舟．伤寒论通俗讲话．上海：上海科学技术出版社，1980.）

（二）猪苓汤证

【原文】

少陰病，下利六七日，欬而嘔渴，心煩不得眠者，豬苓湯主之。(319)

【提要】

论述少阴阴虚有热，水热互结的证治。

【释义】

少阴病从热而化，肾阴虚而有热，水热互结，膀胱气化不利，水液偏渗大肠故下利，水气上犯于肺则咳嗽，影响及胃，则呕吐，水热互结下焦，气化不利，津液不能上承，则口渴。阴虚心神失养，热邪扰乱心神，则心烦不得眠。

猪苓汤证与真武汤证皆有下利，咳，呕，小便不利等证。然猪苓汤证属阴虚生热，水热互结；真武汤证则属阳衰不能制水，水邪泛滥之证，当注意鉴别。

（三）少阴急下证

【原文】

少陰病，得之二三日，口燥，咽乾者，急下之，宜大承氣湯。(320)

【提要】

论述少阴真阴将竭，肠腑燥结，当急下存阴。

【释义】

少阴病，得病二三日，即见口燥咽干，为病从热化，肾阴受损，阴津不能上润之象。即言急下之，则必有腹满便秘等胃肠燥热内结之证，若非急下，则真阴亏虚与肠腑热结，狼狈为奸，炎炎之火将灼尽已亏之真阴。故用大承气汤急下热结，以存真阴。

【原文】

少陰病，自[①]利清水，色純青，心下必痛，口乾燥者，可[②]下之，宜大承氣湯。(321)

【词解】

①自：《玉函经》作“下”。

②可：《玉函经》作“急”。

【提要】

论述少阴热化成实，热结旁流当急下存阴。

【释义】

本条所述为少阴热化，真阴亏虚，邪并阳明，燥实内结，迫津下泄之证。其所下者乃为无粪质的青黑色污水，气味热臭异常，虽下利而腹部胀满不能减轻，呈燥热为结者自结，津液下者自下的状态，即所谓的“热结旁流”。燥热内结，腑气不通故心下必痛。真阴亏损，不能濡润，故口干燥。此时真阴亏虚，热结迫津下泄，故用大承气汤急下去其热结，以存将竭之阴津。

少阴寒化证亦有下利，其所下之物多稀薄清冷，或为完谷不化，无热臭，伴有四肢厥冷，恶寒蜷卧，脉微细等阳虚阴盛的临床表现，与本条热结旁流之证有显著的差别。

【原文】

少陰病，六七日，腹脹，不大便者，急下之，宜大承氣湯。(322)

【提要】

论述少阴热化，肠腑热结，腑气壅滞，当急下存阴。

【释义】

少阴热化证六七日，病程已较久，真阴必然亏虚，腹胀不大便，乃少阴热化，邪归阳明，燥热内结，腑气不通所致。若不急下热结，则真阴为燥热所灼，有耗竭之虞。故用大承气汤急下燥结，保存真阴。

少阴三急下证与阳明三急下证同中有异，当彼此互参。二者所同者：均为阴津亏损与肠腑热结并存。所异者：阳明三急下由肠腑热结而灼伤阴津，是由热结而致阴伤；少阴三急下为真阴亏损而致阳明燥热，热结又进一步灼伤真阴。

（四）刺法

【原文】

少陰病，下利，便膿血者，可刺。（308）

【提要】

论述少阴病下利脓血可以用针刺治疗。

【释义】

针刺有泄邪、固摄的作用，故可以用于少阴病下利脓血的治疗。条文叙述简单，故存在争议，有人认为本证为虚寒证，有人认为本证为实热证。随着选穴和手法的不同，针刺既可祛热，亦可散寒，既可泻实，亦可补虚。因此无论实热证还是虚寒证皆可用，学者可结合针刺知识加以理解。

第三节　少阴病兼变证

一、少阴病兼表证

（一）麻黄细辛附子汤证

【原文】

少陰病，始得之，反發熱，脈沉者，麻黄細辛附子湯主之。（301）

【提要】

论述少阴病兼表的证治。

【释义】

少阴寒化证本应无热恶寒，故发热前加一“反”字，今能发热，说明阳虚不甚，感受外邪则脉当浮，今脉不浮而反沉，不能与外邪相应，故知少阴里虚。脉证合参，本证属少阴阳虚兼太阳表证，还当有恶寒、头痛、无汗等太阳表证的临床表现。“始得之”，寓疾病初得，正虚不甚之意。故本证乃少阴阳虚不甚，太阳初感表邪之证，治当温阳解表。

【病机】

少阴阳虚不甚，太阳表邪初袭。

【治法】

温阳解表。

【方药】

麻黄細辛附子湯方

麻黄二兩（去節）　細辛二兩　附子一枚（炮，去皮，破八片）

上三味，以水一鬥，先煮麻黄，減二升，去上沫，內諸藥，煮取三升，去滓，溫服一升，日三服。

【方义】

麻黄辛温散寒，解太阳风寒之邪；附子温经扶阳，补少阴之虚；细辛具辛温雄烈之性，内佐附子温补肾阳，外助麻黄透散表寒。三药合用内补少阴肾阳之虚，外散太阳肤表之邪，具温阳解表之功。

【病案】

姚贞白医案：张××，女，四十岁，四川省人。

初诊：患者系卖饼小商贩，平素操劳过度，身体虚弱。时值冬令严寒，又兼雨雪，因外出营业受寒。上午发病，下午即不能行动，由家属背来就诊。脉象沉细而紧，舌质淡、苔薄白。恶寒发热，神倦纳呆，头疼身痛，四肢厥冷，咳嗽不宣。此属寒入少阴，兼肺胃不清，治宜温经散寒，和胃化痰。拟麻辛附子汤加味治之：川附片（开水先煎透）30克、麻茸6克、细辛2.4克、法半夏6克、广皮6克、炒厚朴9克、生甘草3克、生姜2片、小枣9枚、鸡内金（烧）1枚。二诊：上方服后，夜得微汗，身痛顿减，四肢温暖，烧热恶寒已罢，天明时能进稀粥。（姚承济，姚克敏，姚承祖，等．姚贞白医案［M］．北京：人民军医出版社，2013.）

（二）麻黄附子甘草汤证

【原文】

少陰病，得之二三日，麻黄附子甘草湯微發汗。以二三日無證[①]故微發汗也。(302)

【词解】

①无证：《金匮玉函经》《注解伤寒论》作“无里证”，指无“四肢厥逆，恶寒倦卧，下利清谷”等典型的少阴寒化证表现。

【提要】

论述少阴兼表轻证的证治。

【释义】

本条叙述简略，与第301条互参，可知本证亦属太少两感之证，当有恶寒、发热、无汗等太阳表证以及脉沉等少阴阳虚的表现。所不同者，前条言“始得之”，本条“得之二三日”，时间较长，寓意正虚较前条重，表邪较前条轻。因而其病机乃太少两感，正虚重而病势缓，正虚不耐过于透解，邪轻透解之力可以减轻，故用麻黄附子甘草汤温阳散寒，微汗解表，使药与病相应。

本条言“无证”，指无“四肢厥逆，恶寒蜷卧，下利清谷”等典型的少阴寒化证表现。可以推论第301条也应无“四肢厥逆，恶寒蜷卧，下利清谷”等证，否则就应该用四逆汤等回阳救逆了。

【病机】

太少两感，正虚势缓。

【治法】

温阳散寒，微汗解表。

【方药】

麻黄附子甘草湯方

麻黄二兩（去節） 甘草二兩（炙） 附子一枚（炮，去皮，破八片）

上三味，以水七升，先煮麻黄一兩沸，去上沫，內諸藥，煮取三升，去滓，溫服一升，日三服。

【方义】

本方与麻黄细辛附子汤一样以麻黄辛温散寒，解太阳风寒之邪；附子温经扶阳，补少阴之虚；所不同者本证正虚较重而表邪较轻，故不用细辛之辛散，而用甘草之甘缓，取其微汗，且能甘缓补中，顾护正气，以达到温阳散寒，微汗解表的目的。

【病案】

唐叟古稀之年，偶患外感，头痛发热，流清涕，周身为之不适。自服银翘解毒丸无效。诊时侧头欲睡，脉不浮而反沉，此少阴伤寒证。为疏：附子 12 克，炙甘草 6 克，麻黄 6 克，服 1 剂汗出表解，转以保元汤进退获安。（刘渡舟，聂惠民，傅世垣．伤寒挈要［M］．人民卫生出版社，2006.）

二、热移膀胱证

【原文】

少陰病，八九日，一身手足盡熱者，以熱在膀胱，必便血也。(293)

【提要】

论述少阴病热移膀胱证。

【释义】

少阴肾与太阳膀胱互为表里，少阴病从热而化，热移膀胱，损伤血络，则可能发生“便血”。本条“一身手足尽热”是辨证的关键，若身热而手足逆冷则可能是肾阳虚衰，阴寒内盛，阴盛格阳之证。今身热，手足亦热，可以确认为阳复太过，病从热化无疑。

三、伤津动血证

【原文】

少陰病，但厥，無汗，而強發之，必動其血，未知從何道出，或從口鼻，或從目出者，是名下厥上竭①，為難治。(294)

【词解】

①下厥上竭：阳衰于下，厥从下起，称为下厥，血从上出而阴从上竭，称为上竭。

【提要】

论述强发少阴汗导致的下厥上竭证。

【释义】

少阴病手足逆冷而无汗，系阳气虚衰之证，治当回阳救逆。若强发其汗，不但伤及阳气，亦可动其阴血。一方面阳气虚不能固摄血液，另一方面发汗可以伤动络脉，造成血随虚阳上壅妄行循清窍而出，故出现或口或鼻或眼目出血的危象。阳气虚于下，厥从下起，称为下厥，血从上出而阴从上竭，称为上竭。此时温阳以治阳衰于下的下厥，则伤血动血，清润以治疗血从上出之上竭，则会进一步损伤阳气，治疗上陷于顾此失彼、左右为难的境地，故说“难治”。

第四节　少阴疑似证

一、少阴阳郁证（四逆散证）

【原文】

少陰病，四逆，其人或欬，或悸，或小便不利，或腹中痛，或泄利下重[①]者，四逆散主之。(318)

【词解】

①泄利下重：指泄泻或痢疾兼有后重。

【提要】

论述阳郁致厥的证治。

【释义】

本条虽冠以“少阴病”，其四肢逆冷为气机郁滞，阳气不能外达所致，与少阴病阳气虚衰，不能温养四末的四肢逆冷不可同日而语。临床上二者不难区分，此证非阳虚引起，故四肢逆冷必然不重，更无恶寒蜷卧，下利清谷，脉微细，但欲寐等少阴阳衰之证。本证治以疏畅气机，透达郁阳的四逆散，使阳气疏通，达于四末，而四逆可除。

“其人或咳”以下，皆为本证的或然证。气机郁滞，肺气上逆则咳；心阳不能宣通则悸；膀胱气化不利则小便不利；兼阳虚中寒，腹中气机不畅则泄利下重。

【病机】

气机郁结，阳气内郁。

【治法】

疏畅气机，透达郁阳。

【方药】

四逆散方

甘草（炙）　枳實（破，水漬炙乾）　柴胡　芍藥

上四味，各十分，搗篩，白飲和，服方寸匕，日三服。咳者，加五味子、乾薑各五分，並主下利。悸者，加桂枝五分。小便不利者，加茯苓五分。腹中痛者，加附子一枚，炮令坼[①]。泄利下重者，先以水五升，煮薤白三升，煮取三升，去滓，以散三方寸匕，內湯中，煮取一升半，分溫再服。

【词解】

①坼：音策，碎裂的意思。

【方义】

方中柴胡疏肝解郁，调畅气机，透达郁阳；枳实行气散结；芍药和营养血，调和肝脾，甘草调和诸药。合用有调和肝脾，调畅气机之功，气机调畅，郁阳透达，四肢厥冷自愈。

或然证：咳乃肺寒气逆，加干姜、五味子温敛肺气；悸者心阳不通，加桂枝温通心阳而平心悸；小便不利者，气化不利而水道不行，加茯苓淡渗而利水道；腹中痛者里寒而气滞不通，加附子以温寒；泄利下重乃阳郁而气滞，加薤白滑利通阳。

【病案】

从某，男，39 岁，干部。因工作不遂致心中抑郁，逐渐发生寒热，脘满身倦，不思饮食五六日，猝然神志昏厥，四肢逆冷，面色苍白，脉象沉伏，舌苔黄垢，口唇焦燥，小便赤涩，大便 3 日未行。辨为肝郁热壅，治以疏肝解郁，清热醒神：杭白芍 12 克，广郁金 10 克，小枳实 10 克，粉甘草 10 克，嫩柴胡 6 克，送服紫雪散 3 克。服 1 剂后，身得微汗，四肢回暖，脉象由沉伏变为弦数，神志逐渐清醒。2 剂后，大便溏泄 1 次，神志清楚，然口干思饮，心中烦热，睡眠不安，头部眩晕，胸胁胀满。此乃肝滞尚未疏达，郁热尚未肃清。用四逆散加清热育阴疏肝之剂，调理而愈。（邢锡波．邢锡波医案集［M］．北京：中国中医药出版社，2012.）

二、吴茱萸汤证

【原文】

少陰病，吐利，手足逆[1]冷，煩躁欲死者，吳茱萸湯主之。(309)

【词解】

①逆：《注解伤寒论》作“厥”。

【提要】

论述少阴寒邪犯胃，浊阴上逆的证治。

【释义】

本条首冠少阴病，加之有吐利、厥逆，颇似四逆汤证，但从治用吴茱萸汤来看，本证应属中阳不足，少阴寒邪犯于胃，胃气上逆则为呕吐，中焦阳虚而寒湿内生，寒湿下趋则为下利；胃虚寒郁，阳气不能布达于四肢，故手足逆冷；阳虚不甚，与阴邪抗争有力，则烦躁欲死；若心烦不甚，则阳虚较重，抗邪乏力，当用四逆汤回阳救逆，吴茱萸汤就难以胜任，故烦躁欲死为本证的辨证要点。从阳明病“食谷欲呕”，厥阴病“干呕吐涎沫”用吴茱萸汤治疗，可以推测，以吐为主，利为次是本证的特点。

本条与第 296 条“少阴病，吐利，躁烦，四逆者，死”叙证基本相同，但病机不同，预后不同，须注意鉴别。

第五节　咽痛证

一、猪肤汤证

【原文】

少陰病，下利，咽痛，胸滿，心煩，豬膚湯主之。(310)

【提要】

论述少阴阴虚，虚热上扰咽痛的证治。

【释义】

本条所叙病证当属少阴热化之证，阴虚内热，虚热下迫大肠则下利，下利则阴液更损，阴虚不能制阳，则生虚火，虚火上炎，注于胸中则胸满，扰于心则心烦，熏灼咽嗌则咽痛。虚火因阴虚而生，故不用苦寒清热之品。《伤寒大白》说："少阴咽痛，以肾水不足，水中火发，上刑肺金"，本证咽痛虽属少阴，但与肺亦密切相关，本证又有下利，利多伤脾，故用滋肾、润肺、补脾的猪肤汤治疗。

【病机】

少阴阴虚，虚火上炎。

【治法】

滋肾、润肺、补脾。

【方药】

豬膚湯方

豬膚一斤

上一味，以水一鬥，煮取五升，去滓，加白蜜一升，白粉①五合，熬香，和相得，溫分六服。

【词解】

①白粉：米粉。

【方义】

猪肤为去毛及皮下肥肉之猪皮，其性咸寒，滋肾润燥而退虚热；白蜜甘寒，滋阴润燥，益气除烦，清虚火而利咽喉；白粉即米粉，性甘淡，补脾和中止利。三味合用，共奏滋阴润燥，利咽止利之功。

二、甘草汤与桔梗汤证

【原文】

少陰病，二三日，咽痛者，可與甘草湯；不差，與桔梗湯。(311)

【提要】

论述少阴客热咽痛的证治。

【释义】

本条所述仅有咽痛一证，过于简略，以方测证，当属少阴邪热客于咽喉所致的咽痛。其证之轻者，只用一味甘草清热解毒。若服后咽痛不除，再加入桔梗开宣肺气，宣散风热，利咽止痛。从所用方药来看，本条所述病症咽痛程度不重，红肿必不太甚。若病情较重，则可视具体情况以本方为基础加味运用。

【病机】

少阴邪热，客于咽喉。

【治法】

清热解毒，宣肺利咽。

【方药】

甘草湯方

甘草二兩

上一味，以水三升，煮取一升半，去滓，溫服七合，日二服。

桔梗湯方

桔梗一兩　甘草二兩

上二味，以水三升，煮取一升，去滓，分溫再服。

【方义】

炙甘草温中益气，生甘草清热解毒，甘草汤用生甘草意在清热解毒治少阴风热客于咽喉所致的咽痛。若病情稍重则用桔梗汤，在甘草汤的基础上，加桔梗宣通肺气，透热散结，利咽止痛以加强疗效。后世治疗咽痛诸方多以此加味组成。

三、苦酒汤证

【原文】

少陰病，咽中傷，生瘡①，不能語言，聲不出者，苦酒湯主之。(312)

【词解】

①生疮：指咽喉部发生破溃。

【提要】

论述痰热客于咽喉所致咽痛的证治。

【释义】

少阴热邪与痰浊阻于咽喉，局部出现红肿破溃，使声门不利，所以不能言语，声音不出。使用苦酒汤少少含咽，清热涤痰，消肿敛疮以利咽止痛。

【病机】

痰热壅阻，咽喉不利。

【治法】

清热涤痰，消肿敛疮。

【方药】

苦酒湯方

半夏十四枚（洗，破如棗核）　雞子一枚（去黃，內上苦酒[①]，著雞子殼中）

上二味，內半夏著苦酒中，以雞子殼置刀環中，安火上，令三沸，去滓，少少含嚥之，不差，更作三劑。

【词解】

①苦酒：指米醋。

【方义】

本方以半夏涤痰散结，苦酒消肿敛疮，鸡子清清热润燥，利咽止痛。半夏与鸡子清相伍可加强利咽开音之效而无温燥之弊，半夏得苦酒散中有收而敛疮散结效著。本方的煎服方法原文交代清楚明了，“少少含咽”可使药物持续作用于咽喉而提高疗效，对于咽喉疾病的给药方法有参考价值。

四、半夏散及汤证

【原文】

少陰病，咽中痛，半夏散及湯主之。(313)

【提要】

论述寒痰客于咽喉所致咽痛的证治。

【释义】

本条所述仅有咽痛一证，无从判断具体病机，以方测证，当属寒邪与痰浊相结，客于咽喉所致的咽痛。寒痰客于咽喉，壅滞气机，不通则痛。从病机推论本症除咽痛之外，可能有恶寒，痰多，舌淡苔白腻，脉紧等症。

上述咽痛诸症并非都属于少阴病，因为少阴经脉循咽喉，系舌本，经脉所及，故将咽痛诸症并列于“少阴病篇”，意在鉴别异同，利于辨证。从病机论，猪肤汤证之咽痛为阴虚而虚火上炎；甘草汤证与桔梗汤证为热邪客于咽喉所致，甘草汤证轻而桔梗汤证重；苦酒汤证乃痰热客于咽喉所致的咽中生疮，不能言语，声不出；半夏散及汤证则是寒痰客于咽喉。病机不同，治疗也有区别，充分体现了辨证论治的精神。

【病机】

寒痰壅阻，咽喉不利。

【治法】

散寒利咽，涤痰开结。

【方药】

半夏散及汤方

半夏（洗）　桂枝（去皮）　甘草（炙）

上三味，等分，各别擣篩已，合治之，白飲和，服方寸匕，日三服。若不能散服者，以水一升，煎七沸，內散兩方寸匕，更煎三沸，下火，令小冷，少少嚥之。半夏有毒，不當散服。

【方义】

本方以半夏涤痰散结，桂枝祛风寒通阳气，甘草和中缓急止痛，调和诸药。三药合用，使寒散痰除，壅通结散而咽痛自止。本方白饮和服取其养津益胃，免夏、桂温燥之弊。若不能服散剂，可以汤剂“少少咽之”，故称为半夏散及汤。“半夏有毒，不當散服”八字，《玉函》《注解伤寒论》均无，疑为后人所加。

第六节　少阴病预后

一、正复欲愈证

【原文】

少陰病，脈緊，至七八日，自下利，脈暴微[①]，手足反溫，脈緊反去者，為欲解也。雖煩，下利必自愈。(287)

少陰中風，脈陽微陰浮者，為欲愈。(290)

【词解】

①脉暴微：脉搏突然由紧而转为和缓。

【提要】

论述少阴病正复欲愈的脉证。

【释义】

第287条，少阴病脉紧，说明少阴阳虚，寒盛于里。少阴下利若兼有手足厥逆，脉微细，恶寒蜷卧等症，为少阴寒化证。至七八日，脉紧象去而转为和缓，手足转温，出现下利，乃是阳气回复，腐秽当去所致，所以下利等证必当自愈。其机理与第278条“虽暴烦，下利日十余行，必自止”可以互参。

第290条，少阴中风为外邪侵袭少阴之证。寸脉为阳，尺脉为阴，少阴正气不足，尺脉当沉，感受外邪，寸脉当浮。少阴中风，寸脉微，表示邪气已衰，尺脉浮，表示正气已复。故为“欲愈”。

二、阳回可治证

【原文】

少陰病，下利，若利自止，惡寒而踡臥，手足溫者，可治。(288)

少陰病，惡寒而踡，時自煩，欲去衣被者，可治。(289)

少陰病，吐，利，手足不逆冷，反發熱者，不死。脈不至者，灸少陰[①]七壯[②]。(292)

【词解】

①灸少阴：灸少阴经的穴位。

②壮：艾灸一炷为一壮。

【提要】

论述少阴病阳复可治证。

【释义】

第 288 条，少阴病下利，恶寒而蜷卧，是少阴阳虚阴盛之证。若下利自止有两种可能，一者阳衰阴竭，无物可下而止，一者阳复而利止。今手足由逆冷而转温，显然属于后者，故说可治。

第 289 条，恶寒蜷卧，为少阴阳虚阴盛之象。时自烦，欲去衣被，乃阳气回复，与阴邪抗争之象。必须注意，时自烦，欲去衣被，伴有手足逆冷则为阴盛格阳之证，而非阳复。与上条互参，本条兼有手足自温当属必然。

第 292 条，少阴病吐利乃少阴阳虚之证。发热与手足逆冷并见则可能为阳虚阴盛，阴盛格阳，今发热与手足温同时并见，乃阳气回复之象，故曰不死。吐利之后气机升降失常，阳气一时不能流通，脉搏不能接续，可灸少阴（如太溪、涌泉、复溜等穴）以温通阳气，阳气周流而脉自至。

三、正衰危重证

【原文】

少陰病，惡寒，身踡而利，手足逆冷者，不治。(295)

少陰病，吐，利，躁煩，四逆者，死。(296)

少陰病，下利止而頭眩，時時自冒①者死。(297)

少陰病，四逆，惡寒而身踡，脈不至，不煩而躁者，死。(298)

少陰病，六七日，息高②者，死。(299)

少陰病，脈微細沉，但欲臥，汗出不煩，自欲吐，至五六日，自利，復煩躁不得臥寐者，死。(300)

【词解】

①冒：昏眩。

②息高：吸气不能下达，呼吸表浅。

【提要】

论述少阴病危候。

【释义】

第 295 条，少阴病，恶寒身踡而利，手足逆冷为少阴阳虚阴盛之证，若有心烦等虚阳与阴邪抗争之象则表示阳气虽衰而未绝，有可愈之机。今一派阴寒之象，为纯阴无阳，预后不良，故曰“不治”。

第 296 条，少阴病，吐利，手足逆冷，为少阴阳虚，阴寒内盛之象。“躁烦”重在于躁，为患者虚阳欲绝，神无所主，神气散乱之象，故曰死。

第 297 条，少阴病，下利止若伴有手足温，乃阳回而利止，今无阳回之象而利止，乃阴竭无物可下，阳气虚衰，虚阳上脱，故又见“头眩，时时自冒”，合而论之，阳脱于上，阴竭于下，阴阳离决，故曰死。

第 298 条，少阴病，阳虚阴盛，故四肢逆冷，恶寒而身蜷，脉不至较脉微欲绝更重，乃阳气极虚无力鼓动血行之故，不烦说明虚阳无力与阴争，躁者，虚阳外越，神气散乱之象，故曰死。

第299条，少阴病，六七日，说明病程已久，肺为气之主，肾为气之根，息高指呼吸表浅，吸气不能下达，为肺气上脱，肾气下绝，气不归根之象，故曰死。

第300条，少阴病，脉微细沉，但欲卧，为少阴阳虚阴盛之象；阳虚不固，阴液外泄，故汗出；虚阳无力与阴寒抗争，故不烦；阴寒内盛浊阴上逆，故自欲吐。至五六日，若阳气回复，利当自止，今自利，可知阳气未复，故此时的“烦躁，不得卧寐”非阳气回复，与阴邪抗争之象，而是阳气虚，虚阳浮越，神无所主而散乱之证。故曰死。

应当注意：上述各条阳虚预后不良之证，或曰不治，或曰死，乃提示病证危重之意。此时绝不应放弃治疗而坐以待毙，用大剂姜附回阳救逆，以挽垂绝于万一自是必然之举。

本章小结

少阴病为少阴阳气或阴精受损所表现的全身性的虚寒证或虚热证。以脉微细，但欲寐为提纲证。有寒化证、热化证两个类型。

少阴寒化证乃阳气亏虚，阴寒内盛，除提纲证的脉证外，多伴有恶寒蜷卧，四肢厥逆，下利清谷，小便清白等症。治疗原则为扶阳破阴。脾肾阳虚，内外皆寒的，用四逆汤回阳救逆；阳虚较重，阴寒内盛，格阳于外，用通脉四逆汤破阴回阳，通达内外；阴寒内盛，格阳于上，用白通汤破阴回阳，宣通上下的阳气；服用温阳药物，阴寒与阳药发生格拒，治以白通加猪胆汁汤咸寒反佐。阳虚水气泛溢内外的用真武汤温阳利水，阳虚而水气浸渍关节筋骨的用附子汤温元阳，除寒湿。阳虚而滑脱不禁，下利脓血则宜用桃花汤涩肠固脱。

少阴热化证乃阴虚阳亢所致。阴虚阳亢，水火不能既济，心烦不得卧的用黄连阿胶汤滋阴清火。阴虚有热，兼水气不利的用猪苓汤滋阴清热利水。少阴阴虚兼阳明腑实，真阴将竭，用大承气汤急下存阴。

少阴兼太阳表证，则用麻黄细辛附子汤或麻黄附子甘草汤温阳解表。

肝胃气滞，阳气内郁而致的四肢厥冷，用四逆散疏畅气机，透达郁阳。阳虚阴盛，浊阴上逆，吐利，四肢厥逆，烦躁欲死的，宜用吴茱萸汤温阳散寒，降逆止呕。

少阴咽痛证，阴虚虚火上炎的，用猪肤汤；客热上干咽喉的，轻症用甘草汤，重症用桔梗汤；痰热而致咽中生疮的用苦酒汤；寒痰客于咽喉的用半夏散及汤。

少阴病病情多危重，预后的判断很重要，原文对于寒化证预后的论述体现了阳存者生，阳亡者死的经旨，一般来说，阳回者可治，阳亡者预后不良。热化证的预后原文没有论及，一般认为阴存者生，阴竭者亡；临床可参照后世温病学的知识加以学习。

第六章　辨厥阴病脉证并治

概　要

厥阴经包括手厥阴心包、足厥阴肝经。肝经为风木之脏，主藏血，内寄相火，体阴而用阳，性喜条达而主疏泄，调畅一身之气机，木易乘土，对脾胃及胆腑的功能产生影响。心包为心之外围，代心用事，心包之火以三焦为通路而达于下焦，下温肾水使肾水不寒，肾水以涵养肝木。故厥阴功能正常，则上焦清和，下焦温暖，而脏腑功能正常；邪犯厥阴，木郁克土，则出现胃热脾寒，上热下寒，寒热错杂证，证见消渴、气上撞心、心中疼热、饥而不欲食、食则吐蛔、下利等。

"厥阴"概指阴阳之间互为交通，具有阴尽阳生、互相转化的特性，正所谓"厥者，尽也"。故其病多出现厥热胜复，阴阳交争之现象。若由于"阴阳气不相顺接"，则形成诸厥，表现为四肢厥冷，其预后总以阳胜为顺，阴胜为逆。厥阴篇还记述了多种呕吐、哕、下利等证，虽不是厥阴本病，但从辨证的角度讲，可资鉴别，指导意义丰富。

厥阴病的成因有三：一是由三阳病失治误治，邪气内陷厥阴。如少阳病邪可陷入厥阴，少阳与厥阴互为表里，少阳病失治误治，最易陷入厥阴；反之厥阴阳复太过，亦可转为少阳病，故有"实则少阳，虚则厥阴"之说。此属表里传。二是由于太阴、少阴病失治误治，使邪气进一步传入厥阴，如少阴寒极变为厥阴。此属循经传。三是本经发病，主要由于先天不足或后天失养，使脏气虚衰，邪气直中厥阴。

治疗厥阴之病，亦从随症治之之法。寒者宜温，热者宜清，寒热错杂，则寒温并用。如血虚寒厥，则温经散寒养血；厥阴热证，则凉肝解毒；上热下寒，则宜清上温下，寒温并投等。

由于厥阴病比较复杂，故厥阴病的治禁不可一概而论。如寒证及寒热错杂证，汗、吐、清、下等法皆属禁忌；热证则忌用发汗温补等法。

第一节　厥阴病纲要

【原文】

厥陰之為病，消渴，氣上撞心①，心中疼熱②，饑而不欲食，食則吐蚘，下之利不止。(326)

【词解】

①气上撞心：此处的“心”乃部位概念，泛指心胸及胃脘部。病人自觉有气上冲，撞击心胸部位。

②心中疼热：指心胸或胃脘部有疼痛灼热之感。

【提要】

厥阴病上热下寒证的提纲。

【释义】

本条为厥阴病提纲，反映了厥阴阴尽阳生、互相转化的病变特点。厥阴肝为风木之脏，内寄相火，喜条达而主疏泄，木能疏土，故与脾的运化功能密切相关，病入厥阴则木郁化火，疏泄失常，因而发生上热下寒的胃肠证候。热炽津伤则消渴；肝气横逆则气上撞心；肝火犯胃，则心中疼热，胃中嘈杂似饥；木郁土虚，脾胃运化失常，故虽饥而不欲食；脾虚肠寒，谷入难消，致胃气上逆而呕吐；若其人肠中素有蛔虫寄生，则因其喜温避寒，复闻食臭则蛔不安而上窜，故食则吐蛔；若误用下法，必致中气更伤，下寒更甚，从而发生下利不止的变证。

第二节　厥阴病本证

一、厥阴寒热错杂证

（一）乌梅丸证

【原文】

傷寒，脈微而厥，至七八日膚冷，其人躁無暫安時者，此為藏厥①，非蚘厥②也。蚘厥者，其人當吐蚘。今病者靜，而複時煩者，此為藏寒③。蚘上入其膈，故煩，須臾④複止，得食而嘔，又煩者，蚘聞食臭⑤出，其人常自吐蚘。蚘厥者，烏梅丸主之。又主久利。(338)

【词解】

①脏厥：因肾脏真阳极虚而致的四肢厥冷。

②蚘厥：因蛔虫窜扰，阴阳气不相顺接而致的四肢厥冷。

③脏寒：此处指脾与肠中虚寒。

④须臾：很短的时间，即“一会儿”。

⑤食臭：此处指食物的气味。

【提要】

辨脏厥与蛔厥及蛔厥证的治法。

【释义】

本条可分为三段来理解。

第一段自“伤寒，脉微而厥”至“非蚘厥也”，论述脏厥的脉证，并提出当与蛔厥鉴别。脉微肢厥乃阳气衰微之象，病经七八日，周身肌肤皆冷，加之病人躁扰无片刻之安宁，可见病情危重，预后不良。脏厥属阳衰阴盛脏气衰败之寒证，与蛔厥的病机及证候都有所不同，所以“此为脏厥，非蚘厥也”。

第二段从“蚘厥者”至“乌梅丸主之”，论述了蛔厥的证候及其治疗。蛔厥证因蛔虫内扰而成，病者素有蛔虫史，故有“其人常自吐蚘”之表现。又因病者上焦有热，脾虚肠寒，蛔虫不安于下而上扰，而发心烦、呕吐，甚则伴有剧烈的腹痛。如果蛔虫安静，则心烦、疼痛等症可自行缓解；进食后因饮食之气味引发蛔虫扰动，故心烦、呕吐复出。此厥为上热下寒，蛔虫内扰所致，故清上温下以治本，安蛔止厥以治标，方用乌梅丸主之。

第三段为最后一句。提出乌梅丸不仅能够治疗蛔厥，还可以治疗寒热错杂的久利之证。

蛔厥与脏厥都具有手足厥冷的表现，蛔厥虽手足厥冷，但一般冷不过肘膝，更不会通体皆冷，且有时静时烦，时作时止，与进食有关的特点以及吐蛔虫病史；脏厥程度严重，厥冷可过肘膝，甚者通体皆冷，且“其人躁无暂安时”，反映了真阳大虚、脏气垂绝的寒厥危候。

【病机】

上热下寒，蛔虫内扰。

【治法】

清上温下，安蛔止痛。

【方药】

乌梅丸方

乌梅三百枚　细辛六两　干姜十两　黄连十六两　当归四两　附子六两（炮，去皮）　蜀椒四两（出汗①）　桂枝六两（去皮）　人参六两　黄蘗六两

上十味，异擣篩②，合治之，以苦酒漬烏梅一宿，去核，蒸之五鬥米下，飯熟，搗成泥，和藥令相得，内臼中，與蜜杵二千下，丸如梧桐子大。先食飲服十丸，日三服，稍加至二十丸。禁生冷、滑物、臭食等。

【词解】

①出汗：此处指用微火炒蜀椒，炒至其水分与油质向外渗出。

②异捣筛：即把药物分别捣碎，筛出细末。

【方义】

蛔虫有得酸则静，得辛则伏，得苦则下的特点，本方以乌梅为君，量大并以醋渍

之，以增强其酸性，功为安蛔止痛，为方中主药；配伍细辛、蜀椒、干姜、附子、桂枝之辛，功为温下伏蛔，其中细辛、蜀椒味辛麻辣，通阳疏肝，且能杀虫；配伍黄连、黄柏之苦，功为清上热而下蛔；并佐人参培土以御木乘，当归养血而滋肝阴，且以白蜜为丸，意在扶正祛邪。本方酸苦甘辛兼备，治疗蛔厥确有良效，故被后世奉为治蛔厥之祖方。

“又主久利”是对本方使用的拓展延伸，因其酸甘合则化阴，辛甘合则化阳，酸苦合则泄热，即可清上温下，辛开苦降，又能调和阴阳、扶正祛邪，故可治疗厥阴病阴阳失调、寒热错杂之久利。

本方与三泻心汤虽然都属于寒热并用的方剂，但三泻心汤辛开苦降，专作用于胃肠寒热错杂之痞证，本方酸甘辛苦相合，刚柔相济，攻补兼施，阴阳合化，故为厥阴病上热下寒证与蛔厥证之主方。

【病案】

老医李骏伯者，病旬日，舌黑如煤，唇焦声哑，躁烦下利，不省人事，群医却走，遑遑治木。壁沉思良久，审为汗多亡阳，下多亡阴，阴阳欲绝，邪火内炽，因以乌梅丸三钱与之，神稍清，舌稍润，再进三钱，遂能视听，连四五服，而危困复苏矣。可见大法无定，经权在人，学者需细心体认，方不视人命为草芥也。（周扬俊．伤寒论三注．渔古山房藏版，1887.）

（二）干姜黄芩黄连人参汤证

【原文】

傷寒本自寒下，醫複吐下之，寒格①更逆吐下，若食入口即吐，幹薑黄芩黄連人參湯主之。(359)

【词解】

①寒格：指上热下寒相格拒。

【提要】

寒热相格的证治。

【释义】

“伤寒本自寒下”指患者平素有中阳不足、脾胃虚寒之下利之证，但从“寒格更逆吐下”之“更”字推断，本来就有寒格之证，医者复用吐下法误治，引邪入内，邪热内陷于上，阳气重伤于下，以致上热下寒，寒热格拒之证更甚。上热则胃气不降，故呕吐或食入即吐；下寒则脾气不升，故下利。治当清上温下，寒温并用，辛开苦降，用干姜黄芩黄连人参汤。

本方与黄连汤均治脾胃升降失常、寒热上下格拒的上热下寒证。黄连汤证以下寒为主，且兼表邪，故方以半夏泻心汤为基础，去黄芩加桂枝，既温中，又解表。干姜黄芩黄连人参汤证寒热格拒，胃热重而吐尤甚，故方用芩、连清胃热，伍干姜温脾寒，佐人参补益中气，防苦寒伤胃。

【病机】

胃热脾寒，寒热格拒。

【治法】

寒温并用，辛开苦降。

【方药】

幹薑黃芩黃連人參湯方

幹薑、黃芩、黃連、人參各三兩

上四味，以水六升，煮取二升，去滓，分溫再服。

【方义】

本方重用芩连苦寒清上热以除呕吐；干姜辛温祛下寒以止腹痛；人参补气健脾以扶正，防苦寒之药伤中。本方辛开苦降，与半夏泻心汤配伍同中有异，同为芩连干姜并用，但半夏泻心汤为取芩连之苦干姜之辛，攻于一处，故去滓再煎；而本方为取芩连之寒、干姜之热，寒热异气，分走上下，而清上温下，取气不取味，故只煎一次，不必去滓再煎。

【病案】

于某，男，29 岁。夏月酷热，贪食寒凉，因而吐泻交作，但吐多于泻，且伴有心烦、口苦等证。脉数而滑，舌苔虽黄而润。辨证：为火热在上而寒湿在下，且吐利之余，胃气焉能不伤。是为中虚而寒热错杂之证。处方：黄连 6 克，黄芩 6 克，人参 6 克，干姜 3 克。嘱另捣生姜汁一盅，兑汤药中服之。一剂即吐止病愈。（刘渡舟．伤寒论十四讲［M］．北京：人民卫生出版社，2013.）

（三）麻黄升麻汤证

【原文】

傷寒六七日，大下後，寸脈沉而遲，手足厥逆，下部脈①不至，喉咽不利，唾膿血，泄利不止者，為難治，麻黃升麻湯主之。（357）

【词解】

①下部脉：从寸关尺三部来说，指尺脉；从全身上中下三部来说，指足部的趺阳脉。

【提要】

上热下寒，正虚阳郁的证治。

【释义】

伤寒六七日，邪气当传里，但表证未解者，则应先解其表，若见表证入里化热，而尚未成实者，亦不可误用攻下之法。若医者失察，见其病六七日之久，认为里实已成，便用大下之法，必致正气损伤，邪气内陷，而成正虚邪陷，阳郁不伸，肺热脾寒之证。邪陷于里，上焦阳热内郁，则见寸脉沉而迟，下部脉不至；上热下寒，阴阳之气不相顺接，而见手足厥冷；热郁于上，咽喉脉络灼伤，而见咽喉不利吐脓血；寒伤于下，故泄利不止。此证上热下寒，寒热错杂，虚实互见，故列入厥阴篇，以资鉴别。

因本证虚实夹杂，寒热并见，欲治其热则碍其寒，补其虚则碍其实，甚为棘手，故曰“难治”。然而尽管证情复杂，关键在其邪陷阳郁、上热下寒，正虚邪实这一主要病机，治以发越郁阳、清上温下的麻黄升麻汤，则诸症悉除。

【病机】

阳气内郁，肺热脾寒。

【治法】

发越郁阳，清上温下。

【方药】

麻黄升麻湯方

麻黄二兩半（去節） 升麻一兩一分 當歸一兩一分 知母十八銖 黄芩十八銖 葳蕤十八銖（一作菖蒲） 芍藥六銖 天門冬六銖（去心） 桂枝六銖（去皮） 茯苓六銖 甘草六銖（炙） 石膏六銖（碎，綿裹） 白术六銖 幹薑六銖

上十四味，以水一㪷，先煮麻黄一兩沸，去上沫，内諸藥，煮取三升，去滓，分溫三服。相去如炊三㪷米頃令盡，汗出愈。

【方义】

本方以发越郁阳为目的，麻黄、升麻为君，配以桂枝，以增发越之力；麻黄配石膏、炙草，发郁阳而清肺热，有越婢汤之意；升麻不仅能发散，以助麻黄之力，且擅解毒，并可引黄芩、知母等苦寒之品上行以清肺热，配白术、干姜、茯苓更有举中气下陷之用，一药而功能多用；方中当归补血养阴，通行血脉，所以重用，配芍药、天冬、葳蕤量小以佐之。

本方由十四味药组成，为《伤寒论》方药味数之最，药味虽多，但配伍有序，组方严谨，主次分明，发越郁阳，清上、温下、补血和中，清温并用，补泻并投，侧重清上热之功，轻其温脾之力，纵观全方，法度严矣。本方之服药方法为“相去如炊三斗米顷令尽”，强调短时间内将药全部服完，意在药力集中，以达汗出而发越郁阳之目的。

【病案】

李梦如子，曾二次患喉痰，一次患溏泄，治之愈。今复患寒热病，历十余日不退，邀余诊。切脉未竟，已下利二次，头痛、腹痛、骨节痛，喉头尽白而腐，吐脓样痰夹血。六脉浮、中两按皆无，重按亦微缓，不能辨其至数，口渴需水，小便少，两足少阴脉似有似无。诊毕无法立方，且不明其理。连拟排脓汤、黄连阿胶汤、苦酒汤皆不惬意；复拟干姜黄芩黄连汤，终觉未妥；又改拟小柴胡汤加减，以求稳妥。继因雨阻，寓李宅附近，然沉思不得寐，复讯李父：病人曾出汗几次？曰：始终无汗。曾服下剂否？曰：曾服泻盐 3 次，而致水泻频作，脉忽变阴。余曰：得之矣。此麻黄升麻汤证也。病人脉弱易动，素有喉疾，是下虚上热体质。新患太阳伤寒而误下之，表邪不退，外热内陷，触动喉病旧痰，故喉间白腐，脓血交并。脾弱湿重之体，复因大下而成水泻，水走肠间，故小便不利，上焦热盛，故口渴；表邪未退，故寒热头痛、骨节痛各证仍在；热闭于内，故四肢厥冷；大下之后，气血奔集于里，故阳脉沉弱；水液趋于下部，故阴脉亦闭歇。本方有桂枝汤加麻黄所以解表发汗；有苓、术、干姜化水利小便，所以止利；用当归，助其行血通脉；用黄芩、知母、石膏以消炎清热，兼生津液；用升麻解咽喉之毒；用玉竹以去脓血；用天冬以消痰脓。明日即可照服此方。李终疑有败征，恐不胜麻、桂之温，欲加丽参。余曰：脉沉弱肢冷是阳郁，非阳虚也，加参转虑掣消炎解毒之肘，不如勿加，经方以不加减为贵也。后果愈。（陈亦人．伤寒论译释［M］．上海：

上海科学技术出版社，2010.）

二、厥阴寒证

（一）当归四逆汤证

【原文】

手足厥寒，脈細欲絕者，當歸四逆湯主之。（351）

【提要】

血虚寒凝致厥的证治。

【释义】

本证以手足厥寒，脉细欲绝为辨证要点。肝血不足，血虚则脉道不充而见脉细，复感寒邪，寒凝经脉，脉道运行不畅，故脉细欲绝；气血运行不利，四末失于温养，故手足厥寒。

本证与通脉四逆汤均有手足厥逆的表现，但后者手足厥逆必兼脉微欲绝，且手足寒凉的程度严重，反映了阳衰阴盛之病机，甚者可见“身反不恶寒，其人面色赤”等阴寒盛于内，虚阳格于外的危重证候，治宜通脉四逆汤破阴回阳。本证手足厥寒而见脉细欲绝，说明病在经脉血分，且阳虚不甚，手足寒凉程度较轻，故不用姜附类温脏回阳，而用当归四逆汤温通肝经，养血散寒。

本条论述证候比较简略，而临床上可由血虚寒凝而致各种不同见症。多见四肢不温，脉微细欲绝，面色清冷，畏寒等症，若寒凝经络，可有四肢关节疼痛，或身疼腰痛等；若寒阻胞宫，可见月经愆期、痛经、量少色黯而有血块等症状。病机皆由血虚寒凝，治以当归四逆汤养血散寒，温经通脉。

【病机】

营血不足，寒凝经脉。

【治法】

养血散寒，温经通脉。

【方药】

當歸四逆湯方

當歸三兩　桂枝三兩（去皮）　芍藥三兩　細辛三兩　甘草二兩（炙）　通草二兩　大棗二十五枚（擘，一法十二枚）

上七味，以水八升，煮取三升，去滓，溫服一升，日三服。

【方义】

当归四逆汤即桂枝汤去生姜，倍用大枣，加当归、细辛、通草而成。方中当归补养肝血，又能行血，故为本方君药；配芍药以养血和营；伍桂枝温经通阳、细辛温经散陈寒痼冷；甘草、大枣补益中气和营血；通草通利血脉。诸药合用，养血脉，通阳气，散寒邪，为治疗血虚寒凝首选方剂。

【病案】

漆某，女，教师。自谓易患冻疮，每年发作，此次因新感风寒，通身不适，肢体寒凉，手足麻痹，适值月经临期，并伴有腰痛腹胀，舌质淡红、苔薄白润，脉象微细，两手背冻疮红肿，病属血虚经寒，寒凝血滞所致，故从温经散寒兼佐疏肝为治，方用当归四逆汤加味：当归、桂枝各 10 克，通草 5 克，细辛 3 克，炙甘草 5 克，白芍、柴胡、郁金各 10 克，大枣 5 枚。连服 2 剂见效，寒厥已罢，冻疮好转尤甚，经痛等症亦随之而平，脉缓有力，仍宗前法，继进 3 剂而痊。笔者经验，治冻疮须在开始瘙痒时即用此方，如已成疮，服之不效。（陈瑞春．陈瑞春论伤寒［M］．北京：中国中医药出版社，1996.）

（二）当归四逆加吴茱萸生姜汤证

【原文】

若其人内有久寒者，宜當歸四逆加吴茱萸生薑湯。（352）

【提要】

血虚寒厥兼久寒的证治。

【释义】

本方承上条而论，上条为“手足厥寒，脉微细欲绝”，本条是“若其人内有久寒”，内为内脏，肝肾胃等，“久寒”指沉寒痼冷也。据所加吴茱萸、生姜等药物推测，知本证较前证为重，或为寒积胃肠，水饮内停，而致呕吐痰涎、脘腹冷痛、下利；或为寒凝胞宫致月经不调、白带清冷、宫寒不孕；或为寒滞下焦而致少腹冷痛、疝气等，所以在当归四逆汤之基础上，再加入吴茱萸、生姜以散内外之寒。吴茱萸温中止痛，理气燥湿，重在降久寒之气逆，生姜辛散化饮重在宣通，两者合用散寒暖肝，温胃化饮，降逆止呕，并以清酒扶助药力，驱散久伏之沉寒痼冷。

【病机】

血虚寒凝，兼有肝胃陈寒。

【治法】

养血通脉，温散久寒。

【方药】

當歸四逆加吴茱萸生薑湯方

當歸三兩　芍藥三兩　甘草二兩（炙）　通草二兩　桂枝三兩（去皮）　細辛三兩　生薑半斤（切）　吴茱萸二升　大棗二十五枚（擘）

上九味，以水六升，清酒六升，和煮取五升，去滓，溫分五服。一方，水酒各四升。

【方义】

血虚寒凝，内有久寒者，在当归四逆汤之基础上加吴萸、生姜以温中祛寒，用清酒和水煎服，可加强活血祛寒的作用。

厥阴四逆，病在肝经，主藏血而内寄相火，虽有沉寒，亦不可妄用辛热之品，不用干姜、附子，恐其扰动风火，耗伤阴气，而但加吴茱萸、生姜宣泄苦降，直达厥阴。而少阴四逆，为阴寒内盛阳气衰微而成，少阴主肾，为寒水之脏，非干姜、附子回阳不能振水中之火，不可不辨。

【病案】

朱某，女，已婚。1959 年 3 月来诊。自述已于 1958 年 12 月发现两手发紧、麻木、厥冷、抽搐、发绀。3 个月前两手指尖发白，继而青紫、麻木，放入热水中则刺痛，诊断为“雷诺氏现象”，经中西医药及针刺治疗均未效。至 12 月，右手食指末梢发现瘀血青紫小点，逐渐扩大如豆粒，日久不消，最后破溃，溃后日久，稍见分泌物，创面青紫，现已 2 个月，经外敷药物治疗不效。诊其两脉细弱，舌尖红，两侧有白腻苔，双手置于冷水中经 5 分钟后指尖变暗，10 分钟后指尖即现发绀，15 分钟后发绀更加明显，尤以中指为甚。余无其他阳性体征，投以仲景当归四逆汤以通阳和营。当归 9 克，细辛 3 克，木通 1.5 克，白芍 6 克，炙甘草 4.5 克，桂枝 6 克，大枣 5 枚，服药 3 剂。1959 年 1 月 18 日，手指遇冷则青紫如前，唯左脉现紧象。前方加吴茱萸 4.5 克，生姜 6 克。同时针刺足趾相应部位出血。1959 年 2 月 9 日，其方共服 16 剂，指尖发紫大为减退，右手食指创口愈合，舌两侧之苔渐退。脉稍见有力。1959 年 3 月 6 日，又服前方 17 剂，手指创口愈合未发，指尖冷水试验疼痛减轻，脉已渐大，舌两侧白腻苔已不甚明显。唯晨起口干，右侧腹痛。原方当归、芍药各加 3 克。又服 6 剂停药观察。于 1962 年 12 月 13 日追访，手指坏疽未发。（中医研究院．岳美中医案集［M］．北京：人民卫生出版社，1978.）

（三）吴茱萸汤证

【原文】

幹嘔，吐涎沫，頭痛者，吳茱萸湯主之。(378)

【提要】

肝寒犯胃，浊阴上逆的证治。

【释义】

本证为寒伤厥阴，肝寒犯胃，浊阴上逆所致。厥阴肝脉，挟胃属肝，上贯膈，布胁肋，上入颃颡，连目系，上出于督脉会于巅顶。寒滞厥阴，水饮浊阴之气上逆，胃失和降，则干呕；胃受其寒，阳气不布，失于蒸化，津聚成涎，每随浊阴之气上逆而出，则吐涎沫；足厥阴肝经，出额上行，与督脉交会于巅顶，阴寒循经上扰则见头痛，且以巅顶部为甚。此属厥阴肝寒犯胃，浊阴上逆所致，治宜暖肝散寒，温胃降浊，方用吴茱萸汤主之。

《伤寒论》吴茱萸汤证共有三条分载于三篇：一为“阳明病篇”“食谷欲呕”（第 243 条），论阳明中寒之“欲呕”；一为“少阴病篇”“吐利，手足逆冷，烦躁欲死”（第 309 条），提出少阴寒化证的鉴别诊断，为少阴病之类似证，以资鉴别；一为“厥阴病篇”本条“干呕，吐涎沫，头痛”，寒浊之邪循厥阴之经上扰，故还可见巅顶痛。此三条虽然见症不同，但病机同为肝寒犯胃，浊阴不得温化而上逆，故三者均有呕吐，且均用吴茱萸汤异病同治。

三、厥阴热证

【原文】

熱利下重[①]者，白頭翁湯主之。(371)

下利欲飲水者，以有熱故也，白頭翁湯主之。(373)

【词解】

①下重：即里急后重。

【提要】

第371条是厥阴热利的证治，第373条补述厥阴热利的证治。

【释义】

第371条虽叙证简略，但“热利”“下重”却将白头翁汤证下利的病性和特点做了明确的概括。“热利”当有下利脓血、红多白少、肛门灼热、大便臭秽、发热、口渴、尿赤、舌红、苔黄、脉数等；“下重”即里急后重，可见腹痛急迫欲下，而肛门重坠，欲便而不爽。二者为本证的辨证要点。因厥阴肝经湿热，肝失疏泄，热盛气滞，下迫大肠，湿热邪毒郁滞肠道，伤及肠道脉络所致。治宜凉肝燥湿、解毒止利，方用白头翁汤。

第373条补论热利的证治，厥阴热盛，灼伤津液，故渴而“欲饮水”。上条言“热利下重”，本条言“欲饮水”，补述热利之辨证要点：一是下利便脓血，二是里急后重，三是口渴欲饮水。唯前后合参，方得全面。

本证与桃花汤证都可见下利、便脓血，但病机有寒热之别，病性有虚实之分。桃花汤证为脾肾阳虚之寒证，症见血色晦暗、气腥而不臭、腹痛绵绵、喜温喜按、里急后重不甚、口不渴、舌淡苔白、脉迟无力等，治以温中祛寒，涩肠止利。而本证为厥阴肝经湿热，气滞壅塞之实证，治以凉肝燥湿、解毒止利。

下利口渴有寒热虚实之别，虚寒下利，一般不渴，或有口渴，也饮水不多，如第282条“自利而渴者，属少阴”，说明虚寒下利亦有口渴者，但这种口渴并非热盛津伤所致，而是肾阳虚不能蒸化津液上承，故渴必不甚，且喜热饮，与本条热利津伤之口渴不难鉴别。

【病机】

肝经湿热下注大肠，大肠传导失司。

【治法】

清热燥湿，解毒止利。

【方药】

白頭翁湯方

白頭翁二兩　黃蘗三兩　黃連三兩　秦皮三兩

上四味，以水七升，煮取二升，去滓，溫服一升，不愈，更服一升。

【方义】

白头翁味苦性寒，归大肠与肝经，能入血分，善清肠热，解毒凉血而止痢，为治热毒赤痢之要药，故本方用之为君药；黄连、黄柏苦寒，清热燥湿，坚阴厚肠止利；秦皮苦寒偏涩，归大肠经，主热痢下重。四味合用，清热燥湿、凉血解毒、涩肠止痢，为治疗湿热或热毒下利的主要方剂。

【病案】

马某某，女，35 岁。患者便脓血已 3 天，开始发热恶寒，继则腹痛，里急后重，大便呈脓血样，主要是血便，一日达 10 次之多。大便常规化验：红细胞（++++），白细胞 7~8 个/高倍视野，舌苔白厚稍黄腻，脉象滑数。此乃湿热下注，蕴于肠胃，证属“热痢”，急投白头翁汤加味：白头翁 9 克，黄连 9 克，黄柏 6 克，秦皮 6 克，马齿苋 15 克，白芍 9 克，当归 10 克，广木香 6 克，焦槟榔 9 克，焦三仙各 10 克。服药 2 剂痢止，腹痛消失，服完 3 剂，大便常规化验转正常，又以鲜马齿苋煎水饮服，以清肠胃余热而善后。（王占玺．张仲景药法研究［M］．北京：科学技术文献出版社，1984.）

第三节　辨厥热胜复证

【原文】

傷寒，先厥後發熱而利者，必自止，見厥複利。(331)

【提要】

寒利休作与厥热胜复的关系。

【释义】

厥为阴胜，热为阳复，厥热胜复是厥阴病在发展过程中阴阳消长、正邪进退的具体反映，为厥与热证交替出现的病机概括。本条所论之厥与利同属虚寒性质，所以往往厥利并见。“先厥”为先见阳虚阴盛之厥与利；“后发热”为阳气来复，阳复而厥回利止。若厥再现，为阴寒内盛，阳复不及，所以复见下利。

【原文】

傷寒病，厥五日，熱亦五日，設六日當複厥，不厥者自愈。厥終不過五日，以熱五日，故知自愈。(336)

【提要】

厥热相等为自愈候。

【释义】

在厥热胜复中，由于厥与热是阴阳消长、正邪交争、病势进退的病理机转，所以根据厥热日数的多少可以判断病势的进退。本证厥五日，为阴寒，热五日，为阳复，“设六日当复厥”，即阴寒再盛，阴又胜阳；今不厥，是厥热各五日，厥逆与发热的时间相等，阴阳相对平衡，而“自愈”。自“厥终不过五日”以下为注文，说明厥热相等，阴阳平衡，故知自愈。

【原文】

傷寒厥四日，熱反三日，複厥五日，其病為進。寒多熱少，陽氣退，故為進也。(342)

【提要】

辨厥多于热为病进。

【释义】

本条主要论述厥多于热，为阴盛阳退。厥为阴盛，热为阳复，今厥四日，热反三日，复厥五日，厥多热少，为阳复不及，正不胜邪，病情加剧，故曰“阳气退”，“其病为进”。

【原文】

傷寒，先厥後發熱，下利必自止。而反汗出，咽中痛者，其喉為痹[①]。發熱無汗，而利必自止；若不止，必便膿血。便膿血者，其喉不痹。(334)

【词解】

①其喉为痹：患者咽喉红肿，闭塞不通。

【提要】

辨阳复病愈及阳复太过的两种转归。

【释义】

伤寒先厥为阴盛，后见发热，为阳气来复、阴寒渐退，厥利自止而病情向愈；若阳复太过，则反变为邪热，会出现新的变证。根据邪热所伤的部位不同，变证的临床表现亦不同。若热邪外蒸，迫津外泄，则反见汗出；邪热上灼咽喉，则咽中痛发为喉痹；若热邪内陷而不外蒸，故发热无汗；若利不止，则因热伤大肠脉络而便脓血。过复之热，上蒸则喉痹，下迫则便脓血，所以一般便脓血者，不发生喉痹。

【原文】

傷寒發熱四日，厥反三日，複熱四日，厥少熱多者，其病當愈。四日至七日，熱不出者，必便膿血。(341)

【提要】

辨阳复病愈及阳复太过变证。

【释义】

本条主要论述热多于厥，为阳复阴退，与第342条相反，所以“其病当愈”。但如果发热持续不退，为阳复太过，则反变为邪热，病情由寒向热发展，邪热损伤大肠脉络，血败肉腐成脓，则便脓血。本条内容与第334条大致相同，皆论阳复病愈与阳复太过变证。

【原文】

傷寒始發熱六日，厥反九日而利。凡厥利者，當不能食。今反能食者，恐為除中[①]。食以索餅[②]，不發熱者，知胃氣尚在，必愈，恐暴熱[③]來出而複去也。後三日脈[④]之，其熱續在者，期之旦日[⑤]夜半愈。所以然者，本發熱六日，厥反九日，復發熱三日，並前六日，亦為九日，與厥相應，故期之旦日夜半愈。後三日脈之，而脈數，其熱不罷者，此為熱氣有餘，必發癰膿也。(332)

【词解】

①除中：指胃气垂绝，而反能食的反常之象。

②食以索饼：食（sì，音饲），给东西与他人吃。索饼，即今之面条。清·俞正燮

《癸巳存稿·面条子》条云："索饼，乃今面条之专名。"

③暴热：指其来去骤然之发热。

④脉：脉，此处为动词，诊察的意思。

⑤旦日：即明日。

【提要】

辨除中疑似证及阳复太过的变证。

【释义】

本条重在辨厥热胜复证，全文可分三段理解。

"伤寒始发热六日"至"期之旦日夜半愈"为第一段，指出在厥、利中当出现反能食时，尤应谨慎明辨是阳气来复的佳兆，还是胃气垂绝、回光返照的危候。发热六日，厥与下利九日，为先热后厥，厥多热少，表明阳复不及，为病进，阴寒内盛，中阳虚衰，脾胃运化无权，应不能食，而今反能食，有两种可能：一为除中；二为有胃气来复。故用试探法，"食以索饼"以辨之，若"不发热"，知是胃气来复，病必自愈；若"暴热来出而复去"，即食后突然发热，而又瞬间热降，则是胃气垂绝之除中危证，为将绝之胃气完全显现于外，即"残灯复明""回光返照"之象。亦有食后无暴热而现微热者，发热平稳，且持续三日，则可断定不是除中证候，而是阳气来复，即可预期其病在次日夜半自行缓解，因夜半少阳之气起，人体得自然之天阳相助，故有获愈之机。

"所以然者"至"故期之旦日夜半愈"为第二段，因为原来发热六日，厥与下利九日，现又发热三日，厥与热正好相等，阴阳趋于平衡，故病自愈。本段说明自愈之机理，属自注文字。

"后三日脉之，而脉数"以下为第三段，论述阳复太过的变证。若后三日见到脉数，且发热持续不罢者，此为阳复太过，热气有余，病从热化，邪热腐灼阴血，则其后必发生痈脓变证。

【原文】

傷寒脈遲六七日，而反與黃芩湯徹其熱[①]。脈遲為寒，今與黃芩湯，複除其熱，腹中應冷，當不能食，今反能食，此名除中，必死。(333)

【词解】

①彻其热：彻，即除之意。彻其热，即除其热。

【提要】

辨除中的成因、特征及其预后。

【释义】

伤寒脉迟，迟主寒，为阳气不足，阴寒内盛之证，治当补阳，不可乱投苦寒之药，但厥阴虚寒之证，每多有厥热胜复或真寒假热之象，若医者不辨真伪，不察虚实，将阳复之热当作阳盛之热而投黄芩汤以彻其热，以寒治寒，必致阳气更伤，阴寒更甚，胃气大伤，故现"腹中应冷，当不能食"。而"今反能食"是胃气垂绝，胃气发露于外，回光返照之象，此为除中的特征，预后多不良，故曰"必死"。

第四节　辨厥逆证

一、厥逆的病机与证候特点

【原文】

凡厥者，陰陽氣不相順接，便為厥。厥者，手足逆冷者是也。(337)

【提要】

厥的病机与特征。

【释义】

本条前段论厥的病机，后段论厥的证候。厥是厥阴病常见的证候之一，它不是独立的疾病，而是出现在不同疾病发展过程中的一个证候，其病机是阴阳气不能互相贯通，其特征为手足逆冷。

人体阴阳在正常情况下，相互协调，互相维系，互根互用，一旦偏胜偏衰，以致不相顺接，就必然产生病变。若寒邪内盛，阳气衰微，阳气不能畅达四末，则成寒厥；如热邪亢盛，阳气被遏，不能通达于四末，则成热厥；若水饮内停，阳气被遏，阳气不达四末，则成水厥。凡此种种，病因虽有不同，然其“阴阳气不相顺接”之机则一。

二、厥逆证治

（一）热厥

1. 热厥的特点与禁忌

【原文】

傷寒一二日至四五日，厥者必發熱，前熱者後必厥，厥深者熱亦深，厥微者熱亦微。厥應下之，而反發汗者，必口傷爛赤。(335)

【提要】

热厥的证候特点与治疗宜忌。

【释义】

伤寒一二日至四五日，由外感而从热化，“厥者必发热，前热者后必厥”，论述了热厥的特点及病机。热厥之形成，因邪热深伏，阳气内郁，不得外达，以致阴阳气不相顺接，而现四肢厥冷的证候。“厥者必发热”，四肢虽冷，但身必发热。“前热者后必厥”，热厥证在厥冷之前，必有发热症状，且厥冷之时，亦因邪热内伏，而有某些热象。四肢厥冷愈甚，则邪热郁伏愈深；四肢厥冷较轻，则邪热郁伏亦浅，即“厥深者热亦深，厥微者热亦微”，厥冷的微甚与里热郁伏的程度密切相关，这就是热厥证的证候特点及辨证要点。

热厥因邪热内伏、阳郁不能通达于四末，治以清下里热为宜。如为无形邪热，阳郁不达，宜用白虎汤清之；如为有形邪热，阳郁不达，宜用承气汤下之。所以“厥应下之”是治疗热厥的基本法则，包括清下和攻下二法。若误将热厥之厥冷当作表寒而用辛温发汗，则更助邪热灼伤阴液，上炎清窍，腐灼阴血，发生口舌红肿溃烂的变证。

【原文】

傷寒熱少微厥，指頭寒，嘿嘿不欲食，煩躁。數日小便利，色白者，此熱除也，欲得食，其病為愈；若厥而嘔，胸脅煩滿者，其後必便血。(339)

【提要】

热厥轻证的两种转归。

【释义】

伤寒热少厥微，当如上条所述之“厥微者热亦微”之意，为热厥轻证。“热微”为阳气内郁不甚，只见“指头寒”之微厥；阳郁邪热困脾，胃失和降，而见默默不欲食；阳热内郁，热扰心神，故见烦躁。同时热郁在里，当有小便短赤、色黄等热象。数日后，疾病有两种不同转归：一为疾病向愈，“数日小便利，色白者”，数日后小便利而不黄，说明邪热已除，胃气亦和，患者食欲恢复，故而“其病为愈”；二为病情加重，由“指头寒”变为“厥”，说明阳郁加重，不能透达，甚至出现频频呕吐、胸胁烦满的症状，是阳郁厥阴经气不利，肝火犯胃益甚之象。此时，若不及时救治，日后必因邪热伤及血络，而发便血之变证。

2. 热厥证治

【原文】

傷寒脈滑而厥者，裏有熱，白虎湯主之。(350)

【提要】

无形热郁致厥的脉象与治法。

【释义】

伤寒，为广义之伤寒，如为阴寒内盛之寒厥，其脉必现沉微，今脉现滑象则知非是阳虚而是内热，因滑为阳脉，多见于阳盛邪实之证。本证因阳热内郁，邪热深伏，阴阳之气不相顺接，郁阳不能畅达四末，而见手足厥逆。“里有热”为本证之病机，治宜内清里热，方用白虎汤主之。本条述证简略，只提脉象，突出里有郁热的辨证要点，为举脉略证之省文笔法，其证当有身热、口渴、汗出、心烦、舌红苔黄、小便黄赤等里热之象。

（二）寒厥

1. 阳虚阴盛厥

【原文】

大汗出，熱不去，內拘急[①]，四肢疼，又下利厥逆而惡寒者，四逆湯主之。(353)

【词解】

①内拘急：腹中挛急不舒。

【提要】

阳虚阴盛寒厥的证治。

【释义】

本条是论述阴寒盛于内，虚阳脱于外的寒厥重证。然寒厥、热厥为厥证两大类型，必须加以鉴别。今“大汗出，热不去”，是指汗出如水淋漓，如邪在表，汗后热应解，如为里热炽盛之阳明病，必见身热、汗出、烦渴引饮、舌红苔黄、脉滑实等里热之象。

今虽“大汗出，热不去”，但可见“内拘急，四肢疼，又下利厥逆而恶寒”，可知此汗乃阴寒内盛、虚阳浮越于外，阴液失于阳气统摄之表现，阴盛格阳，所以汗后热仍不去，此为真寒假热之证。由于阳气衰微，阴寒内盛，外不能温煦四末，内不能温养脏腑，寒主收引，寒凝经脉，故内则腹中拘急，外则四肢疼痛，下利厥逆而恶寒。本证属阴寒内盛，虚阳浮越之寒厥重证。故方用四逆汤回阳救逆。

【原文】

大汗，若大下利而厥冷者，四逆湯主之。(354)

【提要】

误治伤阳而致寒厥的治法。

【释义】

本条就大汗，大下利而论，其含义有二：一是阳虚不能固摄的症状，阳虚于外则表不固而汗出，阳虚于内则中阳不振而下利；二是导致阳气暴脱的原因，大汗或大下利则阴液大量外泄，阳气无所依附而随阴液暴脱，大汗则亡阳于外，大下则亡阳于内，今大汗大下太过，阳气衰微，阳虚则寒生，阴寒内盛，阳气不能畅达四末，而见四肢厥逆，治当回阳救逆，方用四逆汤主之。

【原文】

傷寒脈促，手足厥逆，可灸之。(349)

【提要】

阴盛阳衰厥逆而脉促，可用灸法。

【释义】

论中《辨脉法第一》云：“脉来数时一止，复来者，名曰促。脉阳盛则促。”脉促，脉搏指有力，阳盛之脉。然脉促阳盛者有之，阳气虚极者亦有之，所谓脉证相符则顺，脉证不符则逆。本证脉促与四肢厥冷并见，为脉证不符，是阳衰阴盛所致，虚阳奋起与阴相搏，故见脉促；阳虚阴寒内盛，阳气不充，则四末不温而厥。治宜温经通阳，故可灸之。

亦有医家认为“脉促，手足厥逆”是阳郁所致。如章虚谷云：“脉数有止无定数者名促，此阳气为邪所郁，不得循度而行，而手足厥逆，灸之以通经络，气行则愈也。”尤在泾亦云：“脉阳盛则促，阴盛则结，手足厥逆而脉促者，非阳之虚，乃阳之郁而不通也，灸之所以引阳外出。”可谓见仁见智，亦可参考之。

2. 冷结关元厥

【原文】

病者手足厥冷，言我不結胸，小腹滿，按之痛者，此冷結在膀胱關元①也。(340)

【词解】

①膀胱关元：关元为任脉经穴，在脐下三寸，膀胱关元泛指小腹部位。

【提要】

冷结膀胱关元致厥。

【释义】

本条论述冷结关元之手足厥冷证，阐明此厥为下焦阳虚，手足厥冷之证。“言我不结胸”是为了与热实结胸（第137条）、寒实结胸（第141条）加以鉴别，则知中上二焦无病。“小腹满，按之痛者”强调本证只在下焦少腹，寒邪凝结在小腹膀胱关元处，而小腹为厥阴经脉所属，《灵枢·经脉篇》云：“足厥阴之脉，起于足大趾丛毛之际，上循足跗，交太阴之后，循股阴，入毛中，过阴器，抵小腹。”故本证因寒凝肝脉，阳气衰微，阴寒内盛。膀胱位于下焦，关元位在脐下，寒凝气滞，则小腹满、按之痛。“冷结在膀胱关元”，本证之病因病机病位一言而破，实为辨证之要点。阳气不能温煦四末，而见手足厥冷。此外，因阳虚寒凝于下焦，当有小腹喜温畏寒、小便清长、苔白脉迟等寒象。

本条对此证未出方药，据其病机，后世医家见仁见智，不外温阳散寒，用药以辛甘。有的医家提出温灸关元穴；朱肱主张内服当归四逆加吴茱萸生姜汤（朱肱《类证活人书》）；尤在泾则提出“手足厥冷……但少腹按之痛者，则是阴冷内结，元阳不振，病在膀胱关元之间，必以甘辛温药，如四逆、白通之属，以救阳而驱阴邪也”（尤在泾《伤寒贯珠集》）。

本证之“小腹满，按之痛”应与同为病在下焦的太阳蓄水证和蓄血证相鉴别，是证皆可见少腹满，或少腹急结。但蓄水之证，可见小便不利，蓄血之证可见如狂或发狂，治当详辨。

（三）痰厥

【原文】

病人手足厥冷，脈乍緊[①]者，邪[②]結在胸中，心下滿而煩，饑不能食者，病在胸中，當須吐之，宜瓜蒂散。(355)

【词解】

①脉乍紧：即脉来忽然而紧之意。

②邪：这里指停痰、食积等致病因素。

【提要】

痰食致厥的证治。

【释义】

本证由痰涎或食积等有形实邪壅滞阻塞于胸中或胃脘所致。患者常常在出现手足厥冷的同时伴脉乍紧。脉紧主里有实邪，痰涎及食积为有形之实邪，阻滞于胸中及胃脘，气血运行不畅，则脉乍紧；邪实积于胸中，胸阳被阻，气机不畅，阳气不能畅达于四末，故手足厥冷。此为邪结之征，并非寒象，《金匮要略·腹满寒疝宿食病脉证治》云：“脉乍紧如转索无常者，有宿食也”，又云：“脉紧，头痛风寒，腹中有宿食不化也。”同时还应伴有胸中烦闷、脘腹胀满、饥而不能食等症，皆因实邪阻塞胸中及脾胃气机，而症状波及上、中二焦。

本证为实邪积于胸中或胃脘，病位偏高，本着“其高者，因而越之”的治疗原则，故用瓜蒂散因势利导，涌吐胸中实邪。实邪去，则气机畅，阳气通，厥冷可回，烦满自除。

除本条外，《伤寒论》中痰食阻滞证还有两条，“太阳病篇”中第166条云：“病如桂枝证，头不痛，项不强，寸脉微浮，胸中痞硬，气上冲咽喉不得息者，此为胸有寒也，当吐之，宜瓜蒂散"，作为桂枝汤类似证进行鉴别；"少阴病篇"中第324条云："少阴病，饮食入口即吐，心中温温欲吐，复不能吐，始得之，手足寒，脉弦迟者，此胸中实，不可下也，当吐之"，作为少阴寒饮上逆类似证进行鉴别。三条皆由痰食阻滞，气机不畅，虽脉证不同，然病机则一，通用瓜蒂散治之，遵"其高者，因而越之"的治疗原则。

（四）水厥

【原文】

傷寒厥而心下悸，宜先治水，當服茯苓甘草湯，卻①治其厥。不爾②，水漬入胃，必作利也。(356)

【词解】

①却：副词，表示继续，相当于再。

②不尔：不这样。指不先治水。

【提要】

水停致厥的证治。

【释义】

本证因水饮停于心下胃脘而致四肢厥冷、心下悸等症。水饮停于心下胃脘，气机不畅，阳气被遏，不能畅达于四末，因而四肢厥冷；水停中焦胃脘，水气凌心，则心下悸动不宁，《金匮要略·痰饮咳嗽病脉证治》云："水停心下，甚者则悸"，又云："甚者则悸，微者短气"，即为饮邪随气机上犯之症。因厥与悸皆由水饮内停所致，本条提出"宜先治水"的法则，方用茯苓甘草汤温阳化气利水，水饮去则气机得畅，阳气得布，悸动得止而手足自温，实为祛邪以畅气机之法。若医者见厥而误辨，不知先治其水，水饮泛滥下渍肠道，必致下利。

仲景书中，治悸之方多用茯苓。例如：茯苓桂枝甘草大枣汤的"脐下悸，欲作奔豚"；茯苓甘草汤的"心下悸"；第386条中理中丸方后加减，"悸者，加茯苓二两"等。《本草思辨录》云："心下悸者水侵其心，脐下悸者水发自肾，似不能悉主以茯苓矣，然上中下之水，应皆从小便出者，茯苓其兮属。"可见，茯苓所治之悸乃由水饮上冲所致，体现了茯苓化气行水的功效。

（五）厥证治禁

【原文】

諸四逆厥者，不可下之，虛家亦然。(330)

【提要】

虚寒诸厥，禁用下法。

【释义】

本条所论"诸四逆厥者"是指虚寒一类的厥逆之证，而非一切厥证。寒热虚实皆可致厥，但以阳虚阴盛之因为多见，阳气衰微，阴寒内盛，治当回阳救逆，用药以温为主。若以寒药下之，则更伤阳气，使阴寒更甚，犯虚虚之戒，故"不可下之"。

"虚家亦然"提示凡属正虚体衰之厥逆，皆不可用攻下之法，非独虚寒。"不可下之"不专指禁用下法，还包括一切攻伐之剂都应禁忌，如发汗、催吐、清热等法，亦在禁用之列。

本条阐明虚寒厥证治禁“不可下之”，而第335条“……厥应下之而反发汗者，必口伤烂赤”说明热实厥证当禁发汗温补等法，两者遥相呼应，各述寒热两端，禁例亦相反，可相互参考之。

【原文】

傷寒五六日，不結胸，腹濡①，脈虛複厥者，不可下，此亡血②，下之死。(347)

【词解】

①腹濡：指腹部柔软。

②亡血：即血虚。

【提要】

血虚致厥，禁用下法。

【释义】

此条腹诊与脉诊合参，辨厥证之虚实。伤寒五六日为邪热入里之时，若热邪传里与痰水互结于胸腹则成结胸之证，其人必见脉沉紧、心下硬满疼痛，甚则从心下至少腹硬满而痛不可近；若热邪内传阳明，燥屎形成，必见其腹胀满而疼痛拒按，不大便，脉沉实有力。今“不结胸”为病人无里实结聚之结胸证，“腹濡”指腹部按之柔软，亦不是“胃家实”。因脉象虚弱而肢厥，知此为亡血所致，阴血虚，阳气不充，四末失于温养，而并非实邪阻遏阳气。此时易出现不大便的症状，是因为津液不足，大肠失于濡润，血虚肠燥，为津伤虚候，与热厥之腑实不同，不可误作里实而误用攻下，若误下则更伤营血，使病情加重，预后不良。

第五节　辨呕哕下利证

一、辨呕证

（一）阳虚阴盛证

【原文】

嘔而脉弱，小便復利，身有微熱，見厥者難治，四逆湯主之。(377)

【提要】

少阴阳虚阴盛证的辨治。

【释义】

呕为气逆，脉弱为阳虚，呕而脉弱，属阳虚寒邪上逆。然呕吐的形成，既能缘于阳虚，也能成于阴虚，当此之时，再辨其虚之属阴属阳就显得十分重要。今小便复利，结合四肢厥冷，当知乃属阳气不足的虚寒证，是因阳虚失于固摄所致，多表现为小便通利而清长。虚寒之证，本不当有热，今见“身有微热”者，似属阳复，但阳复则肢厥必回，这是厥热胜复的规律，今身热与肢厥并见，则知不是阳复，而是阳虚阴盛，虚阳外越所为，因此，其呕亦为格拒之象，故为难治。“难治”并不等于不治。“四逆汤主之”

者，意在说明本证使用四逆汤温经回阳，阳回阴去则其呕自止，反映了仲景辨证论治的精神。

（二）邪传少阳证

【原文】

嘔而發熱者，小柴胡湯主之。（379）

【提要】

厥阴病转出少阳的证治。

【释义】

《伤寒论》第101条又曰："伤寒中风，有柴胡证，但见一证便是，不必悉具。"第149条又曰："伤寒五六日，呕而发热者，柴胡汤证具"，说明呕而发热是少阳病的主证之一。本证之呕，属于胆热犯胃，其与肝寒犯胃的吴茱萸汤证和阳虚阴盛的四逆汤证所见的呕吐自是不同。本证之胆热，应是厥阴阳气来复，少阳与厥阴相表里，入则厥阴，出则少阳。厥阴为二阴交尽，一阳初生，所以又称厥阴为阴尽阳生之脏。阳气来复脏邪还腑，由里出表，是疾病向愈的表现。故呕而发热者，是阴证转阳，由里出表的象征。不过，"呕而发热"若是厥阴病演变而成时，须无厥逆、下利等症，否则有可能是阳虚阴盛的虚阳浮越证，临证当须细辨，不可不慎。

（三）痈脓致呕证

【原文】

嘔家有癰膿者，不可治嘔，膿盡自愈。（376）

【提要】

痈脓致呕的治禁。

【释义】

凡因内部痈脓引起的呕吐，呕吐往往是排出脓液的途径之一。这种呕吐，正是痈脓排出的去路，只有因势利导，帮助排脓，脓尽则呕自愈。此时，切不可见呕止呕，唯有助其排脓，脓尽则呕吐自愈。若是见呕止呕，不去排脓，犹如关门留寇，不仅无效，反使病情加重。所以特郑重提出"不可治呕"的禁例，并且说明"脓尽自愈"的机理。此条虽简，寓意却深，揭示了治病必求于本的辨证论治思想，极富指导意义。

二、辨哕证

【原文】

傷寒大吐大下之，極虚，復極汗者，其人外氣怫鬱①，復與之水，以發其汗，因得噦，所以然者，胃中寒冷故也。（380）

傷寒噦而腹滿，視其前後，知何部不利，利之即愈。（381）

【词解】

①外气怫郁：外气指体表之气，怫郁为双声同义词，有郁遏、不舒畅之意。合之谓体表无汗而有郁热感。

【提要】

论误汗伤阳，胃寒致哕及哕逆实证的治则。

【释义】

第 380 条论误汗伤阳，胃寒致哕。伤寒之病，当用汗法却过用吐下之法，大下后必然伤人正气，正伤为虚，此处言“极虚”者是谓患者身体已因过用吐下而极度虚弱。当此之时，纵有表证未解，也不能单用解表之法，更不能使用大汗之法，否则就会让虚者更虚，并能引发多种变证，而本条在“极虚”之后“复极汗”者即属于这种情况。何以会在吐下之后继误用汗法？乃因“其人外气怫郁”，症见体表无汗而有郁热之感。极汗之后，阳气外越而中阳更虚，胃中寒冷而气逆不降。此时，若“复与之水”，水饮不能为中阳所化，寒水相搏，胃失和降，气逆则哕。总之，本条大吐大下而又极汗者，是言一再误治已致阳伤胃寒，此时若“复与之水”，则可引动胃气上逆而形成哕证。此与《伤寒论》第 226 条“若胃中虚冷，不能食者，饮水则哕”异途同归，可以互参。

第 381 条论哕逆实证的治疗原则。“哕而腹满”者，胃气上逆则哕，气机不利则腹满；“腹满”在此处尚有确定病变部位的意义在内，言病位在于中下二焦。腹满的产生，既能得于虚证，也能因于实证。就本条文而言，若结合“知何部不利，利之即愈”分析，当属实邪内聚，气机不利所致，并应该具备实证腹满的基本特点，如腹满不减，减不足言等。

对于这种因实邪内聚而致的“哕而腹满”证，尚须进一步“视其前后”，以明辨其究竟属于何种实邪所为。如果小便不利，则属于水饮阻滞，治当利其小便；如果大便不通，则属于肠腑燥实，治当通其大便。唯当如此，实邪得去，则哕逆腹满自除。

三、辨下利证

（一）实热下利证

【原文】

下利讝語者，有燥屎也，宜小承氣湯。(374)

下利後更①煩，按之心下濡者，為虛煩也，宜梔子豉湯。(375)

【词解】

①更：反，却。

【提要】

实热下利及其利后热扰胸膈的证治。

【释义】

第 374 条论实热下利的证治。下利一证，有寒热虚实之别，虚寒下利必见下利清谷，脉微肢厥。今患者下利与谵语并见，“便硬是谵语之根”，知非虚寒下利，证属于阳明里实。然而，燥实内结应是大便秘，何以反见下利？此因肠中有燥屎内结，邪热逼迫津液从旁而下，属于结者自结，下者自下的热结旁流证，其所下之物皆为清稀粪便，臭秽难闻，常伴有腹胀满疼痛之证。同时必伴见潮热、舌苔黄燥、脉沉实等证。此下利证，又用小承气汤者，属通因通用之法也。治用小承气汤泻热通便，消滞除满，里实去则谵语下利自止。

第 375 条论下利后热扰胸膈的证治。利后更烦，是言下利虽止，反见心烦。烦者，有虚有实，有寒有热，今从用栀子豉汤来看，应是热扰心神的热证，而非利后伤阳的虚寒证，也非利后伤阴的虚热证，再从按之心下濡来看，又知其非有形实邪所为，而是无形邪热所致，故曰“虚烦也”。此处虚烦的“虚”并不是指正气虚，而是以邪之有形无形而言的。对于这种无形邪热留扰胸膈之证，治宜清宣郁热，方用栀子豉汤。

（二）虚寒下利证

1. 阳虚阴盛下利证

【原文】

下利清穀，裏寒外熱，汗出而厥者，通脉四逆湯主之。(370)

【提要】

阴盛格阳下利的证治。

【释义】

下利清谷，是脾肾阳虚、阴寒内盛，肾虚不能暖土，土寒不能化谷。“里寒外热”是言本证之病机，“里寒”指阳衰阴盛，内有真寒；“外热”指阴盛格阳，外有假热。这种“外热”往往伴有身反不恶寒，其人面色赤等假象。真阳不足，不能温运四末则手足厥冷。对于这种阳衰阴盛之证，因其虚阳外越，证势危急，故用回阳救逆的重剂通脉四逆汤破阴回阳，通达内外以挽垂脱的阳气。

2. 虚寒下利兼表证

【原文】

下利清穀，不可攻表，汗出必脹滿。(364)

下利腹脹滿，身體疼痛者，先温其裏，乃攻其表，温裏宜四逆湯，攻表宜桂枝湯。(372)

【提要】

虚寒下利兼表证，治有先后。

【释义】

第364条论虚寒下利兼表误汗的变证。虚寒下利兼表的治则当先温里，后解表，若误用汗法就会引起变证。下利清谷，属脾肾阳虚，脾虚不运，肾虚不因，属火不能生土，此时即便有表证，也当先里后表以治，若用汗法先治其表证，必致阳气随汗外泄，阳气外散阴寒内盛，阳虚不运，气机壅滞故必生胀满。下利证亦会随之而加重。

第372条论虚寒下利重证兼表证的治疗原则与主方。仲景治疗表里同病的原则有三，一是先表后里，二是先里后表，三是表里同治，本条属于先里后表的治疗原则。在治疗过程中，切不可忽视疾病的轻重缓急，急者治其标，缓者治其本。

本条属于先里后表的治疗原则。“下利”亦当是下利清谷，属脾肾阳微的虚寒下利重证。腹胀满，为里阳不足，寒凝气滞，浊阴不化所致。此时，虽有身体疼痛的表证，亦当先温其里，方用四逆汤，待里阳恢复，清便自调后，才能治其表证，方用桂枝汤。若先表后里，表证未必尽去，而里阳又因用汗更受损伤，易生亡阳之变。

第六节　厥阴病预后

一、正复可愈证

【原文】

厥陰中風，脉微浮為欲愈，不浮為未愈。(327)

厥陰病，渴欲飲水者，少少與之愈。(329)

【提要】

从脉象论厥阴中风证预后及厥阴病阳复口渴的调护之法。

【释义】

第 327 条从脉象论厥阴中风证预后。邪入阴经乃属里证，其脉当见沉迟细弱之象。今厥阴中风，脉见微浮，乃是正胜邪却，阳气来复之佳兆，故断为欲愈。如果不见微浮脉象，则是阳气未复，阴邪尚盛，故非愈候。当然，临床还须结合其他见症综合分析，始能做出正确诊断，切不可仅凭脉象定其愈与不愈。同时，还须注意的是，如果脉象不是微浮而是但浮，按之无根，或脉象暴浮者，则多为虚阳越脱之象，万不可认为是欲愈之候而放松警惕。

第 329 条论厥阴病阳复口渴的调护之法。厥阴病在邪退阳复、诸症消减时，见到“渴欲饮水”者，多为阳气初复，津液一时不能上承所致。这种口渴，不需药疗，只需少量补充水分。“少少与饮之，令胃气和则愈。”以滋润其津液，阴津得充，阳自不亢，阴阳平衡，则不药可愈。如若大量引水，阳气初复，无力化水，则水饮内停，致生他变。故少少与饮是其调护的关键所在。

【原文】

下利，有微熱而渴，脉弱者，今自愈。(360)

下利，脉數，有微熱汗出，今自愈，設復緊為未解。(361)

【提要】

寒利将愈的脉证及未解的脉象。

【释义】

第 360 条论虚寒下利将愈之脉证。盖虚寒下利，一般不见发热口渴，今见发热口渴者，为阳气来复之象。然而阳气来复者，应当注意口渴的程度，微渴才是阳复之兆。若热而口大渴，脉数有力者，多为阳复太过，热盛伤津所致，一般不能自愈。今见“微热而渴”，又见“脉弱”者，知其不仅热微，口渴亦必不甚，当是阳复适中，邪气渐退之象，故断为愈候。

此外，厥阴病上热下寒证和厥阴病阳复太过化热时均能见到口渴，这种口渴一般程度较重，内有邪热不断耗津，绝非少少与饮所能解决，而且常伴有各自相应的临床见症，它们与本条文所见口渴并不难鉴别。

第 361 条论寒利将愈的脉证及未解的脉象。“下利脉数”，既能见于热证，也能见于寒证阳复。从后文“设复紧”推断，可知原是紧脉，由紧转数，为邪去阳复。故其“下利”当属虚寒下利，“下利脉数”当为阴证转阳，阳气来复之象。若此时脉数又见热盛而口大渴者，当为阳复太过，其病为进。今见“微热汗出”者，因其热势轻微，邪有出路，故推断为“今自愈”。假使又见脉紧，是寒邪又盛，阳气未复，故曰“为未解”。

二、正衰危重证

【原文】

傷寒六七日，脉微，手足厥冷，煩躁，灸厥陰[1]，厥不還者，死。(343)

傷寒發熱，下利厥逆，躁不得卧者，死。(344)

傷寒發熱，下利至甚，厥不止者，死。(345)

傷寒六七日不利，便發熱而利，其人汗出不止者，死。有陰無陽[2]故也。(346)

發熱而厥，七日下利者，為難治。(348)

下利後脉絶[3]，手足厥冷，晬時脉還，手足溫者生，脉不還者死。(368)

傷寒下利，日十餘行，脉反實者死。(369)

【词解】

①灸厥阴：指灸厥阴经穴位。张令韶主张灸厥阴经的行间、章门穴。

②有阴无阳：下利为阴邪甚，汗出不止为阳外亡，故称有阴无阳。

③脉绝：脉伏不见，不能摸到。

【提要】

论阴盛阳衰的危候及其预后、转归。

【释义】

第343条论阴盛阳衰的危候。伤寒六七日，脉微，手足厥冷，是阴寒内盛，阳气虚衰，血脉和四肢失于阳气鼓动、温煦所致。阳气虽虚，尚能与邪抗争则烦躁。可直用灸法灸其厥阴，以散寒复阳。灸后，若肢冷转温者为阳气得复，其病可治，预后较好。若灸后肢冷如故，即所谓“厥不还”者，为阳气衰绝，复阳无望，故断为死候，预后不好。

第344条论阴盛阳亡神越的危候。厥阴寒证见发热，有阳复和阳亡两种可能，如属阳复，在见发热之时，往往会利止厥回。今发热与下利厥冷同时存在，可知并非阳复之象，而是阴寒内盛，虚阳外越的假象，其病机与少阴病阴盛格阳证相同，然本证更有躁不得卧，为阴寒至盛，阳气将亡，心神行将越脱的征象，故断为死候。

第345条论阴竭阳绝的危候。本条发热下利厥冷的病机与上条同，虽无躁不得卧，但下利厥逆却较之为甚。从下利至甚，厥逆不止来看，可知此时的发热也非阳气来复，而是阴盛格阳的假象。下利至甚，阴液将竭，厥逆不止，阳气难复，阴竭阳绝，亦断为死候。

第346条论病情突变有阴无阳的危候。“伤寒六七日不利”，说明病情本来不重，即在这六七日期间，患者虽然可能会有四肢厥冷等寒象，却没有下利，六七日后，忽然发生下利，从后文“便发热而利”来看，原来亦无发热。六七日后，忽见发热而利，则知病情有变。若发热为阳复之象，不当有下利与汗出不止。今热利并见，则示本证为阴盛格阳。阳虚不固则汗出，汗出不止则阳亡，此谓“有阴无阳也”，故亦断为死候。

第 348 条论虚阳外浮阴寒内盛证的预后。发热而厥者，为阴盛阳越，七日下利者，是阴寒日渐转甚使然。其与前第 344、第 345 条同为阴寒内盛，虚阳外浮的发热厥利证。但第 344 条因“躁不得卧”，为阴寒至盛，阳气将亡，心神行将越脱的征象，故主死。第 345 条因“下利至甚，厥不止”，为阴液即将下竭、阳气行将外亡的阴竭阳绝，故亦主死。本条虽为真寒假热证，但尚未达到上述严重程度，故曰“难治”。但难治并不等于不治，医者决不可坐以待毙，仍当积极选用四逆汤类方剂以图救治。

第 368 条论下利后脉绝肢冷的预后。下利后脉绝、手足厥冷者，多因骤然泻下，津液过度损失，阳气一时脱绝所致。其机理与“利止，脉不出者”的通脉四逆汤证略同。此种病证，多为暂时性的暴脱，突发而至，病势急迫，但经过晬时之后，阳气尚有来复的可能。若脉还，手足渐温，即有生机；若周时之后，脉仍不还，厥仍不温，当为死候。本条未出治法，当属省文，临证时决不能消极等待，可选用四逆加人参汤等方积极救治。

第 369 条论下利证虚脉实，预后不良。虚寒下利，日十余行，脏气必衰，脉当沉微，这才是脉证相符。或急温，或峻补，治疗尚易，预后较好。今现“脉反实”，脉证不符，故曰“反”，提示正气已衰而邪气独盛，是胃气已经败绝的征兆，即《内经》所谓“真脏脉见”。此时攻补两难，预后不良，故断为死候。

三、厥阴虚寒下利转归辨

【原文】

下利，寸脉反浮數，尺中自濇者，必清膿血。(363)

下利，脉數而渴者，今自愈。設不差，必清膿血[①]，以有熱故也。(367)

下利，脉沉弦者，下重也；脉大者，為未止；脉微弱數者，為欲自止，雖發熱，不死。(365)

【词解】

①清脓血：清，同圊。圊者，厕也。清脓血，即便脓血。

【提要】

脉证合参辨虚寒下利阳复太过的转归。

【释义】

第 363 条虚寒下利阳复太过转为便脓血的脉证。虚寒下利，脉多沉迟无力，今见寸脉浮数，与原脉不符，故曰“反”，标志着阳复太过，阴证转阳，其性属热。然而浮数仅见于寸脉，而尺脉自涩，涩为血行不畅，为阳复太过而化热，热伤下焦血络，蒸腐为脓，则可能大便脓血。

第 367 条论虚寒下利阳复时有转愈和化热两种转归。虚寒下利，阳复适中，见到脉数，口渴者，为阳复阴退，下利当愈。然寒证阳复，必有限度，若阳复太过，转化为热证。热伤血络，蒸腐为脓，则可能大便脓血。“以有热故也”为点睛之语，再次说明阳复太过而化热，造成“必清脓血”的后果。

第365条据脉辨下利的转归。本条下利，是指阳复太过，热伤下焦血分的便脓血证。脉沉弦，沉脉主里，弦脉主痛，为里气壅滞之象，大肠气机滞涩，所以有后重的症状；脉大是邪势方张，所以知下利未止；脉微弱数，微弱是邪衰，数为阳复，所以知利欲自止，虽发热不死。

本章小结

厥阴病以肝为主，肝内寄相火，功主疏泄，又具有阴尽阳生、阴阳转化的特征，所以厥阴为病，以寒热错杂，相火内炽为主。除寒热错杂证外，厥阴病本证中尚有厥、利、呕及厥热胜复四大证。

厥阴热证，包括热厥轻证与热利证（白头翁汤证）；厥阴寒证，包括寒厥证（当归四逆汤证、当归四逆加吴茱萸生姜汤证）与寒呕证（吴茱萸汤证）；厥热胜复证，是厥与热交替出现，反映厥阴阳气进退转换之机制，为厥阴病所独有，尤能体现阴尽阳生之病理特点。

“厥阴病篇”除本证外，类似证最多。因为厥阴病病机复杂，证候多端，变化无常。仲景采用类证鉴别的方式，强调及突出了厥阴病的辨证思维，列出了厥阴上热下寒及厥、利、呕、哕等证相应的类似证。上热下寒证的类似证有干姜黄芩黄连人参汤与麻黄升麻汤证。厥逆证的类似证有热厥的白虎汤证、寒厥的四逆汤证、蛔厥的乌梅丸证、痰厥的瓜蒂散证及水厥的茯苓甘草汤证。下利证的类似证有四逆汤证、通脉四逆汤证及小承气汤诸证等。呕哕证的类似证有四逆汤证、胃寒哕证及邪壅哕证等。

厥阴病变证，有厥阴转出少阳“呕而发热”的小柴胡汤证，有热利余热留扰胸膈而虚烦的栀子豉汤证。

厥阴病预后，仍以阳气的进退盛衰为判断标准。阳气回复者，预后良好，大多主生；阳气衰亡者，预后不良，大多主死。

第七章　辨霍乱病脉证并治

概　　要

霍乱是卒然发作、以上吐下泻为主要临床表现的病证。霍，有迅速、急骤、猝然之意，乱即缭乱、变化之意。因该病发病突然，顷刻间即有挥霍缭乱之状，故名霍乱。伤寒论中的霍乱病以吐利交作为主症，包括多种急性肠胃疾病，如食物中毒、肠胃型感冒、霍乱弧菌所致霍乱病等。

霍乱病多发于夏秋季节，其病与感受外邪（寒邪、暑邪、湿邪）、内伤饮食不节（洁）有关。该病起病之初虽可伴有头痛、发热、恶寒、身痛等表现，但与太阳伤寒迥然有异，故应与伤寒证相鉴别。

第一节　霍乱病脉证

【原文】

問曰：病有霍亂者何？答曰：嘔吐而利，此名霍亂。(382)

問曰：病發熱頭痛，身疼恶寒，吐利者，此屬何病？答曰：此名霍亂。霍亂自吐下，又利止，復更發熱也。(383)

【提要】

霍乱病的症状特点及与伤寒的鉴别。

【释义】

第 382 条提示，霍乱病机为肠胃功能紊乱，升降失常，清浊相干，阴阳乖隔。浊阴之邪上逆则呕吐，清阳之气下陷则下利。

第 383 条进一步论述霍乱表现，并对霍乱和伤寒进行鉴别。霍乱病在脾胃，或兼感受外邪而发，因其病始于中焦，故见吐利等中焦升降失常症状。疾病过程中，虽然也能见到发热恶寒、头痛身疼等肌表症状，但这是在里之邪影响肌表之象，不可和伤寒混淆。

霍乱虽见肌表征象，但仍以吐利为主要表现，所谓的“霍乱自吐下”，正是说明霍乱之吐下不是因表邪入里伤及胃肠所致，而是初起就是病位在里，病由里而外，影响及表，导致表里不和，所以出现吐利、寒热、头身痛等症。若利止，但见发热，说明里气虽和，而表证未解。

霍乱见肌表症状，最易与太阳伤寒混淆，所以仲景特列该条进行辨别。太阳伤寒因风寒束表，故有发热恶寒、头身疼痛等肌表失和的症状；若邪气内传，影响脾胃升降，亦可见到呕吐下利之证；所见吐利，乃表邪影响肠胃之气所致。霍乱则病始中焦，以吐利交作为主症，虽可见肌表失和之象，但这是因在里之邪影响肌表使然，与太阳伤寒的邪犯肌表迥异。

第二节　霍乱病证治

一、五苓散、理中丸证

【原文】

霍亂，頭痛，發熱，身疼痛，熱多欲飲水者，五苓散主之。寒多不用水者，理中丸主之。(386)

【提要】

霍乱表里寒热不同证候的辨治。

【释义】

霍乱发作，必有吐利表现。如果兼见头痛、发热、身疼痛，则属于霍乱兼表证。胃肠功能逆乱，则见吐利交作；津液运行失常，不能上承于口则口渴，不能下输膀胱则小便不利。宜用五苓散疏散外邪，兼以化气行水。

若霍乱吐利而恶寒而不渴，说明病证属阴属里，此时表证应该较为轻微。此属中焦阳虚，寒湿内阻，清气不升，浊阴不降，宜以理中丸温中散寒，健脾燥湿。

【病机】

表邪不解，里气未和，气化不利，津运失常（五苓散证）。

中焦阳虚，寒湿内阻，清气不升，浊阴不降（理中丸证）。

【治法】

疏散外邪，兼以化气行水。

温中散寒，健脾燥湿。

【方药】

五苓散方（见太阳病篇）。

理中丸方

人参、乾薑、甘草（炙）、白朮各三兩

上四味，搗篩，蜜和為丸，如雞子黃許大，以沸湯數合，和一丸，研碎溫服之。日三四，夜二服，腹中未熱，益至三四丸，然不及湯，湯法以四物，依兩數切，用水八升，煮取三升，去滓，溫服一升，日三服，若臍上築者，腎氣動也，去朮加桂四兩。吐多者，去朮加生薑三兩。下多者，還用朮。悸者，加茯苓二兩。渴欲得水者，加朮，足前成四兩半；腹中痛者，加人參，足前成四兩半；寒者，加幹薑，足前成四兩半；腹滿者，去朮，加附子一枚。服湯後，如食頃，飲熱粥一升許，微自溫，勿發揭衣被。

【方义】

理中丸中干姜大辛大热，温中祛寒，扶阳抑阴，为振奋脾阳之要药；人参益气健脾，以复运化。二药相配，温养中焦脾胃阳气，以复运化、统摄、升降之能。白术健脾燥湿，防脾虚生湿；炙甘草益气和中。诸药相配，使脾胃阳气振奋，寒邪祛除，则运化升降功能自能恢复。本方在《金匮要略》中作汤剂，称“人参汤”。理中丸方后亦有“然不及汤”四字。汤剂较丸剂作用力强而迅速，临床可视病情之缓急酌定使用。

【病案】

陈某，男，3岁，1981年12月20日初诊。患儿1周前开始泄泻不已，曾先后服用平胃散、藿香正气散加味罔效，西医以小儿肠炎输注抗生素治疗3天也无效果，遂夜晚紧急来家求诊。查患儿形寒畏冷，面色晦滞，精神萎靡，鼻流清涕，大便一日7~8次，呈水样便但量不多，时而哭啼，哭声低沉，手足冰凉，舌苔白滑。此乃脾胃虚寒，脾失健运所致，治当温中散寒，健脾渗湿。患儿来诊时已逾夜晚10时，一时难以取药。幸家中存有理中丸半瓶，遂嘱家长每次以30丸布包浓煎温服。翌日下午，家长诉云：昨晚饮药少顷，患儿安然熟睡，夜晚仅微泻1次，今晨至午后，又煎服理中丸2次。现泄泻已止，诸症亦除，且精神转佳，手足渐温。遂以异功散加山楂、神曲继而治之，终收全功。（吴海斌．泄泻验案二则．湖北中医杂志，1990，4.）

二、四逆汤证

【原文】

吐利汗出，發熱惡寒，四肢拘急，手足厥冷者，四逆湯主之。(388)

既吐且利，小便復利而大汗出，下利清穀，內寒外熱，脈微欲絶者，四逆湯主之。(389)

【提要】

霍乱病阴盛亡阳的证治。

【释义】

第388条发病之初即见吐利，说明病属霍乱。肾阳虚衰、火不暖土则吐利，阳虚不能固摄阴液则汗出，阴盛格阳则发热，肾阳虚衰、表阳不足则恶寒，阳虚寒凝、经脉拘挛则四肢拘急，真阳虚衰、四末失温则手足厥冷。本条病属肾阳虚衰，阴盛格阳，故用四逆汤治疗。

第389条所述病情也为霍乱。肾阳虚馁、脾运失职则见吐利。“小便复利而大汗出”的“复”为“反”之意，言本有吐利，小便应当量少，今见小便量多，则是反常现象，故曰“反”。此乃肾阳虚衰，阳不摄阴之故。“大汗出”亦是阳气不能固摄阴液之故。“内寒”指肾阳虚衰，阴寒内盛；“外热”指阴寒内盛，格阳于外；“脉微欲绝”乃真阳衰微表现。治疗应当回阳固阴，方用四逆汤。

三、通脉四逆加猪胆汁汤证

【原文】

吐已下斷①，汗出而厥，四肢拘急不解，脈微欲絶者，通脈四逆加豬膽汁湯主之。

（390）

【词解】

①吐已下断：吐利因液竭物尽而停止。

【提要】

论述霍乱阳亡阴竭的证治。

【释义】

霍乱本应吐利交作，但本证出现了吐利停止，这是因为阳亡阴竭，液竭物尽所致，乃霍乱进入了危重阶段表现。真阳衰微，阳不摄阴故见汗出；四末失温故见手足厥冷；肾中真阳衰微，且阴液被伤，四末失濡，故见四肢拘急，且持续不能缓解。肾阳衰微，无力鼓动脉搏，且阴液耗伤，脉道不充，故见脉微欲绝。方用通脉四逆加猪胆汁汤以回阳救逆，益阴和阳。

【病机】

吐利过重，阳亡阴竭。

【治法】

回阳救逆，益阴和阳。

【方药】

通脈四逆加豬膽汁湯方

甘草二兩（炙）　乾薑三兩（強人可四兩）　豬膽汁半合　附子大者一枚（生，去皮，破八片）

上四味，以水三升，煮取一升二合，去滓，內豬膽汁，分溫再服，其脈即來，無豬膽，以羊膽代之。

【方义】

本方由通脉四逆汤加猪胆汁而成。猪胆汁苦寒性润，一则可凭其寒性引姜附之热药入阴，以免阴盛而对辛热药物格拒不受；二则借其润燥滋阴之功，以补充吐下后伤阴之虚竭；三则可防止姜附辛热伤阴燥血之弊。此即所谓益阴和阳之法。

【病案】

周某，年届弱冠，大吐大泻之后，汗出如珠，厥冷转筋，干呕频频。面色如土，身形消瘦，眼眶凹陷，气息奄奄。脉象将绝，败象毕露。处方：炮附子三两，干姜五两，炙甘草九钱。一边煎药，一边灌猪胆汁，幸胆汁纳入不久，干呕渐止，药水频投，徐徐入胃矣。是晚再诊：手足略温，汗止，唯险证尚在。处方：炮附子二两，川干姜一两五钱，炙甘草六钱，高丽参三钱。急煎继续投药。翌日，其家人来说：昨晚服药后呻吟辗转，渴饮，请先生为之清热。观其意嫌昨日姜附太多也。诊见病人虽有烦躁，但能诉出所苦，神志渐佳，诊其脉亦渐显露，凡此皆阳气复振机转，其人口渴，心烦不耐，腓肌硬痛等证出现，原系大吐大泻之后，阴液耗伤过甚，无以濡养脏腑肌肉所致。阴病见阳证者生，且云今早有小便一次，俱佳兆也。照上方加茯苓五钱，并以好酒用力擦其硬痛处。2 剂烦躁去，诸症悉减，再 2 剂，神清气爽，能起床矣；后用健脾胃，阴阳两补诸法，佐以食物调养数日复原。（许大彭．许子逊先生医案．广东医学，1965，2.）

四、四逆加人参汤证

【原文】

恶寒脈微而復利，利止，亡血①也，四逆加人參湯主之。(385)

【词解】

①亡血：这里作亡失津液解。

【提要】

霍乱亡阳脱液的证治。

【释义】

肾阳衰微，不能温暖周身则恶寒；阳虚鼓脉无力则脉微；阳虚而火不暖土则下利。泄利无度，津液被伤，以致无物可下而利自止。“亡血”因于泄利无度，津液耗伤，即《金匮玉函经》所言“水竭则无血”。宜用四逆加人参汤治疗。

本条与第390条通脉四逆加猪胆汁汤证都属阳亡液竭之证，但二者病情轻重有别。本条虽属亡阳脱液，且有无物可下而下利自止，但并无汗出、四肢厥逆且拘急不解。另虽见脉微而未欲绝，说明亡阳不至太重，且阴阳格拒之势未成，故宜用四逆加人参汤。而第390条之证显然重于本证，故用通脉四逆加猪胆汁汤治疗。

【病机】

吐利过重，阳亡液脱。

【治法】

回阳救逆，益气生津。

【方药】

四逆加人參湯方

甘草二兩（炙）　附子一枚（生，去皮，破八片）　乾薑一兩半　人參一兩

上四味，以水三升，煮取一升二合，去滓，分溫再服。

【方义】

本方由四逆汤加人参组成。方用四逆汤回阳救逆，加人参益气固脱，生津滋液。张路玉云：“亡血本不宜用姜附以损阴，此以利后恶寒不止，阳气下脱已甚，故用四逆以复阳为急也。其所以用人参者，不特护持津液，兼阳药得之愈加得力耳。”

【病案】

谷某，男，一岁半，两日前天气骤然变凉，夜间突然出现泄泻而求诊，行肌内注射抗生素治疗，次日又补液，疗效不佳，求用中药治疗。察患儿苦闹不安，面白唇干，双目轻度凹陷，粪便蛋花样并有少量黏液，腹部稍胀，大便一日10余次，饮水不多，查体：体温37.7℃，呼吸38次/分，脉搏24次/分，营养中等，肠鸣音活跃。遂予四逆加人参汤：人参3克，干姜3克，甘草6克，附子3克，红糖为引，1剂。嘱咐其回家即煎，入5%小苏打10毫升，分数次少少喂之，配合半流质食物。1剂服完后，排便次数已减少至日4次，质变稠，量变少。又照前方服2剂而愈。（吕志杰．仲景方药古今应用．北京：中医古籍出版社，2000.）

五、桂枝汤证

【原文】

吐利止而身痛不休者，當消息[①]和解其外，宜桂枝湯小和[②]之。(387)

【词解】

①消息：斟酌的意思。

②小和：即微和。

【提要】

里和而营卫未调的证治。

【释义】

表里证同具的霍乱病，“吐利止”说明在里的脾胃功能升降已经正常，但因脾胃为营卫化生之源，里气初和，营卫一时难以恢复，故而仍然有“身痛不休”，此时自当调和营卫之剂以治之，可选用桂枝汤以小和之。所谓“消息”，寓有灵活变通、酌情使用的意思。这仅是举例而言，如见身疼痛而脉沉迟，乃营血耗伤，筋脉失养，就非单用桂枝汤所能胜任，而宜用桂枝新加汤；假如卫外阳虚，又当用桂枝加附子汤。总之，灵活据证用药，方为上策。

第三节　愈后调养

【原文】

吐利，發汗，脈平[①]，小煩者，以新虚不勝穀氣[②]故也。(391)

【词解】

①脉平：脉象平和。

②谷气：食物之气。

【提要】

霍乱初解，病人微烦的原因。

【释义】

霍乱吐利又有表证，经过发汗，吐利止而脉变平和，说明大邪已去，病情向愈。若有微烦不适，多为吐泻之后大病新瘥之余，脾胃之气尚弱，不能消化食物所致，故曰“以新虚不胜谷气故也”。此时只要节制饮食，注意调养即可。本条强调了病后应该节制饮食，实际上也是“保胃气”的一种体现。

本章小结

所谓霍乱病，或因感受外来的寒邪、暑邪、湿邪，或因内伤饮食生冷不洁，或因内外合邪而导致该病。该病之所以叫作霍乱，是因为起病之初即突然出现剧烈的吐泻而现挥霍撩乱之状。因其常常有外在的表证，所以放到六经病篇之后，以和伤寒证相鉴别。对于霍乱病的治疗，属于表邪不解、津运失常者用五苓散，因于中阳不足者用理中丸，真阳衰微、脾肾两衰所致者宜用四逆汤、四逆加人参汤、通脉四逆加猪胆汁汤等。霍乱吐利止后，营卫失调，身痛不休者，可用桂枝汤；吐利止，表邪亦解，应节饮食、慎起居。若霍乱新瘥而因饮食不节出现轻度心烦者，适当节制饮食即可。

第八章　辨阴阳易瘥后劳复病脉证并治

概　　要

伤寒热病初愈，正气尚虚，余邪未尽，当此之时，则应慎起居，适饮食，防外感，调情志，静养以待正气来复，余邪消尽。倘若病后强行房室，则有可能导致男女之间相互染易的阴阳易证。如果病后饮食不当，起居失常，则可导致疾病复发，此即瘥后劳复；其中因过度劳累而复发者称为劳复，因饮食不当而复发者称为食复。

本章所论之阴阳易和瘥后劳复病，均发生于热病初愈之时，皆为病后失于调养所致。仲景在六经证治篇章之后，另列本章予以讨论，反映了其重视疾病后期调养之辨治理念。

一、阴阳易证

【原文】

傷寒陰陽易之為病，其人身體重，少氣，少腹裏急，或引陰中拘攣①，熱上沖胸，頭重不欲舉，眼中生花，膝脛拘急者，燒裈散主之。(392)

【词解】

①引阴中拘挛：牵引阴部拘紧痉挛。

【提要】

阴阳易的证治。

【释义】

伤寒热病尚未痊愈之时，余邪未尽，若男女当此之时交合，则患者有可能将邪毒传于对方。因其为男女交合染易，故名“阴阳易”。其中，男传女者称为“阳易”，女传男者称为“阴易”。房室最易耗伤精气，肾精虚损则见身体倦怠、少气乏力、头重眼花。阴精大伤，筋脉不荣，则见少腹里急、阴部挛紧、膝胫拘急。阴精虚亏，阴不制阳，虚火兼夹所染邪毒上冲，则见“热上冲胸”。治当以烧裈散导邪外出。

【病机】

肾虚邪染，毒热上冲。

【治法】

导热下行，驱邪外出。

【方药】

烧裈散方

婦人中裈，近隐處，取燒作灰。

上一味，水服方寸匕，日三服，小便即利，陰頭微腫，此為愈矣。婦人病取男子裈燒服。

【方义】

烧裈散取裈裆处的衣物为用，该物历代本草典籍均未收载。一般认为，此物为败浊之品，烧灰用之，取其洁净而存其与所染邪毒同气相求之性，而达导邪自小便而出之效。服药后“小便即利，阴头微肿”，乃所染邪毒从下导出之故。至于该方的相关治疗机理，尚待进一步研究。

【病案】

王某，男，41 岁，2002 年 5 月 6 日初诊。两年前打工返家，饮酒半斤左右后，于当晚子时与其妻房事。次日起，每至子时即发低热，体温波动在 37.4～37.9℃，至丑时以后自退。经服感冒通、安乃近等药，6 天后病愈。以后，每与其妻交合，其病必作，缠绵 4～6 日后其热自退。曾服抗生素 10 余种、中药 200 余剂，了无寸功，病人深以为苦。刻诊：每日子时发热，体温波动在 37.1～37.7℃，至丑时以后渐退，次日复作。发热时自觉困倦乏力，小腹坠胀，头昏眼花，双腿拘急。二便和调，饮食尚可，舌脉如常。思之再三，本症与《伤寒论》阴阳易证雷同，故以烧裈散治之。嘱其取妻子裤头近阴处如手掌大小布料一块，置瓦上烧灰，用热黄酒每日分 2 次冲服，连用 3 天，以观其效。5 月 9 日二诊，言其服用 1 天后发热已不再发作，昨夜与妻交合，今日并未发热，唯子时尚有困倦之感，双腿仍感拘急，余无异常。嘱其原药继进。5 月 15 日患者欣然来告，言其病一直未发，仍在子时感觉困倦。嘱其早服浓缩桂附地黄丸 15 粒，晚服浓缩六味地黄丸 15 粒，以臻善后。（张金玺．经方治疗奇症怪病趣谈．辽宁中医杂志，2005：7.）

二、瘥后劳复证

（一）枳实栀子豉汤瘥

【原文】

大病①差后，勞復②者，枳實梔子豉湯主之。(393)

【词解】

①大病：指伤寒热病。

②劳复：伤寒热病初愈之时，由于过分劳累而导致其病复发。

【提要】

伤寒热病瘥后劳复的证治。

【释义】

伤寒热病初愈，正气尚虚，余热未尽，此时应静养调摄，以待正复邪却而至完全康复。如若妄动作劳，则可导致其病复发。本条只言“劳复”，未明具体症状，以治用枳实栀子豉汤推论，当见发热心烦、胸中窒塞、心下痞满、口渴纳呆等症。

【病机】

热郁胸膈，气机痞塞。

【治法】

清热除烦，行气宽中。

【方药】

枳實梔子豉湯

枳實三枚（炙）　梔子十四個（擘）　香豉一升（綿裹）

上三味，以清漿水[①]七升，空煮取四升，内枳實、梔子，煮取二升，下豉，更煮五六沸，去滓。溫分再服，覆令微似汗。若有宿食者，内大黄如博棋子[②]大五六枚，服之愈。

【词解】

①清浆水：制作南阳地方小吃浆面条的液性食材。制作方法是将黄豆浸泡至膨胀，粉碎后加清水搅拌，将沉淀后形成的上清液取出，放入缸内发酵 1～2 天即形成浆水。再次搅拌沉淀后形成的上清液，即为清浆水。

②博棋子：即围棋子。

【方义】

栀子清热除烦，枳实行气宽中，豆豉宣透邪气。以清浆水作为煎药溶剂，取其清凉和胃之性。若兼有宿食，则加大黄以泻结滞。

【病案】

许某，女，28 岁，工人。病史：曾患春温证，治疗近月余，病体才得以恢复正常。初愈后，终觉腹空而索食，家人因遵循医师告诫，始终给予容易消化食物。后因想吃水饺，家人认为病愈近旬，脾胃恢复而予食。由于贪食不节，午后感觉胃脘膨闷，嗳气不除。入夜心烦不寐，身现发热，体温 38℃，头部眩晕，不思饮食，脉象浮大。辨证：食热壅滞。治法：消滞清热。处方：枳实 10 克，生栀子 10 克，淡豆豉 15 克，建曲 10 克，生山药 15 克，广郁金 6 克，生姜 3 片，甘草 3 克。服药 1 剂后，热退而烦满大减。连服 2 剂，诸症消失。后以养阴清热和胃之剂调理而愈。（邢锡波．邢锡波医案集[M]．北京：中国中医药出版社，2012.）

（二）小柴胡汤证

【原文】

傷寒瘥以後，更發熱，小柴胡湯主之。脈浮者，以汗解之；脈沉實者，以下解之。（394）

【提要】

论述伤寒瘥后更发热的证治。

【释义】

伤寒瘥后再次发热，有属大邪虽去而余热未尽者，有属病后体虚而复感外邪者。临证当据邪之所在部位之不同，分别予以施治。若见寒热往来，胸胁苦满，默默不欲饮食，心烦喜呕等症，则属少阳证发热，当予小柴胡汤和解少阳，扶正达邪；若见脉浮，发热恶寒，头痛身痛等症，则属太阳证发热，当予麻桂剂解表；若见脉沉，但热不寒或发潮热，腹满硬痛而不大便者，则属阳明里实，当予承气汤泻下里实。

（三）牡蛎泽泻散证

【原文】

大病瘥後，從腰以下有水氣者，牡蠣澤瀉散主之。(395)

【提要】

论述伤寒热病瘥后腰以下有水气的证治。

【释义】

伤寒热病瘥后，若有湿热留滞下焦，膀胱气化不利，水饮内停，则可出现下肢水肿、小便不利、大腹肿满等症，当予牡蛎泽泻散软坚散结，清热逐水。

【病机】

湿热壅滞，气化不行。

【治法】

逐水泻热，降气散结。

【方药】

牡蠣澤瀉散

牡蠣（熬）　澤瀉　蜀漆（暖水洗去腥）　葶藶子（熬）　商陸根（熬）　海藻（洗去鹹）　栝樓根各等分

上七味，異搗，下篩為散，更於臼中治之，白飲和服方寸匕，日三服。小便利，止後服。

【方义】

泽泻、商陆根清热利水消肿，蜀漆、葶苈子降气开结逐饮，牡蛎、海藻软坚散痞行水，栝楼根化痰清热，共奏清热利水，降气散结之效。本方逐饮利水作用较强，恐有伤正之弊，故以白饮和服以保胃气，并在小便通利，水肿消散之时，及时停服。

【病案】

吕某，男，28 岁，1989 年 4 月 12 日初诊。患肾病综合征几经治疗无明显好转。现腰以下肿甚，阴囊肿大，腹部胀满，口黏而干，尿少色赤多泡沫，尿量 500 毫升/24 小时，舌红胖大苔白腻，脉滑。总蛋白 4.8%，白蛋白 2.4%，球蛋白 2.4%，尿蛋白（+++），颗粒管型 3~5 个。据以上脉证，张老辨证为湿热壅滞下焦，治以牡蛎泽泻散加减：牡蛎 20 克，泽泻 20 克，葶苈子 15 克，商陆 15 克，海藻 30 克，天花粉 15 克，常山 15 克，车前子 15 克，五加皮 15 克，白花蛇舌草 30 克。水煎。1989 年 4 月 19 日复诊，服上方 6 剂，尿量增多约 1800 毫升/24 小时，尿蛋白（++），颗粒管型 0~2 个。药已见效，以上方去常山加瞿麦 20 克、萹蓄 20 克。1989 年 4 月 26 日三诊，服药 6 剂，诸症明显好转，尿蛋白（+），管型消失，略有腰酸、下肢水肿，舌淡红略胖、苔薄白，脉沉滑。遂改为补肾利湿法，以济生肾气丸化裁调治 20 余剂，尿蛋白阴性，水肿全消，随访一年未复发。(曹洪欣．张琪教授运用经方治疗肾病的经验．黑龙江中医药，1991，3.)

（四）理中丸证

【原文】

大病差後，喜唾[①]，久不了了，胸上有寒，當以丸藥溫之，宜理中丸。(396)

【词解】

①喜唾：不时咳吐唾沫或痰涎。

【提要】

论述伤寒热病瘥后喜唾的证治。

【释义】

伤寒热病瘥后，病人不时咳吐唾沫或痰涎，久久不愈，乃脾肺虚寒所致。盖脾为太阴湿土，脾阳虚弱，则运化不健，聚湿为痰。肺主宣发肃降，肺虚有寒，则宣降失职，痰饮内生。治当温脾暖肺，祛痰化饮，治以理中丸，冀阳运饮化，喜唾自愈。

（五）竹叶石膏汤证

【原文】

傷寒解後，虚羸少氣，氣逆欲吐，竹葉石膏湯主之。(397)

【提要】

论述伤寒解后余热未清，气阴两虚的证治。

【释义】

伤寒热病解后，大热虽去，但气阴两虚，故见消瘦虚弱，少气不足以息。余热未尽，内扰胃腑，胃气上逆，故见气逆欲吐。治当益气养阴，清泄余热，可予竹叶石膏汤治之。

【病机】

气阴两虚，虚热内扰。

【治法】

益气养阴，清热和胃。

【方药】

竹葉石膏湯方

竹葉二把　石膏一斤　半夏半升（洗）　麥門冬一升（去心）　人參二兩　甘草二兩（炙）　粳米半升

上七味，以水一斗，煮取六升，去滓，內粳米，煮米熟，湯成去米。溫服一升，日三服。

【方义】

竹叶透热除烦，石膏清热泻火，人参益气生津，麦冬滋阴润燥，粳米补气养阴，半夏和胃止呕，甘草调和诸药。各药共用，既益气阴，又清余热，尚能降逆止呕。

【病案】

孙某，女，33岁。1965年7月22日初诊。咳嗽，气粗，口渴多饮已一周。脉来数而有力，舌赤苔微腻。身热不已，咳嗽兼喘，痰少而黏稠，呼气烘热，面赤，烦渴引饮，小便赤涩，咽喉干痛。处方：竹叶15克，生石膏60克，党参6克，麦门冬9克，半夏6克，生甘草3克，知母6克，川贝母6克，粳米15克（荷叶包），雪梨汁一杯（冲服），并嘱多食雪梨。1965年7月24日二诊，身热烦渴大减，咳嗽已稀，小便转清。原方石膏减为30克。服药一剂，尚有咳嗽，改用止咳化痰药调治。（李进爵．竹叶石膏汤临床运用点滴体会．江苏中医，1966：7.）

三、瘥后饮食调养

【原文】

病人脈已解，而日暮微煩，以病新瘥，人強與谷，脾胃氣尚弱，不能消谷，故令微煩，損谷則愈。（398）

【提要】

论伤寒热病新瘥后的饮食调养。

【释义】

本条首言“病人脉已解”，知其大病已愈。现唯在傍晚之时轻微心烦，乃大病初愈，脾胃功能尚弱之时，病人勉强进食所致。人与天地相参，与日月相应，日暮之时阳气虚衰，此时脾胃虚弱更难消谷，食积生热，故在其时出现“微烦”。因本证乃“人强与谷”所致，故无须服药，只需适当节制饮食，待胃气强健即可自愈。关于热病后期饮食调养问题，《素问·热论》有“病热少愈，食肉则复，多食则遗”之训，可与本条互参理解。

本章小结

本章论述了阴阳易证和伤寒热病瘥后劳复的证治，强调伤寒热病初愈之时，应该加强病后将息调养。论中所述的阴阳易证，临床确有存在，只是不常见而已。至于其主方烧裈散的作用机理，尚待进一步研究。伤寒热病瘥后复发，主要有因劳致复和因食致复两种。瘥后劳复，证见发热心烦、胸腹痞满者，可予枳实栀子豉汤治之，兼有宿食者可加用大黄；瘥后发热无表里证而邪在少阳者，可予小柴胡汤治之；瘥后湿热壅滞而致腰以下水肿者，可予牡蛎泽泻散治之；瘥后脾肺虚寒而致喜唾而久不了了者，可予理中丸治之；瘥后余热未清，气阴两伤而致虚羸少气、气逆欲吐者，可予竹叶石膏汤治之；瘥后脾胃虚弱而勉强进食导致日暮微烦者，则无须治疗，适当节制饮食即可自愈。另外，伤寒热病初愈，除应注意本章所论的调理饮食和避免劳累外，尚应防范外邪入侵和七情内伤导致疾病复发。